Mosaik bei
GOLDMANN

*Buch*

Robbie Williams hat mit der Atkins-Diät in einem Monat 13 Kilo abgenommen. Denn Atkins hat es: das revolutionäre Diätprogramm für erfolgreiches Abnehmen und gesundes Leben. Neueste ernährungswissenschaftliche Erkenntnisse belegen das Atkins-Prinzip und bestätigen, dass der Autor das Abnehm-Programm für dieses Jahrtausend entwickelt hat.

Die »Atkins-Basics« sind eine komprimierte Einführung in die weltbekannte Atkins-Diät, die den Einstieg in die kohlenhydratarme Ernährung einfach und schnell macht. »Atkins-Basics« enthält alle wichtigen Grundlagen und Begriffe, einen kompletten 2-Wochen-Speiseplan, Tipps fürs Essen im Restaurant und viel Motivation.

*Herausgeber*

Die Atkins Health & Medical Services, Teil der von Dr. Robert C. Atkins 1989 gegründeten Firma Atkins Nutritional Inc., führen auch nach dem Unfalltod von Dr. Robert C. Atkins seine Bemühungen um die Verbreitung der Atkins-Ernährungsweise fort, um allen Menschen die Möglichkeit zu geben, ihr Gewicht in den Griff zu bekommen und ihre Gesundheit zu verbessern.

Dr. Robert C. Atkins war Kardiologe und medizinischer Direktor des von ihm gegründeten »Atkins Center for Complementary Medicine« in New York City. Seine Bücher »Die neue Atkins-Diät« und »Forever young mit der Atkins-Diät« wurden internationale Bestseller.

*Außerdem von Dr. Robert C. Atkins bei Mosaik bei Goldmann*

Atkins for Life (16625)
Forever young mit der Atkins-Diät (16264)
Die neue Atkins-Diät (16196)

Atkins Health & Medical Information Services

# Atkins-Basics

Der einfache Start in die gesunde »Low-Carb«-Ernährung

Mit köstlichen Rezepten dauerhaft schlank

Aus dem Amerikanischen von Stefanie Hutter

Mosaik bei GOLDMANN

Die hier vorgestellten Informationen sind nach bestem Wissen und Gewissen geprüft, dennoch übernehmen der Autor und der Verlag keinerlei Haftung für Schäden irgendeiner Art, die sich direkt oder indirekt aus dem Gebrauch der hier vorgestellten Anwendungen ergeben. Bitte beachten Sie in jedem Fall die Grenzen der Selbstbehandlung, und nehmen Sie bei Krankheitssymptomen professionelle Diagnose und Therapie durch ärztliche oder naturheilkundliche Hilfe in Anspruch.

Dieses Buch ist im Original in den Vereinigten Staaten erschienen. Der deutsche Verlag hat sich bemüht, die Beschreibung diagnostischer Tests, Messungen und andere Ausdrücke auf die Gegebenheiten in deutschsprachigen Ländern abzustimmen. Da die Gesundheitssysteme verschiedener Länder unterschiedlich sind, ist es unter Umständen nicht möglich, alle Untersuchungen, die Dr. Atkins in seiner eigenen Praxis durchführte, auch in Deutschland, Österreich und der Schweiz vornehmen zu lassen. Atkins Nutritionals Inc. übernimmt keinerlei Verantwortung für Unstimmigkeiten, die aus länderspezifischen Gegebenheiten resultieren.

*Umwelthinweis:*
Alle bedruckten Materialien dieses Taschenbuches
sind chlorfrei und umweltschonend.

1. Auflage
Deutsche Erstausgabe April 2005

Originaltitel: The Atkins Essentials
Originalverlag: Avon Books, an imprint of HarperCollins Publishers, New York
Umschlaggestaltung: Design Team München
Redaktion: Gerhild Gerlich
Satz: Uhl + Massopust, Aalen
Druck: GGP Media GmbH, Pößneck
Verlagsnummer: 16712
WR · Herstellung: Stefan Hansen
Printed in Germany
ISBN 3-442-16712-4
www.goldmann-verlag.de

# Inhalt

# Einleitung

Wenn Sie diese Zeilen hier lesen, haben Sie sich ziemlich sicher schon über die Notwendigkeit einer Gewichtsabnahme Gedanken gemacht. Sie verdienen zunächst also ein dickes Lob dafür, dass Sie die Initiative ergriffen haben! Die neuesten Zahlen sind auch wirklich bedrückend: Nach einem Bericht des *New England Journal of Medicine* aus dem Jahr 2002 sind 64 Prozent der US-Amerikaner übergewichtig und mehr als 30 Prozent adipös – in Deutschland sind laut einem Bericht der *Ärztezeitung* aus dem Jahr 2004 ebenfalls zwei Drittel der Bevölkerung übergewichtig, jeder Fünfte ist adipös. Diese Zahlen haben sich seit den 1990er-Jahren deutlich erhöht. Das National Institute of Health hat erhoben, dass etwa 280 000 US-Amerikaner jährlich an den Folgen des Übergewichts sterben. Und zu diesen Folgen zählen nicht nur Herzinfarkt und Diabetes – mit steigendem Körpergewicht steigt auch das Risiko, an Krebs zu sterben. In Deutschland sieht es ähnlich aus.

Da mit der Atkins-Ernährungsweise (Atkins Nutritional Approach™, ANA) bereits Millionen von Menschen erfolgreich abgenommen, einen großen Schritt in Richtung Gesundheit unternommen und ihr Leben verändert haben, halten Sie genau das richtige Buch in Händen. Mit 40 Jahren Erfahrung können wir nun wohl mit Sicherheit sagen, dass die Atkins-Ernährungsweise die erfolgreichste Methode zur Gewichtsabnahme ist, die es gibt. Wenn Sie sich genau an die Anweisungen in diesem Buch halten, werden Sie, wie die überwältigende Mehrheit aller Atkins-Anhänger vor Ihnen, zu Ihrer Freude und im

Dienst Ihrer Gesundheit abnehmen und sich besser fühlen als je zuvor.

Zusammengefasst beruht Atkins darauf, dass der Körper sowohl Kohlenhydrate als auch Fett als Kraftstoff verbrennt. Wenn Kohlenhydratlieferanten, wie Nudeln, Brot und Kartoffeln sowie Zucker, deutlich reduziert werden, verbrennt der Körper vermehrt Fett, in erster Linie das eigene Körperfett, zur Deckung *seines* Energiebedarfs. Auf diese Weise verlieren Sie Gewicht.

Dieses Buch ist keineswegs ein Ersatz für *Die neue Atkins-Diät.* Betrachten Sie es als wichtige Ergänzung für diesen Atkins-Klassiker. Die Erfahrung hat gezeigt, dass ein großes Interesse an einem »Atkins-Ernährungsführer«, kurz und bündig, besteht – einer Kurzfassung des Atkins-Prinzips und -Abnehm-Programms – mit dem man möglichst schnell in die kohlenhydratarme Ernährung einsteigen kann, ohne sich erst in die Details des Kohlenhydratstoffwechsels vertiefen zu müssen. Vielleicht gehören auch Sie zu diesen Menschen, die, wenn Sie etwas beginnen möchten, nicht immer Lust haben, erst ein dickes Handbuch durchzuackern. Vorliegendes Büchlein könnte man mit der Installationsanleitung für einen Computer vergleichen. *Atkins-Basics* sagen auch Ihnen nur, wie Sie das »Gerät« anschließen und in Betrieb nehmen!

Um bei diesem Vergleich zu bleiben, vergessen Sie nicht, dass es extrem wichtig ist, sich irgendwann die Zeit für das ganze »Computer-Handbuch« zu nehmen – nur so können Sie wirklich herausfinden, wie Ihr Gerät optimal zu nutzen ist. Sobald Sie erste Erfolge mit Atkins verzeichnen können, werden Sie darauf brennen, Näheres darüber zu erfahren, wie Sie Ihr System (Ihren Körper) aufrecht halten und wie Sie mit eventuell auftretenden Problemen umgehen. Sie werden *Die neue Atkins-Diät* später lesen wollen, um sich umfassendes und grundlegendes Wissen über Ihren neuen, kohlenhydratarmen Lebensstil anzueignen und tiefer in das 4-Phasen-Programm einzusteigen. Und wenn Sie sich Ihrem Zielgewicht nähern, wird Ihnen *Atkins for*

*Life** helfen, Ihre schlanke Linie und verbesserte Gesundheit zu erhalten.

*Atkins-Basics* gliedert sich in fünf Teile. Zunächst werden Sie in Kürze die Vorteile des Atkins-4-Phasen-Programms erfahren (Teil I), dann folgen die entscheidenden Kapitel, die Sie in einen neuen Lebensstil einführen (Teil II). Teil III konzentriert sich aufs Thema Essen und Kochen, ergänzt durch 14 Tagesmahlzeiten-Pläne für die 14-tägige Phase 1 des Programms und eine Hand voll köstlicher Rezepte für die erste Atkins-Phase, die *Einleitung.* Teil IV stellt die Grundzüge der drei Phasen vor, die der Einleitung folgen, und skizziert die Prinzipien einer gesunden Esskultur für das ganze Leben. Teil V stellt sich 101 Fragen zum Atkins-Programm. Fragen, die immer wieder gestellt werden, werden hier ausführlich beantwortet. Im Anschluss findet sich ein Glossar verschiedener Fachausdrücke, die im Buch vorkommen, und eine Auswahl der neuesten wissenschaftlichen Studien, die das Atkins-Prinzip beweisen.

Und dieses wird *Atkins-Basics* für Sie tun:

- Die Gewichtsabnahme rasch in Gang bringen
- Sie auf einen neuen Lebensstil vorbereiten
- Sie Schritt für Schritt durch die ersten beiden Wochen, die Phase 1, begleiten
- Lösungen für individuelle Probleme finden
- Die häufigsten Fragen zum Atkins-4-Phasen-Programm beantworten
- Vollständige Tagesmahlzeiten-Pläne und Rezepte für die Phase 1 liefern
- Sie in die drei großzügigeren Atkins-Phasen einführen, die der Einleitung (Phase 1) folgen
- Sie ein für allemal davon überzeugen, dass körperliche Bewegung unerlässlich für gute Gesundheit und ein gesundes Körpergewicht ist

* Robert C. Atkins, *Atkins for Life*, Goldmann 2004.

- Sie motivieren, sich mit dem »Lebensstil Atkins« vertrauter zu machen, indem Sie die Web-Site *atkins.com* besuchen und *Die neue Atkins-Diät* und *Atkins for Life** lesen.

Wir möchten nochmals betonen, dass *Atkins Basics* zwar das Hauptgewicht auf die Phase 1, die ersten beiden Wochen, des Atkins-4-Phasen-Programms legt, dass aber weder die kohlenhydratarme Ernährung eine Blitzdiät ist noch die *Einleitung*, die Phase 1, dasselbe wie die Atkins-Ernährungsweise ANA. Traurig, aber wahr – wer nicht bereit ist, sich für den Rest des Lebens der kohlenhydratarmen Ernährungsweise zu verschreiben, wird ziemlich sicher das gesamte abgenommene Gewicht wieder zunehmen.

Und nun lassen Sie sich angenehm überraschen! Das Atkins-Programm erlaubt Ihnen äußerst befriedigende, luxuriöse, köstliche Genüsse – und verbessert dabei Ihren Blutdruck, Ihren Cholesterinwert und Ihre Gesundheit insgesamt. Ach ja, den Spiegel dürfen wir auch nicht vergessen! Warten Sie nur ab, bis Sie in diese engen Jeans hineingleiten werden und einen Blick auf Ihr schlankeres, gesünderes und attraktiveres Ich werfen dürfen!

*Colette Heimowitz, M.S.*
Leiterin der Abteilung Fortbildung und Forschung
Atkins Health & Medical Information Services

* Beide Titel: Goldmann 2004

# Teil I

# *Warum Atkins?*

# 1. Was Sie mit dem Atkins-4-Phasen Programm erreichen

Bevor ich mit Atkins begann, hatte ich 27 Kilo zu viel, Bluthochdruck, überhöhte Cholesterinwerte und schlimme Kopfschmerzen. Ich wollte einen Versuch mit Atkins wagen. Innerhalb weniger Tage fühlte ich mich leistungsfähiger, und dabei konnte ich Dinge essen, die nicht nur gut schmeckten, sondern auch sättigend waren. Nach etwa acht Wochen hatte ich 18 Kilo abgenommen, mein Gesamtcholesterin war von 520 auf 173 gefallen, die Triglyzeride von 740 auf 119. Sechs Wochen später waren die Laborwerte noch besser. Ich fühlte mich so gut, dass ich ein Lauftraining begann und schließlich sogar einen Marathon lief! Heute bin ich um 27 Kilo leichter, meine Blutwerte sind weiterhin ausgezeichnet und die Kopfschmerzen so gut wie weg. Es sind nun zwei Jahre vergangen, seit ich mit dem Programm begonnen habe, und ich mag mein neues Ich wesentlich lieber als mein altes. Meine Leistungsfähigkeit und mein Aussehen haben sich stark verbessert, nicht nur weil ich dünner, sondern weil ich gesünder bin.

*Brendan Adams,* 27 Kilo abgenommen

Sie wissen bereits, was Sie mit Atkins verlieren können – Gewicht. Haben Sie aber auch eine Vorstellung davon, was Sie gewinnen können? Hier werden Sie eine wundervolle Erfahrung machen. Während die Kilos purzeln, ergeben sich Dutzende andere Vorteile wie von selbst – durch den Umstieg auf die kohlenhydratarme Ernährungsweise. Einige dieser Vorteile machen sich schon während der ersten zwei Wochen der Phase 1, der so genannten Einleitung, bemerkbar. Andere treten erst später auf und werden Ihr Leben grundlegend verändern. Sehen wir uns also zunächst die Vorteile an, die Sie bereits während der ersten beiden Wochen mit der Atkins-Ernährungsweise genießen können.

## *So lohnt sich Ihr Einsatz sofort*

**1. Gewichtsabnahme ohne Kalorienzählen.** Auch wenn Sie bei Atkins die Gramm-Kohlenhydrate berechnen müssen – zumindest bis Sie sich Ihrem Zielgewicht nähern –, ist das nicht annähernd so mühsam wie das Kalorienzählen. Natürlich kann man auch abnehmen, indem man weniger Kalorien zu sich nimmt, das Problem dabei ist nur, dass die meisten von uns bei einer kalorienarmen Diät ziemlich hungrig sein – und sich schwach und elend fühlen – werden. Und selbst wenn man dabei abgenommen hat, werden die Kilos fast zwangsläufig bald wieder da sein, weil nur sehr, sehr wenige Menschen Hunger und Unbehagen für immer ertragen können. Bei Atkins können Sie dagegen so viele Kalorien zu sich nehmen, dass Sie satt und zufrieden sind – und dennoch wird das Fett am Bauch, an den Hüften, Oberschenkeln und diversen anderen Stellen schmelzen. Und da Sie sich weder hungrig noch schwach und elend fühlen – Sie werden im Gegenteil zufrieden und voller Energie sein –, wird es Ihnen leicht fallen, beim Programm zu bleiben und die Kilos fern zu halten. Daher betrachten wir Atkins auch als Lebensstil, nicht als Diät, die man beendet, sobald die Kilos weg sind.

**Was sind Kohlenhydrate?**

Die meisten Menschen verstehen unter Kohlenhydraten nur Zucker und Stärke, wie sie in Reis und Kartoffeln enthalten sind; dabei enthalten jedoch auch alle Früchte, Gemüse und Getreide Kohlenhydrate. Andere Nahrungsmittel, wie Käse oder Hülsenfrüchte (Kidneybohnen und ihr Verwandten), enthalten Kohlenhydrate *und* Fett und/oder Eiweiß.

**2. Heißhunger vermeiden, den Appetit zügeln.** Wie Sie später noch lesen werden, verwandeln sich Kohlenhydrate in Glukose beziehungsweise (Trauben-) Zucker, wenn sie ins Blut aufgenommen werden. Wenn Sie beispielsweise ein Hefegebäck mit Fruchtgelee essen, das viele Kohlenhydrate enthält, gelangt plötzlich viel Zucker ins Blut. Auf diesen Anstieg des Blutzuckers folgt ein großer Abfall, weil der Körper versucht, mit der großen Menge fertig zu werden. Sobald dieser Abfall eintritt, sendet der Körper eine dringende Meldung ans Gehirn: Ich brauche mehr Zucker! Wenn Sie jedoch beim Atkins-Programm nährstoffarme, kohlenhydratreiche Nahrungsmittel meiden, bleibt der Blutzucker den ganzen Tag über relativ stabil. Und Sie erleben keine Heißhungerattacken und falschen Hungergefühle mehr, die durch plötzlichen Blutzuckerabfall ausgelöst werden.

**Was sind »schlechte« Kohlenhydrate?**

Kohlenhydrate, die Sie für immer aus Ihrem Speiseplan streichen werden, sind Brote und Pasta aus Weißmehl, zuckerreiche Lebensmittel jeder Art (auch Honig und Maissirup) sowie Fertigprodukte und Snacks (»Junkfood«). Diese »schlechten« Kohlenhydrate sind stark bearbeitet und arm an Nährstoffen und lösen wilde Blutzuckerschwankungen aus.

**Was sind »gute« Kohlenhydrate?**

Während der Einleitungsphase (Phase 1) des Atkins-Programms sind die Kohlenhydratlieferanten vorwiegend grüner Salat sowie Dutzende andere Gemüsesorten, wie Spargel, Brokkoli, grüne Bohnen und Blumenkohl. Die Firma Atkins Nutritionals Inc. hat viele kohlenhydratarme Lebensmittel entwickelt, die ebenfalls für diese Phase geeignet sind. Diese Kohlenhydratlieferanten sind nährstoffreich, ebenso wie jene, die Sie später wieder in Ihren Speiseplan aufnehmen werden: Nüsse und Samen, Beeren, volles Korn, Hülsenfrüchte, andere Obstsorten und sogar kleine Mengen von stärkehaltigen Gemüsesorten wie Süßkartoffeln.

**3. Vollwertige, nährstoffdichte Lebensmittel genießen.** Ein weiterer Grund dafür, dass Sie bei Atkins nicht der Hunger plagt, ist die Qualität der Nahrung. Das bedeutet, Sie werden dem Körper mit jedem einzelnen Bissen mehr wichtige Nährstoffe zuführen als mit den kohlenhydratreichen, stark bearbeiteten Lebensmitteln, die einen so großen Teil der typisch westlichen Ernährung ausmachen. Wenn Sie Ihren Körper nicht länger mit leeren Kalorien füttern – mit »Füllmaterial« wie Crackern, Keksen, Bagels, Nudeln und gezuckerten Getränken –, sondern mit äußerst nahrhaften Nahrungsmitteln versorgen, werden Sie früher und länger anhaltend gesättigt sein. Der Vorteil? Es könnte sein, dass Sie letzten Endes weniger essen, ohne es bewusst zu versuchen.

**4. Luxuriöse Speisen genießen.** Vermutlich haben Sie die längste Zeit gedacht, dass man nur schlank und gesund sein kann, wenn man üppige Dinge wie Schalentiere, Butter, Käse, Mayonnaise und Sahne meidet. Sie wissen, dass es allgemein als »Sünde« gilt, Speck mit Eiern zu essen. Vielleicht denken sie auch so. Atkins mit seinen köstlichen Speisen kennt das Wort Sünde nicht. Sie können guten Gewissens Filet Mignon mit Sauce béarnaise essen, in Butter gedünstete Jakobsmuscheln, Käseomelett. Wenn alle anderen zu ihrem Salat die Vinaigrette extra oder eine halbe Zitrone bestellen, können Sie Blauschimmelkäse- oder Sahne-Dressing bestellen! Sie können Sauce hollandaise, Doppelrahmfrischkäse und Schlagsahne essen – so gut wie alle »Dickmacher«, die bisher verboten waren.

**5. Schnell Erfolge sehen.** Nichts motiviert bei einem neuen Ernährungsplan so sehr wie schwindende Kilos und Zentimeter. Bei Atkins können die meisten Menschen noch in den ersten beiden Wochen einen deutlichen Gewichtsverlust verzeichnen, was äußerst aufbauend wirkt. Ein Teil davon ist Wasserverlust wie bei allen anderen Reduktionsdiäten auch. Wenn Sie zu den Menschen gehören, die zu Flüssigkeitseinlagerung neigen und häufig aufgeschwemmt sind, werden Sie diesen Nebeneffekt begrüßen; Atkins ist ein wirkungsvolles Diuretikum. Der restliche Gewichtsverlust ist jedoch Fett. Schon wenige Tage nach Beginn der Einleitung wird der Körper sein eigenes Fett zur Deckung seines Energiebedarfs verbrennen.

**6. Den Appetit im Griff haben.** Sobald der Körper sich umstellt und zur Energiegewinnung nicht mehr in erster Linie Kohlenhydrate, sondern Fett verbrennt, werden Sie beobachten, dass der Hunger nachlässt. Sie könnten sogar – halten Sie sich fest – *vergessen zu essen!* (Wie Sie später lesen werden, sollten Sie immer eine Kleinigkeit essen, auch wenn Sie zu den eigentlichen Mahlzeiten nicht hungrig sind, damit Sie nicht einige Stunden später einen Bärenhunger entwickeln.) Gleichzeitig werden Sie beobachten, wie Ihre Leistungsfähigkeit rapide zunimmt. Ihre Stimmung wird sich bessern, Sie werden sich von Ihrer Sucht nach Koffein und Zucker befreien, und Sie werden merken, dass ein stabiler Blutzucker für tiefen Schlaf sorgt. Und all das während der ersten beiden Wochen, während der Phase 1! Und das Beste daran ist – es wird immer besser!

Das sind nur einige der unmittelbaren Vorteile, die Sie während der Phase 1 genießen werden. Sie werden auch Ihren Kindern ein gutes Beispiel sein, wenn Sie Ihre Ernährung und Ihre Gesundheit verbessern.

Im weiteren Verlauf des Programms werden Sie noch andere positive Veränderungen beobachten. Sie wissen vermutlich, dass bereits die Gewichtsabnahme positiv auf die Gesundheit wirkt, das Risiko für unzählige Krankheiten verringert, etwa für erhöhten Blutzucker, Bluthochdruck, Diabetes, Herz- und Gefäßkrankheiten und sogar einige Arten von Krebs, und dass sie die Lebensqualität im Alltag erhöht. (Auch Menschen mit Arthritis und Erkrankungen der Gelenke berichten über ein Nachlassen der Beschwerden.) Sie ahnen jedoch vielleicht nicht, dass die Gewichtsabnahme durch Reduktion der Kohlenhydrate eine ganze Reihe zusätzlicher gesundheitlicher Vorteile bewirkt.

Wenn Zucker und Weißmehl aus Ihrem Leben verschwinden, profitiert der Körper – und zwar enorm. Wenn Sie Atkins zu einer Lebensweise machen, werden Sie:

- Ihr Risiko für Herz- und Gefäßkrankheiten verringern
- Diabetes verhindern, vorbeugen oder in den Griff bekommen
- Ihren Blutdruck senken (wenn er zu hoch ist)
- vielen anderen Leiden vorbeugen oder sie mildern

Sie werden mit Freude hören, dass diese Vorteile wissenschaftlich bewiesen sind. Eine Aufstellung hunderter wissenschaftlicher Studien, die die Grundsätze der Atkins-Ernährungsweise absichern, finden Sie auf der Atkins-Web-Site *atkins.com* unter The Science Behind Atkins.

Nun wollen wir uns die langfristigen gesundheitlichen Vorteile näher ansehen.

## *Das bewirkt Atkins für Ihre Zukunft*

**1. Atkins senkt das Risiko für Herz- und Gefäßkrankheiten.** Das wird Sie vielleicht überraschen, weil so viele von uns gelernt haben, dass Fett – das Sie bei Atkins essen müssen – den Cholesterinspiegel und damit die Gefahr für koronare Herzkrankheit mit Herzinfarkt und Schlaganfall erhöht. Wenn Sie Atkins korrekt durchführen, essen Sie nur gesunde, naturbelassene Fette, ohne Unmengen von Kohlenhydraten dazu zu essen – und damit senken Sie Ihr Risiko für die häufigste Todesursache in der westlichen Welt. Wenn Sie sich die größten Risikofaktoren für Herz- und Gefäßkrankheiten ansehen, werden Sie feststellen, dass sich das Atkins-Programm positiv auf fast jeden einzelnen Faktor auswirkt. Mit Atkins werden Sie sehr wahrscheinlich:

- Gewicht abnehmen
- Ihr Gesamtcholesterin senken
- Ihr »gutes« (HDL-) Cholesterin erhöhen
- Ihre Triglyzeride senken
- Ihren Blutdruck senken, wenn er zu hoch ist
- Ihren Blutzucker- und Insulinspiegel stabilisieren

Wenn Sie diese Aufzählung einem Arzt vorlesen, wird er vermutlich sagen, dass Sie ein Mittel zur Prävention von Herz- und Gefäßkrankheiten gefunden haben. Und genau das kann Atkins sein! Und zusätzlich reduziert es noch Ihr Risiko für Diabetes und andere Erkrankungen, die mit einem abnormen Blutzucker- und Insulinspiegel einhergehen. Vergessen Sie nicht, dass Dr. Atkins Kardiologe war, bevor er sich auf Gewichtsreduktion spezialisierte.

> Mein Arzt sagte, ich wäre zuckerkrank – was für ein Schock! Ich war zwar schwer übergewichtig, aber doch erst 32 Jahre alt! Zur großen Verwunderung meines Arztes, meiner Arbeitskollegen und Verwandten konnte ich mit Atkins meinen Blutzucker in den Normalbereich bringen, ohne Medikamente einzunehmen. Ein toller Nebeneffekt war, dass ich dabei 45 Kilo abnahm!
>
> *April Greer,* 45 Kilo abgenommen

**2. Atkins beugt Diabetes vor oder erleichtert das Management.** Typ-2-Diabetes ist eine Erkrankung, die durch jahrelang wild schwankende Blutzucker- (und Insulin-) Spiegel ausgelöst wird. Im Gegensatz zum Typ-1-Diabetes, bei dem der Körper nicht ausreichend Insulin produziert, sprechen beim Typ-2-Diabetes die Fettzellen auf die Insulinwirkung nicht mehr an (siehe auch Seite 318f.). Bei gesunden Menschen sorgt Insulin dafür, dass überschüssiger Blutzucker in die Körperzellen aufgenommen wird. Bei Typ-2-Diabetikern bleibt jedoch zu viel Zucker im Blut. Diese Krankheit tritt auf, wenn jemand die genetische Anlage dafür hat, regelmäßig viele raffinierte Kohlenhydrate zu sich nimmt oder sich kaum körperlich bewegt – oder, in vielen Fällen, wenn mehrere dieser Faktoren zutreffen. Die meisten Diabetiker sind übergewichtig oder adipös und haben über Jahre hinweg zu viele Kohlenhydrate gegessen. Und hier einige Furcht erregende Zahlen: Nach Angaben der American Diabetes Association hatten in den USA im Jahr 2000 17 Millionen Menschen Diabetes – immerhin 6,2 Prozent der Bevölkerung. Von diesen waren jedoch nur 11,1 Millionen diagnostiziert. Das bedeutet, dass sage und schreibe 5,9 Millionen, ein Drittel der Betroffenen, nie diagnostiziert wurden und nichts von dieser lebensbedrohlichen Krankheit wissen.*

Wenn Sie sich für das Atkins-Programm entschieden haben, weil bei Ihnen Typ-2-Diabetes festgestellt wurde, werden Sie die Erfahrung machen, dass eine Reduktion des Kohlenhydratverzehrs zu einer Stabilisierung des Blutzuckerspiegels führt. Viele Diabetiker können letztendlich Ihre Medikamente niedriger dosieren oder sogar absetzen, wenn sie sich an das Atkins-Programm halten.

* Zum Vergleich: Laut »Deutschem Gesundheitsbericht Diabetes« 2003 gibt es in Deutschland fast acht Millionen Diabetiker, wobei jeder Vierte nichts von seiner Krankheit weiß. Anm. d. Übers.

**Achtung:** Reduzieren oder setzen Sie nie Medikamente einschließlich Insulin oder Diabetesmedikamente ohne ärztliche Aufsicht ab!

Wenn Sie das Atkins-Programm machen, um Ihre Kohlenhydratsucht zu überwinden, Gewicht abzunehmen und Ihre Gesundheit zu verbessern, kann es sehr gut sein, dass Sie dadurch unbewusst einem Abgleiten in den Diabetes vorbeugen. Kurz gesagt: Die Atkins-Ernährungsweise ist ein Lebensstil, den seine Wirkung in der Verringerung und Einstellung eines erhöhten Blutzuckers auszeichnet. Ob Sie nun eine familiäre Anlage für Diabetes haben oder nicht, Sie können das Auftreten der Krankheit sehr wohl verzögern oder sogar vermeiden, wenn Sie auf einen kohlenhydratarmen Lebensstil umsteigen. Ein großer Teil der Schädigungen durch erhöhten Blutzucker- (und Insulin-) Spiegel tritt bereits auf, bevor der Diabetes diagnostiziert wird. Daher ist die Vorbeugung besonders wichtig.

> Gewichtsabnahme ist nur einer der Vorteile, die ich durch das Atkins-Programm erzielt habe. Die Steifigkeit und Verspannungen in meinem Rücken und Nacken sind verschwunden, Cholesterin und Triglyzeride sind gefallen. Ich fühle mich insgesamt einfach gesünder. Ich bin sogar weniger oft erkältet!
>
> *James Winterscheid,* 55 Kilo abgenommen

### Die Verbindung zwischen Blutzucker, Insulin und Diabetes

Wenn Sie Kohlenhydrate essen, die den Blutzuckerspiegel ansteigen lassen, produziert die Bauchspeicheldrüse Insulin, um die Glukose zur Energiegewinnung in die Körperzellen zu befördern oder in Form von Körperfett zu speichern. Auf Dauer bedeutet ein übermäßiger Kohlenhydratverzehr (und die daraus resultierende Insulinproduktion), dass der Körper immer mehr Insulin benötigt, um den Blutzucker im normalen Bereich zu halten. Im Laufe der Zeit kann die Bauchspeicheldrüse nicht mehr ausreichend Insulin produzieren, was letztendlich zum Diabetes führt. Ganz einfach gesagt, ist Diabetes die Unfähigkeit des Körpers, den Blutzucker im normalen Bereich zu halten.

**3. Atkins senkt den Blutdruck.** Bluthochdruck oder Hypertonie geht oft mit schwankendem Blutzucker und Übergewicht einher. Wenn Sie eines dieser Probleme haben, ist die Wahrscheinlichkeit groß, dass bald auch die anderen auftreten. Das Atkins-Programm hilft auf zweierlei Weise bei der Reduktion des Bluthochdrucks. Erstens ist allein schon die Gewichtsabnahme eine der wirkungsvollsten Maßnahmen zur Senkung des hohen Blutdrucks. Wenn Sie mit dem Atkins-Programm abnehmen, indem Sie die Kohlenhydrate reduzieren, werden Sie außerdem den Blutzucker- und Insulinspiegel normalisieren, die wahrscheinlich mit dem Bluthochdruck in Zusammenhang stehen. Wenn Sie zu jenen Hypertonikern gehören, die auf Salz reagieren, bietet Ihnen Atkins einen weiteren Vorteil. Eine Normalisierung des Blutzucker- und Insulinspiegels reduziert die Flüssigkeitseinlagerung und senkt so den Blutdruck zusätzlich.

Wie bei vielen Frauen begannen die Gewichtsprobleme bei mir nach der Geburt der Kinder. Bis zur Hochzeit meiner Tochter hatte ich ein Gewicht von 98 Kilogramm erreicht und litt an Bluthochdruck. Ich begann mit dem Atkins-Programm und nahm in der ersten Woche 5,5 Kilo ab. Ich dachte mir: »Bombig! Das sieht gut aus!« Nach acht Wochen war mein Blutdruck bereits gefallen. Ich fühlte mich so viel leistungsfähiger und kräftiger, dass ich ganz erstaunt war. Sieben Monate später hatte ich insgesamt 32 Kilo abgenommen. Ich bin zuversichtlich, dass ich mein gesundes Gewicht halten kann. Die Leute können in meiner Gegenwart essen, was sie wollen – es macht mir nichts aus.

*Barbara Woodruff,* 32 Kilo abgenommen

**4. Atkins mildert andere gesundheitliche Probleme oder beugt ihnen vor.** Wir haben im Verlauf der Jahre mit großem Erstaunen festgestellt, wie viele verschiedene Arten von gesundheitlichen Problemen deutlich zurückgingen, wenn die Leute sich an das Atkins-Programm hielten. Viele Verdauungsbeschwerden, wie schweres Sodbrennen, die Entwicklung von Gallensteinen und Blähungen, wurden deutlich besser, wenn die Menschen auf einen kohlenhydratarmen Lebensstil umstiegen. (Manche haben in der ersten Atkins-Phase mit Verstopfung zu kämpfen, dies sollte sich jedoch durch die ergänzende Einnahme von Ballaststoffen beheben lassen, bis in den späteren Phasen mehr Obst und mehr Gemüse eingeführt wird. Siehe Kapitel 6 »Was tun bei Verstopfung«.)

Ein weiteres Leiden, das sich oft nachhaltig bessert, wenn betroffene Frauen mit dem Atkins-Programm beginnen, ist das polyzystische Ovarialsyndrom, eine Störung des hormonellen Gleichgewichts, die zu unregelmäßiger Menstruation, Unfruchtbarkeit, Gewichtszunahme, Akne, übermäßiger Behaarung am Körper und im Gesicht, hohem Insulinspiegel und sogar Diabetes-Symptomen führt. Geschätzte sechs bis zehn Prozent aller Frauen zwischen 20 und 40 leiden an diesem Syndrom. Welcher Mechanismus genau dahinter steht, weiß man nicht, und es ist auch nicht heilbar. In seiner 40-jährigen Praxis konnte Dr. Atkins jedoch konstant beobachten, dass viele seiner Patientinnen die Probleme durch eine kohlenhydratarme Lebensweise in den Griff kriegen und langfristige Komplikationen vermeiden konnten.

Menschen, die auf Atkins umsteigen, berichten auch, dass zahlreiche andere körperliche Leiden auf unerklärliche Weise verschwunden zu sein scheinen. Probleme, wie Schlaflosigkeit, chronische Kopfschmerzen, Migräne, Erkrankungen der Nasennebenhöhlen, Bauchschmerzen, Refluxkrankheit, Asthma, Ekzeme, Akne und andere Hautausschläge, gehen zurück und verschwinden dann ganz. Mit hoher Wahrscheinlichkeit handelt es sich dabei in vielen Fällen um Nahrungsmittelallergien oder Unverträglichkeitsreaktionen. Die meisten Nahrungsmittel, die häufig allergische Reaktionen hervorrufen, sind kohlenhydratreich, wie zum Beispiel Mais, Weizen, Hafer, Zucker oder Milch.

Bei der typisch westlichen Ernährungsweise einer Nahrungsmittelallergie oder -unverträglichkeit auf die Spur zu kommen, kann sehr schwierig sein. Beim Atkins-Programm kann man die Übeltäter leicht ausfindig machen, weil kohlenhydratreiche Nahrungsmittel erst in den späteren Phasen des Programms wieder eingeführt werden – und dann auch nur in kleinen Mengen und nacheinander –, so sind negative Reaktionen sofort ersichtlich.

Atkins-Anhänger haben nicht nur weniger unter diversen Problemen zu leiden, wie Gliederschmerzen, Sodbrennen und Hautausschlägen, sie nehmen letztlich auch deutlich weniger Medikamente, wenn sie gemeinsam mit ihrem Arzt daran arbeiten, die Dosis zu reduzieren oder bestimmte Arzneimittel ganz wegzulassen. Das spart Geld, aber noch wichtiger ist, dass man sich die Nebenwirkungen all dieser Medikamente erspart, zu denen in manchen Fällen auch die Gewichtszunahme gehört. (Näheres darüber, wie manche Medikamente die Gewichtsabnahme beeinflussen, lesen Sie in Kapitel 7.)

Wir haben uns nun mit den kurzfristigen und langfristigen Vorteilen des Atkins-Programms auseinander gesetzt. Vielleicht fragen Sie sich mittlerweile: »Warum hält sich eigentlich nicht jeder an ein kohlenhydratarmes Ernährungsprogramm?« Es ist eindeutig die gesündeste Ernährungsweise. Wie Sie nun wissen, reagiert der menschliche Körper äußerst positiv, wenn man ihn nicht länger mit vielen stark bearbeiteten Kohlenhydraten füttert. Ein Grund dafür, dass sich nicht jeder kohlenhydratarm ernährt, liegt darin, dass die riesigen Nahrungsmittelkonzerne naturgemäß großes Interesse daran haben, weiterhin Produkte aus Weizen, Mais, Zucker und anderen billigen, stark raffinierten Kohlenhydraten zu produzieren und immer neue zu entwickeln. (Stellen Sie sich einen Supermarkt vor, in dem diese Produkte fehlen – wie viele Gänge blieben da leer!)

Ein weiterer Grund ist, dass alte Märchen und falsche Vorstellungen über das Atkins-Programm und die kohlenhydratarme Lebensweise immer noch im Umlauf sind, auch unter sehr gebildeten Menschen und unter Gesundheitsfachleuten. Die alte Denkweise hält sich hartnäckig, auch wenn Studie um Studie nachweist, dass Atkins, sowohl was die Gewichtsreduktion als auch die Reduktion von Risikofaktoren für Krankheiten angeht, ebenso wirkungsvoll ist wie fettarme Programme oder sogar wirkungsvoller. Sobald Sie die ungeliebten Kilos los sind und wissen, wie gut Sie sich mit dieser Ernährungsweise fühlen, möchten Sie das vielleicht auch anderen Menschen mitteilen und falsche Vorstellungen korrigieren. In Kapitel 3 lesen Sie, was Sie brauchen, um Irrtümer über diese gesunde Ernährungsweise zu beseitigen, die Ihr ganzes Leben verändern kann.

Im nächsten Kapitel wollen wir uns jedoch ansehen, warum dieses Programm funktioniert. Es hat nichts mit Zauberei zu tun, auch wenn es manchen Menschen so scheinen mag, wenn sie jahrelang mit ihrem Übergewicht gekämpft, eine Schlankheitsdiät nach der anderen probiert haben und jedes abgenommene Pfund stets wieder zurückerhielten, sobald die Diät vorbei war. Sobald Sie erst erkannt haben, wie Sie mit all den überschüssigen Kohlenhydraten umgehen müssen und was diese in Ihrem Körper bewirken würden, werden Sie sehen, wie einfach und logisch das Ganze ist – keine Spur von Hokuspokus.

## *Zeit zum Nachdenken – Der Fragebogen für Sie*

Das eben Gelesene hat Sie vermutlich dazu veranlasst, über Ihre Essgewohnheiten in der Vergangenheit, Ihre Gesundheit insgesamt und Ihr tägliches Wohlbefinden nachzudenken – Dinge, über die Sie sich vielleicht bisher nicht allzu viele Gedanken gemacht haben. Um den größtmöglichen Nutzen aus diesem Buch zu ziehen, sollten Sie sich am Ende der Kapitel 1 bis 9 einige Minuten Zeit nehmen, um Ihre Gedanken niederzuschreiben. Wir liefern Ihnen Fragen, die als Anstoß dienen sollen. Schreiben Sie die Antworten in ein Notizbuch oder eine Computerdatei, ganz nach Belieben. Sie stärken durch diese Übung Ihre Motivation für diese Ernährungs- und Lebensweise.

### Ihr persönlicher Gesundheits-Check

Wo liegen Ihre persönlichen gesundheitlichen Probleme? Gibt es in Ihrer Familie Herz- und Gefäßkrankheiten, Diabetes oder Bluthochdruck? Haben Sie einen erhöhten Cholesterin- oder Triglyzeridspiegel?

________________________________________________________________

________________________________________________________________

________________________________________________________________

________________________________________________________________

________________________________________________________________

Leiden Sie unter Sodbrennen, Aufstoßen oder Blähungen? Unter anderen Verdauungsstörungen?

________________________________________________________________

________________________________________________________________

________________________________________________________________

Könnte es sein, dass Sie an einer Überempfindlichkeitsreaktion oder Allergie gegen Nahrungsmittel leiden, ohne es zu wissen?

Leiden Sie unter unerklärlichen Kopfschmerzen, Schmerzen oder Hautausschlägen?

Wie viele frei verkäufliche und rezeptpflichtige Medikamente nehmen Sie gegen nicht lebensbedrohliche Erkrankungen ein? Haben Sie den Beipackzettel jemals vollständig durchgelesen?

Wie ist es um Ihre Leistungsfähigkeit bestellt? Haben Sie jeden Tag eindeutige Hochs und Tiefs?

Wie gut schlafen Sie? Wie viele Stunden Schlaf scheint Ihr Körper zu brauchen? Wachen Sie morgens erfrischt und energiegeladen auf?

Nehmen Sie einen typischen Tag vor Atkins her. Wie viel raffiniertes Weißmehl essen Sie? Vergessen Sie nicht, auch panierte Speisen, Backteig, weiße Teigwaren und Backwaren miteinzubeziehen. Und wie viel Zucker (beziehungsweise Maissirup) nehmen Sie jeden Tag zu sich? Sie wissen, Zucker ist überall versteckt – in Brot und Gebäck, in Salatmarinaden, Saucen, Mayonnaise, Senf, Dressings – und sogar in frei verkäuflichen Arzneimitteln wie Hustensirup.

Haben Sie heftiges Verlangen nach bestimmten Nahrungsmitteln, dem Sie nicht widerstehen können?

Sind Sie nach den Mahlzeiten schläfrig?

Werden bestimmte Beschwerden durch Essen besser?

# 2. Warum Atkins funktioniert

> Zu meiner Krankengeschichte gehören Herzbeschwerden, Krankenhausaufenthalte und krankhaftes Übergewicht, das seinen Höhepunkt mit 211 Kilogramm erreichte, als ich 40 Jahre alt war. Dennoch erzähle ich meine Geschichte jedem, der sie hören will, weil es sich um ein Wunder handelt. Ich konnte mit Atkins 109 Kilo abnehmen. Einst musste ich eine nicht enden wollende Reihe von rezeptpflichtigen Herzmedikamenten und Schmerzmitteln einnehmen. Heute nehme ich gar nichts mehr. Früher war es für mich eine Herausforderung, das Zimmer zu durchqueren, ich konnte aus gesundheitlichen Gründen keinen Job behalten. Nun haben meine Frau und ich unsern eigenen, gut gehenden Betrieb.
>
> *George Stella,* 109 Kilo abgenommen

Vielleicht sind Sie bereits überzeugt davon, dass Atkins funktioniert. Vielleicht haben Sie von Menschen gehört, die mit Atkins eine Menge Gewicht abgenommen und ihr Leben verbessert haben. Und nun haben Sie noch einige Geschichten aus dem Leben Betroffener gehört und etwas über die unglaublichen Vorteile dieses neuen Lebensstils erfahren. Dennoch legen wir großen Wert darauf, dass Sie alles darüber wissen und die Logik verstehen können, die dem Atkins-Programm zugrunde liegt. Sehen wir uns also im Schnellverfahren an, was genau in unseren Lebensmitteln enthalten ist.

## *Was steckt in unseren Lebensmitteln?*

Alles, was wir essen, besteht aus einer Kombination von drei wichtigen Nährstoffen, den so genannten Hauptnährstoffen, die den Körper mit den nötigen Kalorien (der nötigen Energie) versorgen: **Eiweiß, Fett** und **Kohlenhydraten**. Je nach Nahrungsmittel sind auch unterschiedliche Mengen an Wasser, Ballaststoffen, Mineralstoffen, Vitaminen, sekundären Pflanzenstoffen, Antioxidantien und anderen Nährstoffen enthalten.

**Eiweiß** ist unerlässlich für den Aufbau und die Erhaltung von Muskelgewebe, Knochen, Organen und anderen Geweben und für das reibungslose Funktionieren unseres Körpers. Fleisch, Fisch, Geflügel, Eier, Käse und andere *tierische Nahrungsmittel* werden als vollständiges Eiweiß bezeichnet, was bedeutet, dass sie *alle essenziellen Aminosäuren* für den Aufbau und die Erhaltung unseres Körpers und seiner Systeme enthalten. *Pflanzliche Nahrungsmittel*, wie Nüsse, Samen, Hülsenfrüchte (Bohnen, auch Sojaprodukte wie Tofu) und Vollkorngetreide, enthalten Eiweiß, aber *nicht alle essenziellen Aminosäuren.* Das heißt, sie müssen mit anderen Lebensmitteln kombiniert werden, sodass sich vollständiges Eiweiß ergibt.

**Fett** gibt es in unterschiedlichen Formen – von denen einige sehr gut für uns sind, einige sehr schlecht. Nahrungsfett braucht der Körper für wichtige Funktionen wie die Produktion von Hormonen, den Aufbau der Zellwände und zur Speicherung von Energie. Fette werden Fleisch, Fisch, Geflügel, Milchprodukten, Nüssen, Samen und deren Ölen wie sogar einigen Gemüsen und Früchten und deren Ölen – so Oliven und Avocados – entnommen. Das einzig wirklich schädliche Fett – egal, was man Ihnen in unserer fettfeindlichen Kultur erzählt hat – sind die so genannten Transfette oder Transfettsäuren. Diese Art von künstlich verändertem Fett findet sich in den meisten Fertigprodukten. In der Zutatenliste taucht es als hydriertes oder teil-hydriertes beziehungsweise gehärtetes Pflanzen-,

Maiskeim-, Soja-, Kokos- oder Palmöl auf. Diese Öle mögen zwar aus natürlichen Quellen wie Sojabohnen oder Mais stammen, der chemische Härtungsprozess verwandelt sie aber von guten oder zumindest unschädlichen in sehr schlechte Substanzen.

Der Durchschnittsbürger nimmt zu viele Transfettsäuren und zu viele Pflanzenöle wie Maiskeim- und Distelöl zu sich und zu wenig Fett aus Fisch, Nüssen, Samen und Avocados. Am besten ist es, natürliche, unbearbeitete Fette in Form von Lebensmitteln und Nahrungsergänzungspräparaten in ausgewogenem Verhältnis zu sich zu nehmen. Bei in Flaschen abgefüllten Ölen bedeutet das kalt gepresste Öle, wie Oliven- und Leinöl.

Zu den **Kohlenhydraten** gehören Zucker und Stärke. Kohlenhydrate liefern am schnellsten Energie und enthalten, besonders wenn sie aus Gemüse stammen, eine große Vielfalt an Vitaminen und Mineralstoffen, Enzymen und Ballaststoffen. Kohlenhydrate können naturbelassen oder raffiniert sein. Naturbelassene Kohlenhydrate finden wir in Gemüse, Früchten und Vollkorngetreide. Raffinierte Kohlenhydrate sind in Produkten enthalten, die es in der Natur nicht gibt; überall anzutreffen sind sie in Form von Zucker, Maissirup, Teigwaren, poliertem Reis und Weißmehl. Wie die gehärteten Fette beginnen auch diese Kohlenhydrate ihr Dasein in der Natur als harmlose Nahrungsmittel, sobald sie jedoch bearbeitet oder im Produktionsverfahren chemisch verändert werden, verwandeln sie sich in Substanzen, die den Blutzuckerspiegel in schwindelnde Höhen klettern lassen. Diese Bearbeitungsprozesse rauben den Kohlenhydraten ihre gesundheitsfördernden Bestandteile. Die Veränderungen, die unsere Ernährung im letzten Jahrhundert durchmachte, nämlich von einer Esskultur, in der Kohlenhydrate aus Gemüse, Früchten und Vollkorn dominierten, zu einer, in der die meisten Kohlenhydrate aus Auszugsmehl, raffiniertem Zucker und daraus und anderen raffinierten Kohlenhydraten hergestellten Produkten stammen, ist mitverantwortlich für das epidemische Auftreten von Adipositas und Diabetes.

Kohlenhydrate werden manchmal in einfache und komplexe Kohlenhydrate eingeteilt. Ganz allgemein sind einfache Kohlenhydrate Zucker, wie Saccharose (Haushaltszucker) und Fruktose (Fruchtzucker), Laktose (Milchzucker) und Maltose (Malzzucker). Komplexe Kohlenhydrate sind in Gemüse, Getreide und Hülsenfrüchten enthalten. Die Unterscheidung zwischen einfachen und komplexen Kohlenhydraten ist jedoch irreführend. Das liegt daran, dass der menschliche Körper die komplexen Kohlenhydrate bei der Verdauung in einfache Kohlenhydrate zerlegt – wenn auch relativ langsam. Das erklärt, warum selbst der Verzehr komplexer Kohlenhydrate, wie Mais und Kartoffeln, eingeschränkt werden muss. Eine Ausnahme bilden hier die Ballaststoffe: Diese Art von komplexen Kohlenhydraten ist nämlich unverdaulich und daher besonders wertvoll für die Steuerung des Appetits – und damit auch für das Körpergewicht –, da diese Kohlenhydrate sättigen. Außerdem tragen sie zur »Reinigung« des Verdauungsapparates bei.

## *Kohlenhydrate näher betrachtet*

Wenn wir nun unseren kurzen Exkurs in die Ernährungslehre abgeschlossen haben, möchten Sie vermutlich wissen, wie Sie es anstellen, jene Substanzen einzuschränken, die nicht gut für den Körper sind. Sie werden erfreut sein zu hören, dass Sie bei Atkins eine große Vielfalt an Eiweiß und Fett essen können, und zwar bis Sie satt sind, solange Sie sich nicht damit voll stopfen. Atkins dreht sich letztlich um vollwertige Nahrungsmittel. Der entscheidende Punkt ist die Einschränkung und richtige Auswahl der Kohlenhydrate, die Bevorzugung jener, die die meisten Nähr- und Ballaststoffe enthalten und sich am wenigsten auf den Blutzucker auswirken.

Da zu den Kohlenhydraten alle Früchte, Gemüse, Getreide und Stärkelieferanten gehören, müssen Sie genau wissen, was Sie essen dürfen, damit der Kohlenhydratverzehr nicht zu hoch wird. (Nahrungsmittel, wie Milch, Käse, Nüsse und Hülsenfrüchte, enthalten neben Fett und Eiweiß auch Kohlenhydrate.) Beim Atkins-Programm berechnet man die Gramm gesunder Kohlenhydrate, die man jeden Tag zu sich nimmt, Eiweiß und Fett stehen in den anfänglichen Phasen der Gewichtsabnahme allerdings im Mittelpunkt. Es kommt bei Atkins nicht nur darauf an, Nahrungsmittel mit geringem Kohlenhydratanteil auszuwählen, entscheidend ist auch, diejenigen mit der höchsten Nährstoffdichte ausfindig zu machen.

### Gemüse

Gemüse enthält im Allgemeinen »gute« Kohlenhydrate, auch wenn manche Sorten mehr Kohlenhydrate und weniger Nährstoffe enthalten, während es bei anderen umgekehrt ist. Die meisten Gemüsesorten liefern Ballaststoffe und viele gesunde sekundäre Pflanzenstoffe, jene magischen Substanzen in Pflanzen, die uns vor Krankheiten schützen. Egal, was man Ihnen erzählt hat, die Atkins-Ernährungsweise sieht eine größere Menge Gemüse vor, als der Durchschnittsbürger zu sich nimmt. Glücklicherweise sind die Gemüsesorten mit der höchsten Nährstoffdichte gleichzeitig auch jene mit dem geringsten Kohlenhydratanteil. Grüner Salat und andere grüne Blattgemüse, die roh gegessen werden – Buttersalat (Kopfsalat), Romanasalat, Eskariol, Spinat, Petersilie, Brunnenkresse, Rucola – sind Nährstoffbomben mit wenig Kohlenhydraten. Ausgezeichnet geeignet sind auch Spargel, Bambussprossen, Brokkoli, Kopfkohl, Blumenkohl, Grünkohl, Auberginen, Yamsbohnen, Schwarzkohl, Kohlrabi, Lauch, Senf, Okra, Zwiebeln, Speisekürbisse, Radieschen, Frühlingszwiebeln, Schalotten, Zuckererbsen, Spaghettikürbisse, grüne Bohnen, Mangold, Tomaten, weiße Rüben, Wassernüsse und Zucchini (eine vollständige Auflistung aller Nahrungsmittel für die Phase 1, die Einleitung, finden Sie in Kapitel 5.)

Während der ersten Atkins-Phase, in der die Kohlenhydrate am stärksten eingeschränkt werden, können Sie täglich drei Tassen* kohlenhydratarmes Gemüse essen. Ganz nach Ihren persönlichen Vorlieben können Sie 2 Tassen Salatgemüse und 1 Tasse andere Gemüsesorten (Brokkoli, Aubergine, Zuckererbsen, Spinat etc.) oder 3 Tassen Salatgemüse wählen. Während der folgenden, liberaleren Phasen (Phasen 2 bis 4) fügen Sie immer mehr Gemüse hinzu. In der letzten Phase (4), der lebenslangen Erhaltung, können die meisten Menschen alle Arten von Gemüse essen, wenngleich die kohlenhydratreichen/nährstoffarmen Sorten stets nur in mäßigen Mengen oder selten verzehrt werden sollten.

### Früchte

Zwar fallen alle Früchte in die Kategorie der »guten« Kohlenhydrate, sie enthalten jedoch von allen vollwertigen Nahrungsmitteln den meisten Zucker und sind während der ersten, mindestens zweiwöchigen Atkins-Phase (Phase 1) nicht erlaubt. Da sie jedoch reichlich sekundäre Pflanzenstoffe und Ballaststoffe enthalten, werden einige Früchte bereits in der zweiten Phase, der Dauergewichtsabnahme (Phase 2), wieder eingeführt, und die Menge kann mit jeder folgenden Phase (Phase 3 und 4) des Atkins-Programms erhöht werden. (Die drei Phasen nach der Einleitung/Phase 1 werden in Teil IV näher behandelt.)

Die erste Art von Früchten, die wieder eingeführt werden, sind die Beeren, weil sie den geringsten Kohlenhydratanteil und höchsten ernährungsphysiologischen Wert besitzen. Nach den Beeren folgen andere relativ kohlenhydratarme und nährstoffreiche Früchte, wie Äpfel, Kirschen, Grapefruits, Pfirsiche,

* Hier handelt es sich um Messtassen, die aussehen wie große Messlöffel und die es in Größen von ¼, ⅓, ½ Tasse usw. gibt. Diese »measuring cups« sind problemlos über das Internet zu beziehen (auch aus England). Angeboten werden sie bei uns mitunter für Sehbehinderte. Anm. d. Übers.

Birnen, Pflaumen, Orangen und Mandarinen. Zu den Früchten mit dem höchsten Kohlenhydratanteil gehören Bananen, Mangos, Dörrpflaumen und Rosinen. Fruchtsäfte enthalten ebenfalls sehr viel Zucker, aber keine Ballaststoffe, wie sie in Handobst enthalten sind – man sollte sie meiden oder nur in kleinen Mengen zu sich nehmen, allerdings erst wenn das Zielgewicht erreicht ist.

**Tipp:** Eine Möglichkeit, Fruchtsäfte in späteren Atkins-Phasen zu genießen, ist, sie mit Mineralwasser zu verdünnen.

### Getreide

Getreide enthält sehr viele Kohlenhydrate und ist erst während der späteren Atkins-Phasen (Phasen 2 bis 4) erlaubt. In diese Kategorie gehören Mais, Vollkornweizen, Vollkornreis und Wildreis, Hafer sowie Weizenmehle und Teigwaren. Sobald Sie sich Ihrem Zielgewicht nähern und Ihr Essverhalten völlig im Griff haben, können Sie ganze, unbearbeitete Getreidekörner wieder in Ihren Speiseplan aufnehmen. Die Portionen müssen jedoch immer klein bleiben. Raffinierte Getreide, wie sie in den meisten Industrieprodukten enthalten sind, sind zu meiden. Wenn Sie noch keine Bekanntschaft mit Vollkorngetreide gemacht haben, sollten Sie einen Versuch wagen, wenn die Zeit dafür reif ist. Suchen Sie einen Naturkostladen auf: Dort finden Sie eine eigene Welt von nährstoffreichen Überraschungen in unterschiedlichen Konsistenzen und Geschmacksrichtungen – und Vollkorngetreide ist sehr sättigend, daher fällt es nicht schwer, die Portionen klein zu halten. Mittlerweile ist Vollkorngetreide zusammen mit anderen gesunden Alternativprodukten auch in gut sortierten Supermärkten erhältlich.

Bis vor drei Jahren war ich auf der fettarmen Welle unterwegs. Ich verwendete fettfreies Backspray. Ich aß Bagels, Brot, Teigwaren und Berge von poliertem Reis. Zum Frühstück gab ich kalorienarmen, fettfreien Sirup auf meine Pfannkuchen. Ich dachte, ich würde es so richtig machen. Aber ich konnte nicht abnehmen und fühlte mich miserabel. Nach kohlenhydratreichen Mahlzeiten schlief ich ein und war auch bei der Arbeit schläfrig und unkonzentriert. Als ich mit Atkins begann, fühlte ich mich sofort besser, und bald purzelten auch die Kilos. Mein Arzt war sehr verwundert, wie sehr sich mein Cholesterinspiegel verbessert hatte. Am meisten freute mich allerdings, dass vor kurzem jemand mit den Worten »der schlaksige Typ da« auf mich wies!

*Mark Anthony Monticule,* 14 Kilo abgenommen

## *Die Blutzucker-Achterbahn*

Nun wissen Sie, was Kohlenhydrate sind und worin sie in großen Mengen enthalten sind, also wenden wir uns der Frage zu, warum Kohlenhydrate Probleme verursachen, wenn man zu viel davon isst. Wir haben uns in Kapitel 1 schon ein wenig mit Kohlenhydraten und Blutwerten sowie mit Heißhunger auf Süßes beschäftigt. Nun wollen wir uns das etwas näher ansehen.

Wenn Sie kohlenhydrathaltige Speisen essen, steigt der Blutzuckerspiegel. Das liegt daran, dass alle Kohlenhydrate in Glukose, Traubenzucker, umgewandelt werden, wenn sie ins Blut aufgenommen werden. Wie groß die Auswirkung ist, hängt von der Menge – und der Art – der Kohlenhydrate ab. So wird beispielsweise ein Lebensmittel, das voller Zucker und Weißmehl ist, wie etwa gesüßte Frühstücksflocken, den Blutzuckerspiegel weit dramatischer ansteigen lassen als ein grüner Salat.

Sobald die Glukose das Blut erreicht hat, muss sie in die

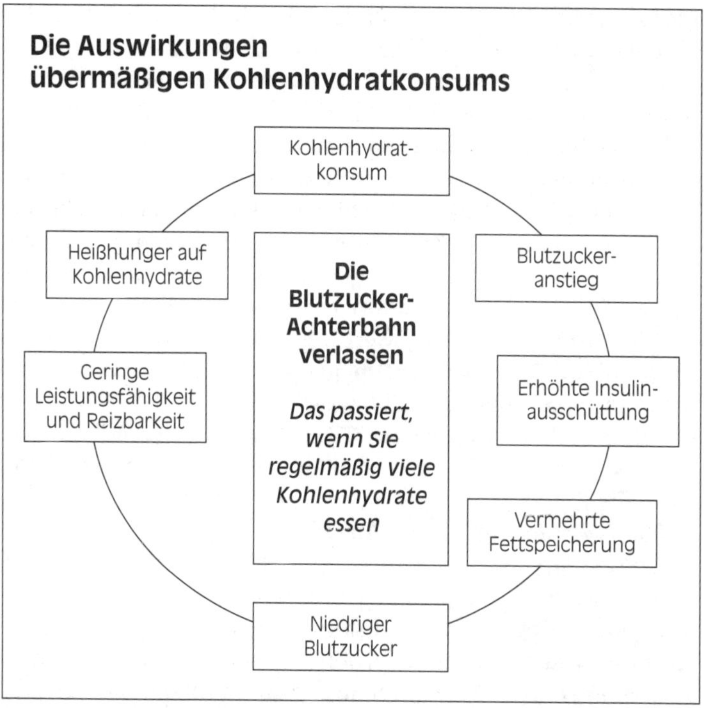
Die Auswirkungen übermäßigen Kohlenhydratkonsums
Kohlenhydrat-konsum
Blutzucker-anstieg
Erhöhte Insulin-ausschüttung
Vermehrte Fettspeicherung
Niedriger Blutzucker
Geringe Leistungsfähigkeit und Reizbarkeit
Heißhunger auf Kohlenhydrate
Die Blutzucker-Achterbahn verlassen
Das passiert, wenn Sie regelmäßig viele Kohlenhydrate essen

Zellen transportiert werden, um dort ihre Funktion zu erfüllen. Das Transportmittel ist hier das Hormon Insulin. Sobald die Glukose die Zellen erreicht, können drei Dinge geschehen:

1. Sie kann sofort zur Energieversorgung verwendet werden.
2. Sie kann für die spätere Verwendung in Glykogen umgewandelt werden.
3. Sie kann in Form von Fett gespeichert werden.

Je mehr Glukose ins Blut gelangt, desto mehr Insulin schüttet der Körper aus, um sie wieder aus dem Blut zu entfernen. Insulin hat zweierlei Aufgaben: Es muss die benötigte Glukose in die Zellen bringen, aber es muss auch den Blutzuckerspiegel in einem einigermaßen normalen Bereich halten.

Wenn Sie etwas essen, das rasch resorbierbare Kohlenhydrate in großer Menge enthält – einen Schokoriegel etwa oder ein Stück Weißbrot –, gelangt die Glukose rasch ins Blut. Sie verspüren dann einen raschen Energieschub. Bald darauf wird Insulin ausgeschüttet, das die Glukose beseitigt und den Blutzucker normalisiert. Weil der Körper nicht auf den Verzehr von Schokoriegeln und Weißbrot ausgelegt ist, verdaut er sie so rasch, dass die Insulinantwort zu heftig ausfallen kann, wodurch zu viel Blutzucker beiseite geschafft wird. Das führt zu einem Abfall des Blutzuckerspiegels und zu deutlich verringerter Leistungsfähigkeit – dem »Durchhänger«, den viele Menschen am Nachmittag haben. Man kann sich nur schwer konzentrieren oder ist überhaupt lethargisch und schläfrig. Dann tritt sehr wahrscheinlich ein Verlangen nach Schokolade, Kartoffelchips oder anderen Kohlenhydratbomben auf, die den Blutzuckerspiegel wieder in schwindelnde Höhen befördern. Die Fahrt mit der Achterbahn geht weiter!

Wenn Sie dagegen Nahrungsmittel essen, die hauptsächlich aus Eiweiß und Fett bestehen, produziert der Körper weit weniger Insulin, die extremen Blutzuckerwerte bleiben aus. (Wir sollten hier jedoch erwähnen, dass bei einer sehr großen Eiweißzufuhr ein Teil davon ebenfalls in Glukose umgewandelt werden kann. Aber sogar ein Zuviel an Eiweiß hat nicht denselben Effekt wie raffinierte Kohlenhydrate.) Wenn weniger Insulin ausgeschüttet wird, bleibt der Blutzuckerspiegel konstant und damit auch die Leistungsfähigkeit. Durch eine solche Ernährung können Sie die Fahrt mit der Achterbahn beenden und in ein gleichmäßig dahineilendes Gefährt umsteigen.

## *Insulin: Das Dickmacher-Hormon*

Wie bereits erwähnt, transportiert Insulin die Glukose in die Zellen und versorgt als Erstes jene Zellen, die sofort Energie benötigen. Sind die Zellen reichlich mit schnell verfügbarer Energie versorgt, wird der Überschuss in Glykogen umgewandelt, das in der Leber und in den Muskeln gespeichert wird, wo es für einen späteren Bedarf zur Verfügung steht. Wenn alle Glykogenspeicher gefüllt sind – und ihre Kapazität ist begrenzt –, muss auch mit der übrigen Glukose etwas geschehen. Wenn wir so überlegen, wie viele Kohlenhydrate der Durchschnittsbürger Tag für Tag zu sich nimmt – und wie wenig er verbraucht –, wird schnell klar, dass hier bedeutende Mengen Glukose übrig bleiben. Und dann geschieht Folgendes: Die Leber wandelt die verbliebene Glukose in Fett um, das zu den wabbeligen Fettpolstern an Bauch, Oberschenkeln, Po und vielen anderen Stellen wird. Daher sagt man dem Insulin nach, dass es fett macht! Denken Sie an die vielen Menschen, die immer noch der Meinung sind, dass Fett fett macht! Sie wissen es nun besser: *Zu viele Kohlenhydrate sind die wahren Übeltäter.*

## *Was sind Nettokohlenhydrate?*

Bei Atkins zählen wir Nettokohlenhydrate (Net Carbs), die die Zahl der Gesamtkohlenhydrate minus Ballaststoffe darstellen. Sie können die Ballaststoffe deswegen abziehen, weil diese Art von Kohlenhydraten sich nicht nennenswert auf den Blutzuckerspiegel auswirkt. Natürlich ist das ein starker Anreiz, vermehrt zu ballaststoffreichen Nahrungsmitteln zu greifen – die, vom ernährungsphysiologischen Standpunkt aus, fast immer eine gesunde Wahl sind.

Ballaststoffe sind nicht nur neutral in der Blutzuckerwirkung, sie haben auch noch andere Vorteile. Sie verzögern die

Verdauung, wodurch wiederum die anderen Kohlenhydrate langsamer in Glukose umgewandelt werden. Ballaststoffe sorgen auch für anhaltende Sättigung und weniger Hunger, denn sie nehmen Wasser auf und quellen auf. Außerdem fördern sie den regelmäßigen Stuhlgang, was altbekannt ist.

Bei Fertigprodukten können Sie die Nährwertangaben-Labels benutzen; Kohlenhydrate und Ballaststoffe sind in Gramm angegeben. Sie werden bei Atkins jedoch nicht viele Fertigprodukte verzehren (mit Ausnahme der von Atkins entwickelten kohlenhydratarmen Fertigprodukte, die für die Einleitung (Phase 1) geeignet und in Kapitel 5 gelistet sind) und müssen daher mit einem Carb Counter arbeiten. Einen Carb Counter finden Sie im Anhang dieses Buches; Sie können aber auch auf der Atkins-Web-Site unter *atkins.com* vorbeischauen und den Online Carb Counter in der Rubrik Food & Recipes verwenden.

**Und nun rechnen Sie!**

Mit dieser einfachen Formel errechnen Sie die Nettokohlenhydrate aller Lebensmittel:

Beispiel: 1 Artischocke

13,4 Gramm Gesamtkohlenhydrate minus 6,5 Gramm Ballaststoffe = 6,9 Gramm Nettokohlenhydrate

Wenn wir erst weiter sind, in den späteren Atkins-Phasen (Phasen 2 bis 4), werden Sie hunderte neue, köstliche kohlenhydratarme Produkte (Low-Carb-Produkte) ausprobieren können, die in letzter Zeit in den USA und in Europa auf den Markt gekommen sind, da das Interesse an der kohlenhydratarmen Ernährung explosionsartig angewachsen ist. Unter diese Produkte fallen auch andere Kohlenhydrate, die, wie die Ballaststoffe, den Blutzucker kaum erhöhen und nicht berechnet werden müssen. Dazu gehören Glyzerin und Zuckeralkohole.

**Beispiel: Eine Fertigprodukt-Zutatenliste**

| **Nährwertangaben für 100 g** | |
|---|---|
| Energie | 1124 kJ / 265 kcal |
| Eiweiß | 9,10 g |
| Kohlenhydrate | 52,10 g |
| davon Zucker | 1,10 g |
| Fett | 2,10 g |
| davon gesättigte Fettsäuren | 0,50 g |
| einfach ungesättigte Fettsäuren | 0,30 g |
| mehrfach ungesättigte Fettsäuren | 0,80 g |
| Cholesterin | 0,00 mg |
| Ballaststoffe | 3,00 g |
| Natrium | 0,71 g |

Auf Atkins-Produkten finden Sie das Atkins-Kohlenhydrat-Siegel:

* Wer eine bestimmte Kohlenhydratmenge nicht überschreiten möchte, muss bei diesem Produkt nur 5 Gramm der insgesamt 13 Gramm Kohlenhydrate berechnen. Die Ballaststoffe (8 Gramm) haben nur minimale Auswirkungen auf den Blutzucker und müssen nicht gezählt werden.
**Näheres unter: atkins.com/netcarbs**

Damit sind wir am Ende unseres kurzen Exkurses in die Ernährungslehre und in die Welt der Kohlenhydrate. Sie können nun schon fast mit dem Atkins-Programm beginnen. Im nächsten Kapitel folgen noch einige Dinge, die Sie tun sollten, bevor Sie beginnen, damit auch wirklich alle Zweifel an der Atkins-Ernährungsweise ausgeräumt sind. Dadurch werden Sie auch in der Lage sein, die Fragen aller Freunde, Familienmitglieder und Kollegen zu beantworten, die sich mit Atkins noch nicht auskennen.

## *Zeit zum Nachdenken – Der Fragebogen für Sie*

Wenn Sie bereits seit längerer Zeit versuchen, Gewicht abzunehmen, betrachten Sie sich möglicherweise als Fachmann für Ernährung. Das letzte Kapitel hat Sie vermutlich nachdenklich gemacht, weil es neue Informationen über unseren Körper und seine Reaktion auf die Nahrung liefert. Bewerten Sie Ihr gegenwärtiges Essverhalten und Ihr Wohlbefinden mit Hilfe der folgenden Fragen.

### Wie sieht Ihre Esskultur aus?

Welche Eiweißlieferanten essen Sie am liebsten? Welche Gerichte aus eiweißreichen Nahrungsmitteln lieben Sie besonders?

Welche fettreichen Lebensmittel haben Sie bisher zu meiden versucht? Was schmeckt Ihnen davon am besten? Wie wäre es mit Schlagsahne, Brie, Oliven, Avocados, Hähnchen mit Haut, Lachs und rotem Fleisch? (Vergessen Sie frittierte und panierte Speisen!)

______________________________________________

______________________________________________

______________________________________________

Woher stammt bei Ihrer derzeitigen Ernährungsweise der Großteil des Nahrungsfettes? Wussten Sie um die Gefährlichkeit gehärteter Pflanzenfette?

______________________________________________

______________________________________________

______________________________________________

Lesen Sie routinemäßig die Nährwertangaben? Wissen Sie, wie die Angaben zu verstehen sind? Prüfen Sie stets die Portionsgrößen?

______________________________________________

______________________________________________

______________________________________________

Sind Ihnen im Abschnitt über Gemüse mit geringem Kohlenhydratanteil welche besonders aufgefallen? Gibt es Gemüsesorten, die Sie noch nie probiert oder von denen Sie noch nie gehört haben? Meinen Sie, dass Ihnen einige dieser neuen Sorten schmecken werden? (Sie müssen sie bloß waschen, dünsten und ein wenig Butter oder Olivenöl hinzufügen!)

______________________________________________

______________________________________________

______________________________________________

Ist Ihnen je aufgefallen, dass nach einer sehr kohlenhydratreichen Mahlzeit oder Zwischenmahlzeit der Blutzuckerspiegel »abstürzt«? Bekommen Sie häufig Heißhunger auf Süßigkeiten, die Sie vorrätig haben und um die Ihre Gedanken unerlässlich kreisen? Fällt es Ihnen schwer, von bestimmten kohlenhydratreichen Speisen nur einen Bissen zu essen?

Dachten Sie bisher, dass fettes Essen fett macht?

# 3. Letzte Vorbereitungen auf Atkins

Ich hatte den Großteil meines Lebens zu viel auf die Waage gebracht, Diäten blieben erfolglos. Als ich mit dem College fertig war, wog ich 109 Kilo. In der Firma hörte ich von Atkins und beschloss, *Die neue Atkins-Diät* zu lesen. Das Buch schien für mich geschrieben worden zu sein – alles war so logisch. Im Laufe eines Jahres nahm ich 41 Kilo ab, nun halte ich mein Gewicht bereits seit eineinhalb Jahren. Ich musste mit viel Widerstand fertig werden. Freunde, Kollegen und Familienmitglieder sagten mir immer wieder, diese Art der Ernährung würde mich krank machen. Es freut mich, sagen zu können, dass sie alle falsch lagen und dass ich so gesund und so glücklich bin wie nie zuvor!

*Amy Wright,* 41 Kilo abgenommen

Die Kohlenhydrate einzuschränken ist überhaupt kein Problem mehr, wenn man sich erst daran gewöhnt hat. Die ersten 14 Tage können jedoch mitunter etwas schwierig sein. Sie und Ihr Körper müssen eine plötzliche Umstellung bewältigen und brauchen etwas Zeit, um sich anzupassen. Das beste Mittel zum Erfolg ist eine gute Vorbereitung. Das bedeutet, die Küche vorzubereiten, das familiäre Umfeld vorzubereiten und auch die eigene Einstellung vorzubereiten. Und es bedeutet unbedingt, ein Gespräch mit Ihrem Arzt zu führen. Alles in allem müssen Sie überlegen, wo besondere Herausforderungen auf Sie warten, damit der Übergang zum neuen Lebensstil gut gelingen kann.

## Bevor Sie beginnen

1. **»Geben Sie mir zwei Wochen«.** Nehmen Sie sich diesen Satz von Dr. Atkins zu Herzen und schaffen Sie Platz in Ihrem Terminkalender. Idealerweise sollten Sie die ersten 14 Tage oder zumindest die ersten sieben Tage Atkins in eine ruhige Zeit verlegen. Überlegen Sie, wann es in Ihrem Alltag etwas ruhiger zugehen wird, wann sich in Ihrem Leben nicht allzu viel tut. Der Start fällt beispielsweise leichter, wenn man nicht gerade auf dem Sprung in den Urlaub ist, auf Geschäftsreise geht, Gäste erwartet, zu Partys eingeladen ist oder viele Restaurantbesuche vor sich hat. Das soll nicht heißen, dass man die genannten Dinge, wenn man die Atkins-Einleitung macht, nicht tun kann. Es ist dann bloß wesentlich schwerer, auf Kurs zu bleiben und nur zu essen, was auf der Liste »Nahrungsmittel für die Phase 1« (Kapitel 5) steht. Wenn Sie die ersten beiden Wochen hinter sich haben und wirklich im Fettverbrennungs-Modus sind, ist Atkins zur Routine geworden, und Sie werden mit Reisen und gesellschaftlichen Anlässen keine Probleme mehr haben.

Wenn Ihr Terminplan jedoch immer dicht gedrängt ist, dann warten Sie nicht länger – nehmen Sie Ihr Vorhaben in Angriff!

2. **Warnen Sie Freunde und Verwandte vor.** Für manche besteht der schwerste Teil einer Umstellung des Lebensstils darin, mit dem eigenen Umfeld fertig zu werden. Manchmal äußern sich Freunde und Verwandte besorgt, weil sie neue Enttäuschungen befürchten, besonders wenn jemand schon seit langem mit seinem Gewicht kämpft und verschiedene Diäten versucht hat. In anderen Fällen fühlen sich nahe stehende Personen selbst durch die Veränderungen in Ihrem Leben bedroht. Schließlich könnten Sie dann nicht mehr in die Kategorie passen, in die man Sie bisher eingeordnet hat; Ihre neue Einstellung könnte das Selbstbild der anderen ins Wanken bringen.

Was immer dahinter steckt, wenn Verwandte oder Freunde dagegen sind, müssen Sie diplomatisch, aber bestimmt auftreten. Erklären Sie den anderen, dass Ihnen dieser Schritt wichtig ist und dass Sie ihre Unterstützung brauchen – oder zumindest ihre Nichteinmischung. (Siehe »Der richtige Umgang mit der Sabotage«, Seite 49ff.) Das sollte nur am Anfang ein Problem sein: Sobald Freunde und Verwandte die positiven Veränderungen erkennen können, werden Sie Ihre Entscheidung nicht länger rechtfertigen müssen.

Wenn Sie nicht allein stehend sind, bereiten Sie die Menschen, mit denen Sie zusammenleben, vor, und erklären Sie Ihnen Ihre neue Ernährungsphilosophie. Wenn vorwiegend Sie in Ihrer Familie kochen, dann bereiten Sie ein Eiweißgericht und Gemüse für alle sowie einige Extras für die anderen zu. Vielleicht müssen Sie ein wenig Versuchung aushalten – wenn es Ihnen mit dem Abnehmen ernst ist, wird Ihnen das aber nicht erspart bleiben. Wenn jemand anderer kocht, erklären Sie ihm oder ihr genau, was Sie essen dürfen und was nicht. Er/sie könnte auch Kapitel 5 lesen.

**3. Bringen Sie Ihre Vorräte in Ordnung.** Legen Sie ausreichend Vorräte von jenen Dingen an, die Sie essen dürfen, damit Sie niemals hungrig sein müssen. Sie werden Dinge brauchen, zu denen Sie rasch greifen und sie essen können, wenn der Hunger Sie überfällt. Bereiten Sie Kleinigkeiten vor, etwa Thunfischsalat, hart gekochte Eier und Scheiben von Hühnerbrust, halten Sie stets Oliven, Avocados oder Käse bereit. (Weitere Ideen finden Sie im Abschnitt »Die richtigen Vorräte« in Kapitel 10.) Es erleichtert das Leben, wenn man auch im Büro, im Auto oder in der Handtasche immer einige kohlenhydratarme Riegel oder trinkfertige Mixgetränke zur Hand hat, falls der Hunger zuschlägt oder eine Mahlzeit sich verzögert. Wenn solche Dinge verfügbar sind, kann man dem Café oder dem Schnellimbiss am Heimweg leichter widerstehen.

Ebenso wichtig ist es, alles loszuwerden, was man nicht essen darf – wenn man alleine lebt. Wer Familie oder Mitbewohner hat, sollte sich überlegen, einen Küchenschrank und einen Teil des Gefrier- bzw. Kühlschranks den Atkins-tauglichen Lebensmitteln vorzubehalten, damit er nicht jedes Mal auf »Verbotenes« trifft, wenn er einen dieser Schränke öffnet.

**4. Decken Sie sich mit den empfohlenen Nahrungsergänzungspräparaten ein.** Ein wesentlicher Aspekt des Atkins-Programms ist die Einnahme eines hochwertigen Multivitamin-/Mineralstoffpräparates und essenzieller Fettsäuren.

**5. Der Ist-Zustand.** Bevor Sie mit Atkins beginnen, sollten Sie noch einen Blick auf die Waage werfen und Ihr Ausgangsgewicht notieren. Die Tatsachen schwarz auf weiß festzuhalten, auch wenn man sie ungern zugibt, wird Ihren Veränderungswillen deutlich erhöhen. Nehmen Sie mit einem Maßband auch die Maße an Brust, Taille, Hüfte, Oberarm und Oberschenkel, und notieren Sie diese Zahlen ebenfalls. Wenn Sie eine Woche später und dann zwei Wochen später noch mal Maß nehmen, werden Sie froh sein, dass Sie Vergleichswerte haben. Je mehr Möglichkeiten Sie haben, Ihren Erfolg zu quantifizieren, desto motivierter werden Sie sein.

**6. Notieren Sie Ihre Essgewohnheiten.** Diese Aufzeichnungen können viel zur Erreichung Ihrer Ziele beitragen. Wenn Sie Tag für Tag aufschreiben, was Sie essen, bekommen Sie einen klaren Blick dafür, wie Sie Fortschritte erzielen. Außerdem können Sie jederzeit nachvollziehen, wo der Fehler passiert ist, wenn Sie einmal »vom Weg abkommen«. Sie können auch sehen, ob bestimmte Nahrungsmittel Ihr Streben nach Schlankheit und Gesundheit erschweren. Sie werden die eigenen Essgewohnheiten besser kennen lernen, Stolpersteine ausmachen sowie emotionale und soziale Aspekte finden, die sich auf Ihr Verhältnis zum Essen auswirken. Diese ganz privaten Aufzeichnungen Ihrer Erfahrungen und Gefühle werden Sie motivieren, Ihr Leben zu verändern.

**7. Entwerfen Sie einen Trainingsplan.** Körperliche Bewegung ist ein wesentlicher Teil des Atkins-Programms. Vielleicht möchten Sie mit Ihrem Fitnessprogramm aber erst nach den ersten Atkins-Tagen beginnen. In den ersten 48 bis 72 Stunden könnten Sie sich eventuell müde und schlapp fühlen, weil der Körper den Umstieg auf die Fettverbrennung zur Energiegewinnung erst bewältigen muss. Besprechen Sie sich unbedingt mit Ihrem Arzt, bevor Sie mit irgendeinem Sport beginnen, wenn Sie bisher nicht aktiv waren oder die Trainingsintensität erhöhen wollen.

## *Der richtige Umgang mit der Sabotage*

Und was tut man mit wohlmeinenden Freunden, die bewusst oder unbewusst unsere Bemühungen um die Gewichtsabnahme zu untergraben suchen? Wenn Sie Ihren Freunden und Verwandten eröffnen, dass Sie mit dem Atkins-Programm abnehmen möchten, wird sehr wahrscheinlich zumindest einer versuchen, Sie davon abzubringen. Diese Menschen sind wichtig für Sie, aber sie stellen Ihre Entscheidung in Frage. Wie bringen Sie sie dazu, Ihre Bemühungen zu unterstützen und nicht zu untergraben? Folgendes soll Ihnen helfen zu erkennen, was sich hinter den wohlmeinenden Worten Ihrer Freunde verbirgt, und die richtige Antwort zu geben:

### Was sie sagen. Was sie meinen

Der erste Schritt besteht darin, über das Gesagte hinaus zu erkennen, aus welchen Gründen die Betreffenden tatsächlich versuchen, Ihre Bemühungen zu Fall zu bringen. Wenn Sie die versteckten oder unbewussten Motive erkannt haben, können Sie so reagieren, dass der Betreffende Ihre Entscheidung versteht und respektiert. Sehen Sie sich die folgenden Beispiele an:
**Was sie sagen:** Du siehst gut aus, so wie du bist.
**Was sie meinen:** Wenn du aufhörst, die übergewichtige Person zu sein, die ich kenne, wird alles in Frage gestellt.

**Was Sie antworten:** Ich weiß, dass ich abnehmen muss, um mich besser zu fühlen und besser auszusehen. Ich denke, ich verdiene deine Unterstützung.
**Was sie sagen:** Niemand kann das Atkins-Programm durchhalten – es ist zu eingeschränkt.
**Was sie meinen:** Du hast bisher keine Diät durchgehalten. Warum sollte das bei Atkins anders sein?
**Was Sie antworten:** Ich habe mir das gründlich angesehen und bin vollkommen überzeugt, dass Atkins leichter durchzuhalten ist als fettarme, kalorienarme Diäten.
**Was sie sagen:** Du hast noch jedes Diätprogramm aufgegeben, das du bisher versucht hast. Warum willst du dir das noch mal antun?
**Was sie meinen:** Geht es also wieder los – nun muss ich mir wieder all das Zeug über eine Diät anhören, die dann doch nicht funktioniert. Ich habe keine Lust mehr, dich zu unterstützen und neuerlich Zeuge eines Fehlschlags zu werden.
**Was Sie antworten:** Stimmt, ich habe bisher vergeblich versucht abzunehmen (oder mein Gewicht zu halten), aber dieses Mal bin ich fest entschlossen, es zu schaffen. Wenn du mich nicht unterstützen kannst, dann untergrabe meine Bemühungen zumindest nicht.
**Was sie sagen:** Atkins ist schlecht für deine Gesundheit.
**Was sie meinen:** Ich habe eine Menge Halbwahrheiten und Fehlinformationen über Atkins gehört.
**Was Sie antworten:** Ich habe mich über das Atkins-Programm informiert und viel gelesen; an dem, was du sagst, ist nichts dran. Warum liest du nicht selbst *Atkins-Basics* oder *Die neue Atkins-Diät,* um dich zu überzeugen?

## Die nötige Unterstützung finden

Eine Umstellung ist nie leicht, selbst mit und bei Atkins nicht. Noch schwieriger wird es, wenn die Umgebung die Unterstützung verweigert. Es werden zwangsläufig Phasen kommen, in denen die Verlockung groß ist, in alte Essgewohnheiten zu verfallen, daher brauchen Sie jemanden, der verstehen kann, wie es Ihnen geht, und der Ihnen zuredet, den Weg nicht zu verlassen. Das kann ein verständnisvolles Familienmitglied, ein guter Freund oder Atkins-Kumpel sein. Viele Eheleute stellen fest, dass ihre Beziehung enger und tragfähiger wird, wenn sie zusammen das Atkins-Programm machen. Wenn einer in Versuchung gerät, die Regeln zu brechen, kann der andere ihm seine Ziele vor Augen führen. Auch Geschwister oder Freunde können diese Rolle übernehmen.

Wenn Sie allein stehend sind oder der Partner kein Interesse für Atkins hat, könnten Sie sich über eine der Web-Sites, die der kohlenhydratarmen Ernährung gewidmet sind, einen Atkins-Kumpel suchen. Die Atkins-Web-Site (*atkins.com*) hat einen Bereich (My Atkins), wo Sie Ihre Fortschritte aufzeichnen und Unterstützung finden können. Gute Unterstützung online gibt es auch bei *www.ediets.com.*

Wenn Sie in Ihrem unmittelbaren Umfeld keine Unterstützung finden können, könnten Sie auch einen Berater oder Therapeuten aufsuchen. Ein solcher Fachmann kann in jedem Fall sehr hilfreich sein, wenn es darum geht zu erkennen, welche seelischen Probleme hinter dem Übergewicht stehen. Für solch eine Beratung können mitunter beträchtliche Kosten anfallen, erkundigen Sie sich also, ob Ihre Krankenversicherung einen Teil davon übernimmt. Vielleicht können Sie auch im öffentlichen Gesundheitssystem professionelle Hilfe erhalten, die wenig oder gar nichts kostet.

## *Ärztliche Unterstützung*

Etwas ganz Wichtiges dürfen Sie nicht vergessen, bevor Sie mit Atkins oder auch einem anderen Diät-Programm beginnen: Suchen Sie Ihren Arzt auf. Vereinbaren Sie einen Termin für eine eingehende Untersuchung mit Labor, um die Cholesterin- und Triglyzeridwerte und andere Werte bestimmen zu lassen. Wichtig ist, dass Sie zur Untersuchung gehen, bevor Sie mit Atkins beginnen, und zwar sowohl vom gesundheitlichen Standpunkt her als auch zur zusätzlichen Motivation. Die Untersuchung könnte bestehende gesundheitliche Probleme, zum Beispiel Prädiabetes, zu Tage fördern, deren Sie sich nicht bewusst waren und die Atkins zu einer noch wichtigeren Maßnahme werden lassen.

Sie sollten auch aufhören, unnötige frei verkäufliche Arzneien einzunehmen, wie etwa Hustensirup oder Hustenbonbons, die Zucker enthalten. Auch viele verschreibungspflichtige Medikamente hemmen die Gewichtsabnahme. Fragen Sie Ihren Arzt nach möglichen Alternativen.

Außerdem gibt es Medikamente, die, wenn sie bei kohlenhydratarmer Ernährung eingenommen werden, schädliche Auswirkungen haben können. In erster Linie sind das die Diuretika, weil allein schon die kohlenhydratarme Ernährung stark entwässernd wirkt.

An zweiter Stelle folgen Insulin und orale Diabetesmedikamente – Atkins senkt den Blutzucker bereits so wirkungsvoll, dass die zusätzliche Einnahme der Medikamente zu gefährlich niedrigen Werten führen könnte.

Drittens wirkt Atkins stark blutdrucksenkend, sodass Blutdruckmedikamente leicht überdosiert werden können. Wenn Sie derzeit eines der genannten Medikamente einnehmen, werden Sie mit Hilfe Ihres Arztes die Dosis anpassen müssen.

Achten Sie darauf, dass der Arzt die Blutfette bestimmt, also das Gesamtcholesterin, (»gutes«) HDL- und (»schlechtes«)

LDL-Cholesterin sowie die Triglyzeride. Diese Werte verändern sich oft durch eine Ernährungsumstellung. Lassen Sie auch mittels Blutuntersuchung Blutzucker, Nieren- und Leberfunktion bestimmen. Der Arzt sollte auch den Harnsäurespiegel messen. Da einige Menschen fälschlicherweise annehmen, dass diese Größen durch Atkins negativ beeinflusst werden, könnten Sie es später bereuen, wenn Sie die Ausgangswerte nicht kennen – Sie haben dann keine Vergleichsmöglichkeit, wenn Sie nach drei Monaten Atkins zur nächsten Untersuchung gehen. Näheres über all diese Tests lesen Sie in *Die neue Atkins-Diät.*

Warten Sie mit den Laboruntersuchungen nicht, bis Sie mit Atkins begonnen haben, denn dann könnten Sie schlechte Werte für eine Folge der Ernährungsumstellung halten. Dabei können Cholesterin und Triglyzeride noch viel höher gewesen sein, bevor Sie in das Programm eingestiegen sind.

Der Arzt wird auch den Blutdruck kontrollieren. Bluthochdruck und Übergewicht gehen oft Hand in Hand. Bluthochdruck (Hypertonie) erhöht das Risiko für Schlaganfall und koronare Herzerkrankung deutlich und kann auch ein Hinweis auf einen erhöhten Insulinspiegel sein. Was wird aus einem erhöhten Blutdruck bei Atkins? Er sinkt. Nichts wird so konstant und so schnell festgestellt wie eine Normalisierung des Blutdrucks.

**Achtung:** Menschen mit schweren Nierenleiden dürfen ohne ärztliche Erlaubnis keine der Atkins-Phasen durchmachen. Außerdem sind die ersten drei Atkins-Phasen ungeeignet für schwangere und stillende Frauen. Die lebenslange Erhaltung ist für Letztere kein Problem, die Einleitung oder die anderen Reduktionsphasen des Atkins-Programms sind jedoch ungeeignet.

## Mit dem Arzt über Atkins sprechen

Immer mehr Ärzte informieren sich über Atkins und unterstützen ihre Patienten in ihrer Entscheidung für eine kohlenhydratarme Reduktionsdiät. Sollte Ihr Arzt noch nicht zu diesen gehören, könnten Sie ihn auf folgende Weise überzeugen:

**Seien Sie proaktiv.** Sie als Patient müssen die Beweise liefern, die eventuelle Einwände des Arztes widerlegen. Im Abschnitt »Gerüchten entgegentreten« finden Sie eine Reihe von Irrtümern über Atkins, die immer noch kursieren. Und Sie finden Antworten, wie Sie reagieren können, wenn der Arzt einen dieser Irrtümer vorbringt.

**Liefern Sie den Hintergrund.** Wenn Missverständnisse ausgeräumt sind, können Sie dem Arzt einige solide wissenschaftliche Arbeiten vorlegen, die die Grundsätze des Programms untermauern. Hier kann unmöglich die gesamte Literatur angeführt werden, bitten Sie Ihren Arzt jedoch, einen Blick in den Anhang dieses Buches unter der Überschrift »Atkins' wissenschaftliche Grundlagen« zu werfen. Eine vollständige Liste der wissenschaftlichen Literatur finden Sie auf der Web-Site *atkins.com* unter The Science Behind Atkins.

**Treffen Sie eine Abmachung.** Am überzeugendsten können Sie den Einwänden Ihres Arztes oder Ihrer Ärztin vielleicht nicht mit medizinischer Literatur, sondern mit praktischen Ergebnissen begegnen. Sagen Sie ihm oder ihr, dass Sie das Atkins-Programm drei Monate machen und nach Beendigung zu einer weiteren Untersuchung kommen werden. Wenn der Arzt sieht, dass Sie in dieser kurzen Zeit Gewicht abgenommen, Cholesterin- und Triglyzeridspiegel sowie den Blutdruck gesenkt haben und sich insgesamt besser und leistungsfähiger fühlen, dann steht es 1:0 für Sie!

## *Klären Sie Ihre eigenen Fragen*

Da die Atkins-Ernährungsweise im Gegensatz zu dem vorherrschenden Mantra: fettarm, fettarm, fettarm, das uns seit Jahren eingetrichtert wird, steht, ist sie seit der Veröffentlichung von *Dr. Atkins' Diet Revolution* (dt. Dr. Atkins' Diät-Revolution, 1977) vor 32 Jahren Thema heftiger Debatten. Dr. Atkins entwickelte – und verbesserte –, was wir heute als Atkins Nutritional Approach™, ANA (Atkins-Ernährungsweise) kennen, gestützt auf seine 40 Jahre währenden Beobachtungen seiner zehntausenden Patienten.

In den letzten drei Jahren wurden an angesehenen Universitäten und Krankenhäusern zahlreiche wissenschaftliche Studien durchgeführt, die die Wirksamkeit und Sicherheit der Atkins-Ernährungsweise (ANA) bestätigen. Diese in angesehenen medizinischen und ernährungswissenschaftlichen Fachzeitschriften veröffentlichten Studien haben wiederholt bewiesen, dass die Einschränkung der Kohlenhydratzufuhr hinsichtlich Gewichtsabnahme ebenso wirkungsvoll – meist sogar wirkungsvoller – ist wie die von Fett und Kalorien. Gleichermaßen zeigen diese Studien, dass sich die Risikofaktoren für Herz- und Gefäßkrankheiten deutlich verbessern, wenn die Betreffenden nach dem Atkins-Programm oder anderen kohlenhydratarmen Programmen leben. Wenn Sie noch nicht restlos überzeugt sind, ob Sie diesen Weg gehen möchten, könnten Sie sich einige dieser Arbeiten ansehen. (Eine repräsentative Auswahl finden Sie im Anhang unter »Atkins' wissenschaftliche Grundlage«. Eine vollständige Liste der Veröffentlichungen gibt es auf der Web-Site *atkins.com.*)

## *Gerüchten entgegentreten*

Trotz ständig anwachsender wissenschaftlicher Erkenntnisse ändern sich einmal gebildete Meinungen nur langsam. Vielleicht haben Sie von Freunden, Verwandten, aus den Medien oder von Gesundheitsfachleuten, die die Studien nicht kennen, Negatives über Atkins gehört. Es sind immer noch viele Gerüchte und Irrtümer über Atkins im Umlauf, obgleich eine Studie nach der anderen die Wirksamkeit beweist und Fachleute und Ärzte sich allmählich überzeugen lassen. Es dauert jedoch Jahre, bis ein größerer Paradigmen-Wechsel in der Ernährungslehre greift. In der Zwischenzeit, während wir darauf warten, dass der »Trickle-down« der neuen Erkenntnisse sich positiv auf die Massenmedien auswirkt, frei nach der Theorie, dass sich der Reichtum einiger positiv auf die Gesamtgesellschaft auswirkt, sorgen wir hier für klare Verhältnisse, um die restlichen quälenden Zweifel, die Sie von einem vollen Engagement abhalten könnten, zu zerstreuen. Außerdem sollen Sie anderen voller Überzeugung erklären können, warum und dass die Atkins-Ernährungsweise die gesündeste Ernährungsweise ist und auf welch solider wissenschaftlicher Grundlage dieses Konzept steht.

Der erste und vielleicht wichtigste Aspekt dabei ist, dass die Nahrungsmittelauswahl bei Atkins dem, was unsere Vorfahren gegessen haben, erstaunlich nahe kommt. Fleisch, Fisch und Geflügel; Nüsse, Samen und Beeren; Gemüse und grüner Salat – diese Dinge würden dem Höhlenmenschen wohl bekannt vorkommen. (Wenngleich Nüsse und Samen während der ersten beiden Wochen, also in der Einleitung (Phase 1), nicht vorgesehen sind, werden sie zusammen mit Beeren sehr frühzeitig eingeführt.) Mit all diesen Kartons voller Zucker, Weißmehl und Fertigprodukten, die unsere Supermärkte füllen, hätten unsere Vorfahren jedoch nichts anfangen können. Wenn man bedenkt, dass die Evolution im menschlichen Körper unendlich langsam voranschreitet (denken Sie an »Weisheitszähne« und Steißbein), ist die Annahme nur logisch, dass wir physiologisch immer noch am besten an die Kost unserer Vorfahren angepasst sind. Unser Körper hat sich mit Sicherheit nicht so verändert, dass er bei raffinierten, gezuckerten Kohlenhydraten gedeiht – die epidemische Zunahme von Adipositas und Diabetes führt uns das schmerzlich vor Augen.

Das ist Ihre Grundlage für die Beantwortung der Frage: »Warum machst du Atkins?« Sie essen, was der Körper gut aufnehmen und verwerten kann – die echten, natürlichen »Lebensmittel«, die Mutter Erde liefert. Auf diese Frage können noch viele andere folgen – Sie werden sich wundern, was die Leute zu Atkins alles zu sagen haben. Sehen wir uns einige Gerüchte über die Atkins-Ernährungsweise an, mit denen Sie sich konfrontiert sehen könnten:

**Gerücht 1:** Lipolyse/Ketose ist gefährlich.
**Tatsache:** Die Ketose ist überhaupt nicht gefährlich. Ketose ist der medizinische Fachausdruck für die Entstehung von Ketonen, wie der Azetessigsäure, Nebenprodukten der Lipolyse, des Fettabbaus und der Entspeicherung von Fett zur Energiegewinnung. Ihr Körper besitzt zwei Systeme, die ihn mit Energie beliefern – eines »fährt« mit Glukose aus Kohlenhydraten (oder Blutzucker), eines mit Fett. Bedingt durch unsere heutige Ernährungsweise, verwendet der Großteil der Menschen vorwiegend ein System – das Glukose-System bzw. das Kohlenhydrate-Verbrennungssystem. Bekommt der Körper nicht genug Kohlenhydrate zum Verbrennen, um seinen Energiebedarf zu decken – unsere Zellen haben Glukose (in Form von Glykogen) in Vorrat für nur etwa zwei Tage – beginnt er, Fett zu verbrennen, einschließlich Körperfett. Dass der Körper Fett anstelle von Glukose benutzt, um seinen Energiebedarf zu decken, ist vollkommen natürlich, unbedenklich und erstrebenswert. Aufgrund der mobilisierten und wegen der so gut wie ausgeschalteten KH-Verbrennung bevorzugten Fettverbren-

nung beim Atkins-Programm verlieren Sie Gewicht. Die Ketose setzt in erster Linie während der Phasen 1 und 2 des Programms ein, wo die Kohlenhydrate am stärksten eingeschränkt sind und die Lipolyse mobilisiert ist.

Sogar viele Ärzte verwechseln Ketose mit Ketoazidose, einem lebensbedrohlichen Zustand, der bei insulinpflichtigen Diabetikern auftreten kann. Die Wörter klingen ähnlich, haben aber weiter nichts gemeinsam. Ketose ist bloß ein Kürzel für die Aussage, dass Ihr Körper gespeichertes Fett anstelle von Glukose zur Energieversorgung einsetzt.

**Gerücht 2:** Fleisch, Butter und Käse in solchen Mengen erhöhen den Cholesterinspiegel.
**Tatsache:** Ganz im Gegenteil! Die meisten Menschen beobachten bei Atkins eine Abnahme der kleinen, dichten LDL-Moleküle (Lipoproteine geringer Dichte), die Verursacher atherosklerotischer Plaques, sowie einen Anstieg des HDL-Cholesterins, das das Herz schützt. Und praktisch jeder, der Atkins macht, erzielt ein dramatisches Absinken seiner Triglyzeridwerte. Bei einer fettarmen Diät (die logischerweise kohlenhydratreich sein muss) steigen die Triglyzeride (siehe Glossar) häufig an, während das HDL-Cholesterin absinkt, also genau das Gegenteil von dem, was Sie erreichen möchten. In den letzten zwei Jahren durchgeführte Studien, die Personen, die nach Atkins lebten, mit Personen, die fettarme Diäten machten, verglichen, konnten konstant zeigen, was viele Ärzte in ihrer Praxis beobachtet haben: Die Risikofaktoren für Herz- und Gefäßkrankheiten verbessern sich beim Atkins-Programm. Einige Forschungen zeigen, dass die Kombination von hohem Triglyzeridwert und niedrigem HDL-Cholesterinwert – und nicht das Gesamtcholesterin – in Wahrheit der größte Risikofaktor für koronare Herzerkrankungen und Schlaganfall sein könnte.

**Gerücht 3:** Atkins kann nicht gesund sein, weil man dabei weder Obst noch Gemüse isst.
**Tatsache:** Stimmt nicht! Mit der Atkins-Ernährungsweise nehmen Sie mehr Nährstoffe aus Gemüse (im Lauf des Programms auch aus Früchten) auf als jemals mit der typisch westlichen, vor allem US-amerikanischen Kost. Jene Menschen, die Dr. Atkins' Bücher nicht gelesen haben, halten oft die Phase 1 des Atkins-4-Phasen-Programms, die so genannte Einleitung, für das ganze Programm. Es stimmt, dass man in der Phase 1 kein Obst und nur 3 Tassen (100 Gramm) Gemüse am Tag isst, aber die Einleitung dauert im Minimum 14 Tage. Zweck des Ganzen ist die drastische Reduktion der Zuckerzufuhr und damit die schnelle Ankurbelung Ihrer Gewichtsabnahme. Was Sie aber essen sollen, sind nährstoffreiche grüne Gemüse, wie Brokkoli, Spinat oder Grünkohl. Sie können sogar die Vorgaben der bekannten »Fünf-am-Tag«-Richtlinie erfüllen, wenn Sie 2 Tassen (ca. 70 Gramm) grünen Salat, 1 Tasse (ca. 180 Gramm) anderes stärkearmes Gemüse, wie etwa Brokkoli oder Zucchini, und die halbe Avocado essen, die bei der Einleitung erlaubt sind.

Sobald Sie zur Dauergewichtsabnahme (Phase 2) übergehen, können Sie das Programm durch Beeren ergänzen. In den späteren Atkins-Phasen (3 und 4) werden Sie immer mehr Gemüse und Obst hinzufügen; die einzige Einschränkung besteht darin, dass Sie sich auf die pflanzlichen Nahrungsmittel beschränken, die die höchste Nährstoffdichte aufweisen. Sobald sie die lebenslange Erhaltung erreicht haben (Phase 4 oder *Atkins for Life*), können viele Menschen praktisch alle pflanzlichen Nahrungsmittel essen, obgleich es ratsam ist, die kohlenhydratreicheren Früchte und Gemüsesorten nur in mäßigen Mengen zu verzehren.

**Gerücht 4:** Um mit Atkins abzunehmen, braucht man keine regelmäßige körperliche Bewegung.
**Tatsache:** Wieder falsch! Bewegung ist unerlässlich bei Atkins.

Erst die Kombination von kohlenhydratarmer Ernährung und regelmäßiger körperlicher Betätigung hält Sie schlank und gesund. Bewegung ist kein freiwilliger Zusatz; regelmäßige körperliche Betätigung ist Pflicht, wenn man sich gut fühlen will, die größtmögliche Gewichtsabnahme erzielen und auch halten möchte. Sie sorgt auch für einen guten Muskeltonus, sodass selbst bei großem Gewichtsverlust kaum schlaffe Stellen bleiben. (Auch schwer Übergewichtige können schonende Trainingsprogramme beginnen, beispielsweise Übungen im Sitzen oder Wasser-Aerobic, wenn der Arzt die Erlaubnis erteilt.)

Setzen Sie während der ersten Woche der Phase 1 Ihr gewohntes Trainingsprogramm fort. Erhöhen sollten Sie das Ausmaß erst in der zweiten Woche. Wer sich derzeit nicht sportlich betätigt bzw. körperlich bewegt, sollte sich inzwischen überlegen, welche Art von Training für ihn ab der zweiten Woche in Frage kommt. Nähere Information über die Gestaltung eines Trainingsprogramms finden Sie in Kapitel 8.

**Gerücht 5:** Durch große Eiweißmengen wird den Knochen Kalzium entzogen und die Kalziumaufnahme gestört.
**Tatsache:** Auch diese Annahme hat sich in Forschungen als falsch herausgestellt. Der Körper wird mit dem Harn etwas mehr Kalzium ausscheiden, solange Sie in der Phase 1 überschüssiges Wasser ausscheiden, doch danach wird sich der Kalziumhaushalt wieder normalisieren, sodass es keine Langzeitauswirkungen gibt. Neuere Forschungen an älteren Personen zeigen, dass eine eiweißreiche Ernährung die Knochen nicht nur nicht schwächt, sondern sogar stärkt, wenn ein Kalziumpräparat eingenommen wird (wie es beim Atkins-Programm empfohlen wird).

**Gerücht 6:** Der Verzehr dieser Eiweißmengen ist gefährlich für die Nieren.
**Tatsache:** Das dürfte der größte Mythos sein. Es gibt überhaupt keine Beweise für diese häufig zitierte Unwahrheit –

nicht eine einzige Studie zeigt, dass eine eiweißreiche, kohlenhydratarme Ernährung *gesunde* Nieren schädigt. Es gibt aber Studien, die zeigen, dass Personen mit Nierenleiden, wenn sie zu viel tierisches Eiweiß verzehren, Probleme haben können.

> **Achtung:** Wenn Sie ein Nierenleiden haben, müssen Sie die Eiweißaufnahme natürlich stark einschränken und sollten Atkins nicht ohne ärztliche Überwachung machen.

**Gerücht 7:** Mit Atkins nimmt man nur ab, weil man weniger Kalorien zu sich nimmt.
**Tatsache:** Es kann durchaus sein, dass Menschen weniger Kalorien zu sich nehmen, wenn sie nach Atkins essen, aber nur, weil sie weniger Hunger haben, kein zwanghaftes Verlangen nach Essen oder Heißhunger auf Kohlenhydrate haben. Bei Atkins sind die Kalorien nicht beschränkt. Sie können von den erlaubten Nahrungsmitteln essen, bis Sie satt sind. Das ist jedoch keine Lizenz zum Überessen. Wenn Sie die Kohlenhydratzufuhr beschränken, wie hier erläutert wird, werden Sie abnehmen.

> Ich stelle fest, dass sich mein Geschmack durch Atkins wirklich gewandelt hat. Meine Heißhungerattacken sind verschwunden, süße Desserts sind mir nun meistens zu süß. Auch meine Haltung gegenüber Skeptikern hat sich verändert. Bisher war ich Konfrontationen stets aus dem Weg gegangen, indem ich sagte, ich machte eine zuckerfreie Diät. Nun bin ich mit Informationen bestens gerüstet und kann allen Gegnern Kontra geben! Ich genieße es, aus Skeptikern Anhänger zu machen. Beinahe so sehr, wie ich es genossen habe, meine Garderobe enger machen zu lassen!
>
> *Paul McDougal,* 11 Kilo abgenommen

**Gerücht 8:** Die Gewichtsabnahme ist bei Atkins in erster Linie Wasserverlust, nicht Fett.
**Tatsache:** Bei jeder Schlankheitskur besteht ein Teil des Gewichtsverlusts in den ersten Tagen oder der ersten Woche aus Wasser. Bald darauf stellt der Körper das Gleichgewicht wieder her und nimmt das verlorene Wasser wieder auf. Bei einer kohlenhydratarmen Ernährung stellt der Körper seine Energiegewinnung um. Seine Hauptenergie sind nicht mehr die Kohlenhydrate, sondern das Fett, Ihr Körperfett – das Fett, das sich an Taille und Oberschenkeln so unschön bemerkbar macht. Nach der ersten Woche können Sie sicher sein, dass der Gewichtsverlust Fett ist. Sie müssen nur beobachten, wie Ihre Maße sich verändern und wie leicht Sie in die engen Jeans schlüpfen können.

Hiermit ist Ihr Unterricht in Bekehrung von Skeptikern zu Ende, und vermutlich konnte er auch die letzten in Ihnen schlummernden Zweifel ausräumen. Sollten noch Unsicherheiten bestehen, dann finden Sie in Teil V, »101 Fragen zu Atkins und die Antworten«, noch zusätzliche Informationen. Nun können Sie es vermutlich nicht mehr erwarten, endlich mit Atkins zu beginnen. Sie sind auf dem besten Weg!

Eine letzte Aufgabe haben wir noch für Sie, bevor Sie loslegen. Damit Sie nichts vergessen (es mag schwer zu glauben sein, aber man vergisst diese Dinge wirklich), füllen Sie den folgenden Fragebogen »Wo stehe ich heute?« aus. Sobald Sie damit fertig sind, erfahren Sie in Kapitel 4 genau, wie die erste Atkins-Phase, die Einleitungsdiät, funktioniert.

## *Zeit zum Nachdenken – Der Fragebogen für Sie*

Nehmen Sie sich kurz Zeit, die folgenden Fragen zu beantworten – Sie werden später froh darüber sein. Denn dadurch können Sie nicht nur Ihre Ausgangslage besser erfassen. Wenn Sie in einigen Wochen oder Monaten einen Blick zurückwerfen, können Sie ganz klar sehen, welche Fortschritte und positiven Veränderungen Sie erzielt haben. Um diese Belohnung wollen Sie sich bestimmt nicht bringen!

**Wo stehe ich heute?**

Haben Sie je zuvor daran gedacht, dass unser Körper in grauer Vorzeit genetisch »programmiert« wurde, dass er also vermutlich nicht auf die Art von Lebensmitteln ausgelegt ist, die heute auf unsere Teller und in unseren Magen kommen? Haben Sie es jemals geschafft, einen ganzen Tag lang ohne ein einziges Fertigprodukt auszukommen?

Prüfen Sie Ihr Wissen. Zählen Sie kurz auf, was Sie über Atkins wussten, glaubten zu wissen oder gehört hatten, bevor Sie dieses Buch zur Hand nahmen. Schreiben Sie nun mit Ihrem neu erworbenen Wissen neben jede dieser Aussagen falsch oder richtig. Merken Sie bei den falschen Aussagen kurz an, warum sie falsch sind.

Sehen Sie sich Ihre Liste an, und überlegen Sie, warum Menschen in Einstellungen oder Verhaltensmustern verhaftet bleiben und jede Veränderung ablehnen. Was treibt die Neinsager an? Sind Sie selbst offen? Sagen Sie manchmal: »So wird das eben gemacht« oder »Das haben wir immer so gemacht«?

Teil II

# *Wie man Atkins umsetzt oder der Beginn eines neuen Lebensstils: Phase 1*

# 4. Das 4-Phasen-Konzept – Kurz und bündig

Ich war den ganzen Tag mit dem LKW unterwegs und aß zwischendurch beim Schnellimbiss, wenn ich irgendwo lieferte. Kein Wunder, dass ich es auf 204 Kilo brachte. Eine meiner Kundinnen erzählte mir von Atkins und gab mir ein Exemplar von *Die neue Atkins-Diät* und einige Atkins-Vitaminpräparate. »Versuchen Sie Atkins einmal 14 Tage lang, Sie werden sehen, dass etwas anders wird in Ihrem Leben«, sagte sie. Ich fühlte mich irgendwie verpflichtet, also begann ich zwei Tage später mit dem Programm. Überraschenderweise hatte ich niemals Verlangen nach Kohlenhydraten. Anfangs war ich schon müde, wusste aber, dass das normal war und ein Zeichen dafür, dass meine neue Ernährungsweise funktionierte. Nach wenigen Wochen fühlte ich mich besser, als ich mich seit meiner Schulzeit je gefühlt hatte, nach 11 Monaten hatte ich 88 Kilo abgenommen. Ich begann zu trainieren, bei Laufen und Gewichtheben bin ich geblieben. Ich hatte meinen Freunden immer beim Softball zugesehen. Im letzten Sommer baten sie mich dann, für einen fehlenden Spieler einzuspringen. Das war das allererste Mal! Ich begann auch, mit Mädchen auszugehen, und habe nun eine feste Freundin. Das Abnehmen hat mir ganz neue Möglichkeiten eröffnet, bei dieser Art zu essen kann ich für den Rest meines Lebens bleiben.

*Donnie Moore,* 88 Kilo abgenommen

Gut, Sie wissen nun grundsätzlich, warum Atkins funktioniert, also können wir ans Werk gehen. Sie werden lernen, wie

Sie diese sichere, unglaublich wirkungsvolle Methode einsetzen, um die überflüssigen Kilos ein für allemal loszuwerden! Legen wir los! Die Atkins-Ernährungsweise (Atkins Nutritional Approach™; ANA) besteht aus vier sorgfältig geplanten Phasen:

- Einleitung
- Dauergewichtsabnahme (DGA)
- Vor-Erhaltung
- lebenslange Erhaltung

Dass Sie alle vier Phasen des Programms durchmachen, ist äußerst wichtig. Wenn Sie Atkins als Möglichkeit betrachten, schnell etwas abzunehmen – und nicht als lebenslange Umstellung Ihrer Ernährung –, werden Sie ziemlich sicher wieder zunehmen und die Mühe wird umsonst gewesen sein. Vergessen Sie nicht, das ist keine kurzfristige Schlankheitsdiät; Atkins ist ein lebenslanges Programm zur Erreichung optimaler Gesundheit.

Die Phase 1, die *Einleitung*, ist der entscheidende Zeitraum, in dem Sie die Gewichtsabnahme ankurbeln, indem Sie Ihren Stoffwechsel umstellen. Wenn Sie Ihren täglichen Kohlenhydratverzehr auf 20 Gramm Nettokohlenhydrate beschränken, vorwiegend in Form von Gemüse, werden die Kohlenhydratvorräte binnen 48 Stunden erschöpft sein und der Körper wird seinen Energiebedarf in erster Linie durch Verbrennung gespeicherten Körperfetts decken müssen. Diese Einleitungsphase muss mindestens 14 Tage dauern, wenn Sie jedoch viel abnehmen müssen, können Sie, wenn Sie wollen, bedenkenlos mehrere Monate dabei bleiben.

In den ersten beiden Wochen essen Sie Fisch, Geflügel, Eier, Rindfleisch, Tofu und andere eiweißreiche Nahrungsmittel.

Außerdem essen Sie 3 Tassen (100 Gramm) grünen Salat (mit kohlenhydratarmem Dressing) oder 2 Tassen (70 Gramm) Salat und 1 Tasse (180 Gramm) kohlenhydratarmes Gemüse, wie Brokkoli, Zucchini oder irgendein anderes Gemüse von der Liste in Kapitel 5. Daneben sind bis zu 120 Gramm Käse und eine halbe kleine Avocado pro Tag erlaubt. Nach zwei Wochen Einleitung können Sie außerdem 30 Gramm Nüsse oder Samen essen, das entspricht etwa einer kleinen Hand voll (siehe in Kapitel 9 »Nüsse knabbern«), solange das die Gewichtsabnahme nicht beeinträchtigt. (Ganz genau angeführt ist das alles in der Liste »Nahrungsmittel für die Phase 1« im nächsten Kapitel.)

Während der Einleitung – und später – ist es wichtig, täglich zwei Nahrungsergänzungspräparate einzunehmen: ein Multivitamin-/Mineralstoffpräparat und essenzielle Fettsäuren. Eine wichtige Säule des Atkins-Programms ist der »zusätzliche Ernährungsplan«, d. h. die Ergänzung der Mahlzeiten durch Vitamine, Mineralstoffe und essenzielle Fettsäuren. (Bei Atkins Nutritionals gibt es spezielle Präparate, die den ernährungsphysiologischen Bedürfnissen von Menschen mit kohlenhydratarmer Ernährungsweise Rechnung tragen. Sie sind auch zu bestellen übers Internet. Lesen Sie dazu unsere Web-Site *atkins.com.*) Ebenso wichtig ist der Aufbau eines Trainingsprogramms (siehe Kapitel 8). Das Atkins-Programm ruht auf drei Pfeilern: einer kohlenhydratarmen Ernährungsweise, regelmäßiger Bewegung und auf der Einnahme von Nahrungsergänzungsstoffen, die Sie optimal mit Vitaminen und Mineralstoffen versorgen. Auch wenn Sie sich vollwertig ernähren, können Sie nicht sicher sein, dass Sie ausreichend mit Nährstoffen versorgt werden. Jeder, der viele Jahre typisch westlicher, vor allem US-amerikanischer Ernährungsweise hinter sich hat, leidet vermutlich unter Nährstoffmangel, weil der Boden, in dem unsere Nahrung wächst, oft ausgelaugt ist. Außerdem brauchen wir zusätzliche Vitalstoffe, die unseren Körper, der unter ständigem Stress durch Umweltgifte steht, schützen.

Die Phase 2 der Atkins-Ernährungsweise (ANA) wird *Dauergewichtsabnahme*, kurz DGA, genannt. Während dieser Phase essen Sie weiterhin hochwertiges Eiweiß und Fett, dazu grünen Salat und andere erlaubte Gemüsesorten. Aber nun kommen Woche für Woche nährstoffreiche Kohlenhydratlieferanten, wie mehr Gemüse, Frischkäse, Nüsse, Samen, Beeren und vielleicht andere Früchte mit niedrigem glykämischem Index, wie Pflaumen und Grapefruits, sowie Hülsenfrüchte hinzu, je nachdem, wie sie sich auf die Gewichtsabnahme auswirken. Dazu erhöhen Sie die tägliche Nettokohlenhydratmenge um fünf Gramm pro Woche, bis Sie über eine Woche lang nichts mehr abgenommen haben. An diesem Punkt gehen Sie um fünf Gramm Kohlenhydrate zurück. Sie sollten damit Ihre ganz persönliche Kohlenhydratschwelle gefunden haben – die Zahl der Nettokohlenhydrate, die Sie täglich verzehren und dabei weiter Gewicht abnehmen können. Für die meisten Menschen liegt dieser Wert irgendwo zwischen 40 und 60 Gramm Nettokohlenhydrate am Tag. Wir bezeichnen das als kritische Kohlenhydratschwelle für die Gewichtsabnahme, kurz KKSG. Sie bleiben in der Dauergewichtsabnahme, bis Sie bis auf zwei bis fünf Kilogramm an Ihr Zielgewicht herangekommen sind.

*Vor-Erhaltung* ist die Phase 3 der Atkins-Ernährungsweise (ANA) und ist das, was der Name sagt – sie ist die letzte »Übungs«-Phase zur Übernahme dieser neuen Art zu essen, die sie gesund und schlank für den Rest ihres Lebens erhält. Der Sinn der Vor-Erhaltung liegt darin, die Gewichtsabnahme auf ein beinahe nicht mehr wahrnehmbares Maß herunterzufahren, damit das neue Essverhalten sich richtig einprägt. Pro weitere Woche fügen Sie täglich zehn Gramm Nettokohlenhydrate hinzu – oder gönnen sich zweimal in der Woche 20 bis 30 Gramm nährstoffreicher Nahrungsmittel zusätzlich – solange Sie weiterhin langsam abnehmen (weniger als 450 Gramm pro Woche). Wenn die Gewichtsabnahme zum Erliegen kommt, gehen Sie um fünf bis zehn Gramm zurück, bis sie wieder einsetzt. Nun haben Sie Ihre neue Kohlenhydratschwelle gefunden, die Menge an Nettokohlenhydraten, die Sie täglich zu sich nehmen werden, bis Sie Ihr Zielgewicht erreicht haben.

Die letzte Phase (Phase 4) der Atkings-Ernährungsweise (ANA) ist die *lebenslange Erhaltung*. Auch hier ist der Name Programm. Das ist Ihre bleibende Ernährungsweise, mit der Sie Ihr Zielgewicht für den Rest Ihres Leben halten können. Sobald Sie diese Phase erreicht haben, kommen Sie in den Genuss einer noch größeren Auswahl an Nahrungsmitteln. Das »Junkfood« aus Weißmehl werden Sie natürlich weiterhin weglassen, doch nun können Sie Ihre Kohlenhydratmenge auf eine große Vielfalt an Vollkorn, Gemüse und Obst verteilen. Die meisten Menschen können ihr Gewicht halten, wenn sie zwischen 45 und 100 Gramm Nettokohlenhydrate am Tag zu sich nehmen. Wer sich täglich eine Stunde oder länger sportlich betätigt oder einen körperlich anstrengenden Beruf hat, kann vielleicht noch mehr essen. Diese magische Zahl ist das Atkins-Kohlenhydratgleichgewicht (Atkins Carbohydrate Equilibrium, ACE), die Menge der Nettokohlenhydrate, bei der Sie weder zu- noch abnehmen. Männer und junge Leute haben hier einen Vorteil; ältere Menschen, auch Frauen in der Menopause, haben meist ein niedrigeres ACE. Bis zu einem gewissen Grad spielen auch die Gene eine Rolle.

Das wäre die Atkins-Ernährungsweise kurz zusammengefasst. Klingt durchaus machbar, oder nicht? Da Sie nun die Grundsätze kennen, wollen wir Sie im Teil II und Teil III dieses Buches Schritt für Schritt durch die ersten beiden Wochen Einleitungsdiät begleiten. Den späteren Phasen der Atkins-Ernährungsweise widmen wir uns nochmals in Teil IV, kurz bevor wir Sie auf eine genüssliche Reise zu Ihrem schlankeren, stärkeren Ich schicken.

## *20 Regeln für die Phase 1*

Wie bereits erwähnt, kann die Einleitungsphase 14 Tage oder auch mehrere Monate dauern. Man darf diese erste Atkins-Phase nicht mit dem gesamten Programm verwechseln, ihre sorgfältige Durchführung ist jedoch entscheidend. Wer es mit einer »eigenen Version« versucht oder in dem einen oder anderen Punkt mogelt, setzt den Erfolg aufs Spiel: Sie werden nicht so abnehmen, wie Sie sollten, Sie werden sich dabei eventuell nicht gut fühlen, Sie werden daraus vielleicht schließen, dass Atkins nicht funktioniert, und die Chance Ihres Lebens vertun. Sehen wir es also so: Betrachten Sie die ersten beiden Atkins-Wochen als eine Zeit, in der Sie sich Ihrer neuen Ernährungsweise mit Leib und Seele widmen.

Sind Sie bereit? Hier sind die Regeln. Lernen Sie sie, als würde Ihr Leben davon abhängen:

**Die Regeln für die Einleitung: Phase 1**

1. **Lassen Sie keine Mahlzeiten aus.** Essen Sie drei größere oder vier bis fünf kleinere Mahlzeiten am Tag.
2. **Lassen Sie zwischen den Mahlzeiten tagsüber nicht mehr als sechs Stunden vergehen.** Manche Menschen brauchen bereits nach vier Stunden einen kleinen Imbiss.
3. **Essen Sie genug Eiweiß.** Nehmen Sie Eiweiß in Form von Geflügel, Fisch, Schalentieren, rotem Fleisch und Eiern zu sich, und essen Sie davon so viel, dass Sie angenehm satt sind, aber nicht zum Platzen voll.
4. **Essen Sie großzügige Mengen an reinen, natürlichen Fetten.** Dazu gehören: Olivenöl, Butter, Mayonnaise, Sahne, Saat-, Nuss- oder Pflanzenöle (vorzugsweise kalt gepresst) wie Sesam-, Distel-, Walnuss-, Lein-, Erdnuss-, Raps- und Maiskeimöl. Sie können auch Margarine essen, die keine Transfette (also keine gehärteten oder hydrierten Fette) enthält und im Reformhaus

und einigen Supermärkten erhältlich ist. Natürliche Fette sind auch in Eiweißlieferanten wie Fleisch, Fisch, Geflügel, Eiern und Käse enthalten.

5. **Meiden Sie alle Arten von gehärteten Ölen.** Feste Pflanzenfette sowie die meisten Margarinen bestehen aus gehärteten oder hydrierten Ölen. Zu finden sind diese u. a. in fast allen Fertigbackwaren, die Sie aber ohnehin während der Einleitung wegen Ihres hohen Kohlenhydratgehalts nicht essen dürfen und eigentlich für immer von Ihrem Speisezettel streichen sollten.
6. **Essen Sie nicht mehr als 20 Gramm Nettokohlenhydrate am Tag.** Der Großteil der 20 Gramm sollte aus grünem Salat und anderem Gemüse stammen. (Sie dürfen etwa drei – locker gefüllte – Tassen* grünes Blattgemüse und andere Salatgemüse oder zwei Tassen Salat plus eine Tasse anderes Gemüse essen (siehe Kapitel 5). Sie können auch eine oder zwei Portionen von bestimmten kohlenhydratarmen Produkten essen, solange Sie unter den 20 Gramm Nettokohlenhydraten bleiben.
7. **Essen Sie während der ersten beiden Gewichtsabnahmephasen überhaupt kein Obst, kein herkömmliches Brot, keine Nudeln, Getreide, stärkehaltigen Gemüse, Hülsenfrüchte und nichts, was aus Mehl oder Zucker hergestellt wird.**
8. **Essen Sie keine Milchprodukte außer Käse, Sahne oder Butter.**
9. **Essen Sie während der ersten beiden Wochen keine Nüsse und Samen.** (Wenn Sie länger bei der Einleitung bleiben, können Sie in der dritten Woche 30 Gramm Nüsse und Samen hinzufügen. Erdnussbutter und andere Nussaufstriche sollten ungehärtet sein. Ungehärtete Nussbutter erkennt man daran, dass sich obenauf Öl ansammelt und sie vor Verwendung durchgerührt werden muss.)
10. **Essen Sie nur Nahrungsmittel, die in den Listen in Kapitel 5 angeführt sind.**
11. **Lassen Sie sich von Ihrem Appetit leiten.** Essen Sie, wenn Sie hungrig sind, aber hören Sie auf, sobald Sie angenehm satt sind.

* Zu den Tassen: siehe Fußnote auf Seite 34.

12. **Essen Sie zwischendurch eine kohlenhydratarme Kleinigkeit, wenn Sie hungrig sind.**
13. **Wenn Sie zu den Mahlzeiten keinen Hunger haben, essen Sie eine kohlenhydratarme Kleinigkeit und nehmen Sie Ihre Nahrungsergänzungspräparate ein.**
14. **Gehen Sie nicht davon aus, dass ein Nahrungsmittel kohlenhydratarm ist.** Lesen Sie die Zutatenlisten oder prüfen Sie den Kohlenhydratanteil mit Hilfe des Carb Counters (siehe Anhang).
15. **Achten Sie auf versteckte Kohlenhydrate, wenn Sie im Restaurant essen.** Mehl, Maisstärke und Zucker sind oft in Saucen und Dressings enthalten.
16. **Berechnen Sie für jedes Päckchen künstlichen Süßstoff ein Gramm Nettokohlenhydrate.** Verwenden Sie Sucralose, Saccharin oder Acesulfam-K zum Süßen.
17. **Meiden Sie Koffein, wie es in Kaffee, Tee und Erfrischungsgetränken enthalten ist.** Zu viel Koffein kann zu Blutzuckerschwankungen und Heißhunger auf Süßes führen.
18. **Trinken Sie am Tag mindesten acht Viertellitergläser Wasser.**
19. **Gegen Verstopfung trinken Sie täglich ein Glas Wasser, verrührt mit einem Esslöffel (oder mehr) Flohsamenschalen.** Oder mischen Sie gemahlenen Leinsamen in ein Mixgetränk, streuen Sie natürliche Weizenkleie über Salat oder Gemüse. Ballaststoffe zählen nicht zur täglichen Kohlenhydratmenge.
20. **Nehmen Sie täglich ein hochwertiges Multivitaminpräparat – das auch die Mineralstoffe Kalium, Magnesium und Kalzium enthält – sowie essenzielle Fettsäuren ein.** Wenn Sie nicht an Eisenmangel leiden, sollte das Vitaminpräparat kein Eisen enthalten.

## *Zeit zum Nachdenken – Der Fragebogen für Sie*

Und wieder sollen diese Fragen Ihnen helfen, Ihre Fortschritte festzuhalten. Wenn Sie Ihr genaues Körpergewicht nicht kennen, ist nun der Zeitpunkt gekommen, auf die Waage zu steigen. Ihre Maße und Laborwerte (Laborbefunde) sind auch gute

Anhaltspunkte zur Bewertung Ihrer Fortschritte und eine gute Motivation, Ihre Ziele mit Nachdruck zu verfolgen. Wenn einige Zahlen Sie unangenehm überraschen – entspannen Sie sich; mit Ihrer Entscheidung für Atkins haben Sie bereits den wichtigsten Schritt auf dem Weg zu besserer Gesundheit und einer schlanken Figur gemacht.

**Meine aktuellen Werte: Hier stehe ich heute**

Derzeitiges Gewicht: ______________________
Zielgewicht: ______________________
Derzeitige Kleidergröße: ______________________
Angestrebte Kleidergröße: ______________________
Brustumfang: ______________________
Taillenumfang: ______________________
Hüftumfang: ______________________
Umfang Oberarm: ______________________
Umfang Oberschenkel: ______________________
Gesamtcholesterin: ______________________
LDL-Cholesterin: ______________________
HDL-Cholesterin: ______________________
Triglyzeride: ______________________
Blutdruck: ______________________
Blutzucker: ______________________

**Wenn Sie einen Blick auf die vergangene Woche werfen**

Wie oft haben Sie sich sportlich betätigt?

______________________________________

______________________________________

______________________________________

Wie war Ihre Stimmung?

___

Wie war Ihre Leistungsfähigkeit?

Wie gut haben Sie geschlafen?

Hatten Sie Verlangen nach Zucker oder anderen Kohlenhydraten?

# 5. Die Lebensmittel für Phase 1 – Im Überblick

Sie kennen nun die Regeln – wenden wir uns also den Zutaten zu, die Sie brauchen werden. Sehen wir uns die Liste der »Nahrungsmittel für die Phase 1« an, sie enthält all die köstlichen Dinge, die Sie mindestens zwei Wochen lang ausschließlich essen werden. Vielleicht müssen Sie sie mehrmals durchlesen – Sie enthält viele Nahrungsmittel, die bisher als verboten gegolten haben, solange Sie auf fettarme Weise abzunehmen versuchten. Nein, Sie müssen nicht zum Augenarzt – die Nahrungsmittel auf der Liste werden Ihnen wirklich helfen, abzunehmen und schlank zu bleiben ... für immer.

Wir würden Ihnen wärmstens empfehlen, Gemüse (und später Obst) aus biologischem Anbau zu kaufen, das nicht mit Pestiziden und Kunstdünger behandelt wurde – wissen aber, dass das nicht immer möglich ist. Halten Sie auch Ausschau nach Fleisch und Geflügel ohne Hormone, Antibiotika und Nitrate.

## *Nahrungsmittel für die Phase 1*

### OHNE EINSCHRÄNKUNG KÖNNEN GEGESSEN WERDEN

- Geflügel
- Fisch
- Schalentiere
- Fleisch
- Eier

*Ausnahmen:*

- Austern und Miesmuscheln enthalten mehr Kohlenhydrate als andere Schalentiere, essen Sie davon nicht mehr als 120 Gramm pro Tag.
- Fleischprodukte, wie Schinken, Speck, Salami, Würstchen, Wurstaufschnitt, sowie einige Fischprodukte können Zucker und andere kohlenhydrathaltige Füllstoffe enthalten.
- Meiden Sie nitritgepökelte Fleisch- und Fischprodukte – sie können Krebs erregende Substanzen bilden.
- Meiden Sie Produkte, die nicht nur aus Fleisch, Fisch oder Geflügel bestehen, wie etwa Krebsfleisch-Ersatz, Fischstäbchen, Hackbraten und alle panierten Speisen.
- Essen Sie am Tag nicht mehr als 120 Gramm Innereien.

## MIT EINSCHRÄNKUNG KÖNNEN GEGESSEN WERDEN

**Käse: 90 bis 120 Gramm am Tag**

Jeder Käse enthält einige Kohlenhydrate. Sie können am Tag 90 bis 120 Gramm vollfetten, reifen Hart-, Weich- oder Halbhartkäse (zum Beispiel Cheddar, Emmentaler, Gouda, Ziegenkäse, Mozzarella, Blauschimmelkäse) essen. Berechnen Sie für 30 Gramm Käse ein Gramm Nettokohlenhydrate. Doppelrahmfrischkäse ist ebenfalls erlaubt, ebenso Käse aus Soja oder Reis, prüfen Sie aber den Kohlenhydratgehalt und achten Sie darauf, dass Sie am Tag nicht mehr als vier Gramm Nettokohlenhydrate aus Käse zu sich nehmen.

*Nicht erlaubt:*

- Hüttenkäse
- Ricotta
- andere Frischkäse (nicht gereift)
- fettreduzierte und kalorienarme Käsesorten
- Schmelzkäse

**Andere Milchprodukte**

- Butter (unbegrenzt)
- 60 bis 120 Gramm (4 Esslöffel bis ½ Tasse) leichte oder vollfette Sahne oder saure Sahne

**Salatgemüse: zwei bis drei Tassen am Tag***

Von den folgenden rohen Gemüsen können Sie am Tag zwei bis drei locker gefüllte Tassen essen:

- Alfalfasprossen
- Brunnenkresse
- Chicoree
- China-Rettich (Daikon)
- Endivie
- Eskariol
- Feldsalat
- Fenchel
- Frühlingszwiebeln
- Gurke
- Kopfkohl
- Kopfsalat (alle Arten)
- Petersilie
- Pfefferschoten
- Pilze
- Radicchio
- Radieschen
- Romanasalat
- Rucola
- Sauerampfer
- Schnittlauch
- Spinat
- Stangensellerie
- Tomaten
- Yamsbohnen

Sowie alle anderen grünen Blattgemüse.

**Gegartes Gemüse: eine Tasse am Tag**

Wenn Sie nicht mehr als zwei Tassen Salat essen, können Sie von den folgenden Gemüsesorten eine Tasse (gegart gemessen) am Tag essen. Einige wenige Gemüsesorten, wie etwa Spinat und Tomaten, die beim Garen viel an Volumen verlieren, sollten roh gemessen werden. Einige der folgenden Gemüsesorten enthalten etwas mehr Kohlenhydrate als die Salatgemüse:

* Zu den Tassen: siehe Fußnote auf Seite 34.

- Artischocken
- Artischockenherzen
- Auberginen
- Bambussprossen
- Blumenkohl
- Bohnenkeimlinge
- Brech- oder Wachsbohnen
- Brokkoli
- Brokkoliröschen
- Gartenkürbis
- Grünkohl
- Kohlrabi
- Kohlsprossen
- Kopfkohl
- Lauch
- Löwenzahnblätter
- Mangold
- Okra
- Pak-choi
- Palmherzen
- Rhabarber
- Sauerkraut
- Schwarzkohl
- Selleriewurzel
- Spaghettikürbis
- Spargel
- Speisekürbis
- Tomaten
- Wassernüsse
- Weiße Rüben
- Zucchini
- Zuckererbsen

**Achtung:** Manche Gemüse erscheinen auf beiden Listen.

**Extras**

- knusprig gebratener durchwachsener Speck, zerkrümelt
- geriebener Käse (beim Käse mit einberechnen)
- hart gekochte Eier, fein gehackt
- gebratene Pilze (beim Gemüse mit einberechnen)
- Kräuter und Gewürze (solange kein Zucker zugesetzt ist)
- Zwiebeln, feinblättrig geschnitten oder gehackt

**Salat-Dressing**

- Essig und Öl
- Dressings ohne Zucker oder Maissirup (sollten nicht mehr als zwei Gramm Nettokohlenhydrate pro Portion enthalten)

*Nicht erlaubt:*
- Balsamico-Essig (enthält Zucker)
- Reisweinessig mit Zuckerzusatz
- Salat-Dressings mit Zucker oder Maissirup

**Würzmittel und Saucen**
- Caponata
- Mayonnaise (vollfett, nicht fettarm)
- Senf (nicht Honigsenf)
- Meerrettich
- Pesto (nach den ersten beiden Wochen Einleitung)
- Sauer eingelegte Gemüse (keine süß-sauren)
- Sojasauce (Tamari, andere ohne Weizen)
- Tabasco®
- Tapanade (Püree aus schwarzen Oliven)
- Worcestershire-Sauce

Erlaubt sind auch kohlenhydratarme Saucen wie Ketchup, Hoisin-Sauce und süß-saure Sauce, wenn sie ohne Zucker hergestellt wurden. Achten Sie immer auf den Kohlenhydratgehalt. Eine Portion sollte nicht mehr als zwei Gramm Nettokohlenhydrate enthalten.

*Nicht erlaubt:*
- Barbecue-Sauce
- Ketchup mit Zuckerzusatz
- Russisches Dressing
- Preiselbeersauce

Ebenfalls nicht erlaubt sind Saucen, die Zucker, Maissirup oder Mehl enthalten, wie etwa Steak-Sauce, fertiger Bratensaft usw.

**Öle**

Sie können alle Arten von Ölen verwenden, vorzuziehen sind kalt gepresste Öle. Besser sind Olivenöl und Butter, Sie können aber auch Margarine aus Pflanzenölen verwenden, solange sie keine Transfette (gehärtete Öle) enthält.

**Künstliche Süßstoffe**

Die Aufschrift *ohne Zucker, zuckerfrei* oder *ohne Zuckerzusatz* genügt nicht. Sehen Sie sich den Kohlenhydratanteil an. Wir empfehlen die folgenden Süßstoffe:

- Sucralose
- Saccharin
- Acesulfam-K

**Achtung:** Die meisten Kaugummis, Minzbonbons, Hustensirups und Hustenbonbons enthalten reichlich Zucker oder andere kalorienhaltige Süßungsmittel und sind zu meiden. Es gibt jedoch zuckerfreie Produkte.

**Getränke**

Achten Sie darauf, täglich mindestens acht Viertellitergläser Wasser zu trinken, etwa:

- gefiltertes Wasser
- Mineralwasser
- Quellwasser
- Leitungswasser

Die folgenden Getränke sind erlaubt, müssen aber zusätzlich zu den zwei Litern Wasser getrunken werden:

- koffeinfreier Kaffee oder Tee
- Diät-Erfrischungsgetränke mit einem der erlaubten Süßstoffe (nicht mehr als drei pro Tag; berechnen Sie die Kohlenhydrate mit ein)

- aromatisierte Mineralwässer (nur mit der Aufschrift »ohne Kalorien«)
- Kräutertee (ohne Zusatz von Gersten- oder Fruchtzucker)
- Klare Brühe/Bouillon (nicht alle Marken; Nährwertangaben lesen)
- Sodawasser

*Nicht erlaubt:*
- Getreidekaffee
- alkoholische Getränke
- koffeinhaltige Cola-Getränke
- Frucht- und Gemüsesäfte

## UND DIES KÖNNEN SIE JEDEN TAG ESSEN

- 10 bis 20 Oliven
- ½ kleine Avocado
- zwei bis drei Esslöffel Zitronen- oder Limonensaft (berechnen Sie für zwei Esslöffel drei Gramm Nettokohlenhydrate)
- Wenn Sie die Einleitung länger als 14 Tage machen, können Sie dann täglich 30 Gramm Nüsse und Samen hinzufügen.

> **Achtung:** Bei manchen Menschen können diese Nahrungsmittel die Gewichtsabnahme verzögern, sie müssten dann zunächst gemieden werden. Wenn Sie nur langsam abzunehmen scheinen, essen Sie diese Dinge nur in mäßigen Mengen oder gar nicht.

## KOHLENHYDRATARME ATKINS-ZUTATEN

Die folgenden Zutaten können sich bei der Speisenzubereitung als praktisch erweisen:

- Atkins™ Sugar Free Syrups (zuckerfreie Sirups)
- Atkins™ Sweet Dressings (süße Dressings)
- Atkins Quick Quisine™ Sugar Free Pancake Syrup (zuckerfreier Pfannkuchen-Sirup)
- Atkins Quick Quisine™ Ketch-a-Tomato Sauce
- Atkins Quick Quisine™ Steak Sauce
- Atkins Quick Quisine™ Teriyaki Sauce
- Atkins Quick Quisine™ Bake Mix (Backmischung)
- Atkins Kitchen™ Quick & Easy Bread Mix (Brotbackmischung)
- Atkins Quick Quisine™ Pancake & Waffle Mixes (Pfannkuchen- und Waffel-Mischungen)

KOHLENHYDRATARME ATKINS-FERTIGPRODUKTE

Es ist zwar wichtig, dass Sie in erster Linie naturbelassene Nahrungsmittel essen, manchmal ist es aber praktisch, einige kohlenhydratarme Fertigprodukte zur Hand zu haben. Für die Einleitung geeignete Atkins-Produkte sind:

- Atkins Advantage™ Bars (Riegel)
- Atkins Advantage™ Shakes (Mixgetränke; zum Anrühren oder trinkfertig in Dosen)
- Atkins Morning Start™ Breakfast Bars (Frühstücksriegel)
- Atkins Bakery™ Ready-to-Eat Sliced Bread (geschnittenes Brot; jeweils eine Scheibe)

**Achtung:** Essen Sie während der Einleitung nicht mehr als zwei Portionen kohlenhydratarmer Alternativprodukte am Tag, und vergessen Sie nicht, die Nettokohlenhydrate mit einzuberechnen. Wenn Sie nur schwer abnehmen, sollten Sie diese Produkte während der Einleitung besser durch vollwertige Eiweiß- und Fettlieferanten ersetzen.

## *Zeit zum Nachdenken – Der Fragebogen für Sie*

Sie wissen, dass Sie regelmäßig essen müssen, lassen Sie sich also nicht unvorbereitet erwischen. Mit ein wenig Vorbereitung können Sie Klippen umschiffen und größere Erfolge erzielen. Achten Sie darauf, dass immer alles zur Hand – und im Kühlschrank – ist, damit Sie Atkins richtig machen können. Beantworten Sie dazu die folgenden Fragen.

### Sind Sie lebensmittelmäßig richtig vorbereitet?

Haben Sie Nahrungsmittel, die Zucker und Weißmehl enthalten, und andere stark bearbeitete Lebensmittel (»Junkfood«) beseitigt oder zumindest beiseite geschafft?

________________________________________

________________________________________

________________________________________

Wenn nicht, was müssen Sie tun, um sicherzustellen, dass Sie durch diese Dinge nicht in Versuchung geraten?

________________________________________

________________________________________

________________________________________

Sind Kühlschrank, Gefrierschrank und Vorratskammer gut mit geeigneten, kohlenhydratarmen Nahrungsmitteln ausgestattet?

________________________________________

________________________________________

________________________________________

Wenn nicht, was müssen Sie noch kaufen?

Haben Sie sich überlegt, welche Mahlzeiten Sie während der ersten Atkins-Tage zubereiten werden?

Welche Atkins-tauglichen Zwischenmahlzeiten haben Sie in Reichweite?

Wenn Sie im Restaurant essen werden, wissen Sie schon, was Sie dort bestellen können?

# 6. Die erste Atkins-Woche

> Ich begann mit der Einleitung an einem Samstag. Ich muss zugeben, dass ich mich in den ersten 36 Stunden schrecklich fühlte, aber am Dienstagmorgen, als ich aufwachte, fühlte ich mich wie ein neuer Mensch. Ich hüpfte buchstäblich aus dem Bett. Die Heißhungerattacken waren in der ersten Woche schlimm, ich hielt mich aber ganz genau an das Programm. Da hieß es: »Wenn Sie hungrig sind, essen Sie« – also aß ich. Ich habe mich nie zuvor so kräftig und so gut gefühlt. Nun ist mir klar, dass das eigentlich ganz normales Wohlbefinden ist.
>
> *Bob Keown,* 29 Kilo abgenommen

So unmittelbar vor Beginn eines neuen Lebensabschnitts sind Sie wahrscheinlich aufgeregt und voller Erwartung. Das soll auch so sein. Sie haben einen wichtigen Entschluss gefasst, um Ihren Traum von besserer Gesundheit, mehr Leistungsfähigkeit, mehr Wohlbefinden und besserem Aussehen wahr werden zu lassen.

Bleiben wir auf dem Boden der Realität: Die erste Atkins-Woche wird vielleicht kein Honigschlecken – in jeder Hinsicht. Beinahe jeder, der die Einleitung gemacht hat, wird Ihnen sagen, dass diese ersten Tage die schwierigsten sind. So, wie wenn jemand das Rauchen oder eine andere Sucht aufgibt, kann auch der Verzicht auf Zucker (und gleichzeitig auf Koffein) Entzugserscheinungen hervorrufen. Wenn Sie dieses Buch gelesen haben, werden Sie hoffentlich verstehen, dass die

Überwindung der Kohlenhydratabhängigkeit langfristig für Ihre Gesundheit und Ihr Wohlbefinden von entscheidender Bedeutung ist. Vergessen Sie nicht, Sie haben einen weisen Entschluss gefasst, der Ihnen ein gesünderes Leben ermöglicht.

## *Bevor der Körper sich umstellt*

Sie wissen, der Körper hat zwei Hauptenergiequellen: Fett und Kohlenhydrate. Ihr Ziel während der ersten Atkins-Tage ist, Ihren Körper, Ihren Stoffwechsel, von der Kohlenhydratverbrennung zur Deckung seines Energiebedarfs (in der Form von Glukose) auf die Verbrennung in erster Linie von Fett einschließlich Körperfett umzustellen. So werden Sie mit Atkins Gewicht abnehmen. Sehen wir uns also an, was wahrscheinlich passieren wird, wenn Sie auf die neue Lebensweise umsteigen und der Körper seine Art der Energieerzeugung und -gewinnung umstellt. Sie müssen wissen, dass jeder Mensch einen anderen Stoffwechsel hat, das heißt, Sie nehmen in dem Tempo ab, wie es Ihr Stoffwechsel vorgibt. Gemeinsam sind allen Menschen während der ersten Tage folgende Erfahrungen:

**1. Sie nehmen nicht sofort ab.** Während der ersten Tage der Einleitung bewegt sich der Zeiger der Waage vielleicht nicht von der Stelle. Kurz darauf werden Sie aber einen deutlichen Abfall verzeichnen, der vorwiegend auf den anfänglichen Wasserverlust zurückzuführen ist. Dieser tritt zu Beginn eines jeden Diätprogramms ein, kann bei Atkins aber noch stärker ausfallen, weil der Körper während der ersten Tage seine Kohlenhydratreserven aufbraucht – und damit auch viel eingelagertes Wasser verliert. Außerdem nehmen Sie weniger Nahrungsmittel mit hohem Wassergehalt zu sich. (Jedes Molekül Kohlenhydrate ist mit vier Molekülen Wasser verbunden.)

**2. Sie haben Gelüste nach Kohlenhydraten.** Während Sie die Kohlenhydratreserven (Glykogen) des Körpers aufbrauchen und bevor die (Speicher-)Fettverbrennung eingesetzt hat, müssen Sie vielleicht noch mit starken Gelüsten nach Bagels, Keksen, Chips und anderen Kohlenhydratbomben fertig werden. Lassen Sie sich versichern, dass das nicht so bleibt! Bleiben Sie auf Kurs, und ehe man sichs versieht, ist die Durststrecke überwunden. Sie haben keine Heißhungerattacken mehr und werden sich fantastisch fühlen.

## *Mögliche Symptome in der ersten Woche*

> Meine ersten zwei Tage mit Atkins waren schlicht und einfach schrecklich. Ich habe niemals geraucht, getrunken oder Drogen genommen, daher trafen mich die Entzugserscheinungen vollkommen unvorbereitet. Ich fühlte mich zittrig und abgrundtief schlecht, sodass ich beinahe aufgegeben hätte. Ich dachte ständig: »Nein, das halte ich nicht aus!«, aber ich gab nicht auf und stand es durch. Am Ende des zweiten Tages ging es mir gut. Ich schlief nachts besser und fühlte mich tagsüber leistungsfähiger. Ich hatte so viel Energie, dass ich begann, jeden Tag fünf Kilometer zu gehen.
>
> *Evelyn Velasquez,* 23 Kilo abgenommen

Fast jeder hat einige Tage lang mit Heißhungerattacken zu kämpfen, die Bandbreite der übrigen Symptome ist jedoch sehr groß. Manche Menschen haben kaum ein Problem; andere reagieren mit verschiedensten Beschwerden. Es ist unwahrscheinlich, dass Sie alle hier angeführten Symptome verspüren, Sie sollten jedoch wissen, was für Beschwerden auftreten können und was Sie gegebenenfalls dagegen tun könnten. Vergessen Sie nicht, dass diese Beschwerden vollkommen normal und vorübergehender Natur sind. Jeder Körper reagiert anders auf Veränderungen. Je nachdem, was Sie bisher gegessen haben, werden Sie mehr oder weniger den Entzug der Kohlenhydrate verspüren.

**Symptom:** Kohlenhydratentzug, der sich in Müdigkeit, Abgehobenheit, Kopfschmerzen, Reizbarkeit oder kalten Schweißausbrüchen äußert.
**Ursache:** Manche Menschen erleben diese klassischen Entzugserscheinungen, wenn sie ein Nahrungsmittel, nach dem sie bewusst oder unbewusst süchtig waren, plötzlich nicht mehr bekommen. Viele Menschen sind süchtig nach Nahrungsmitteln, die sie täglich essen, ohne es zu wissen. Sie können eines oder mehrere der genannten Symptome verspüren. Häufige Auslöser sind Koffein, Zucker, Weizen und andere Nahrungsmittel, die den Blutzuckerspiegel schnell verändern können. Wenn Beschwerden drohen, setzen sie etwa am Ende des ersten Atkins-Tages ein. Sie können im schlimmsten Fall bis zu fünf Tage andauern. Bei den meisten Menschen halten sich die Beschwerden in Grenzen und sind am dritten Tag verschwunden.
**Wie man damit umgeht:** *Option 1:* Augen zu und durch. So schlimm die Beschwerden sein mögen, sie sind ein gutes Zeichen. Der Entzug dauert meist nicht länger als drei Tage, danach sollten Sie sich besser fühlen als je zuvor.

*Option 2:* Wenn Sie den Entzug nicht durchhalten können, befreien Sie sich zunächst langsam von Ihrer Sucht/Ihren Süchten, indem Sie vorerst Zucker und Weißmehl für vier Tage ausschließen und dann zur Einleitung zurückkehren. Je schlimmer die Entzugserscheinungen sind, desto mehr werden Sie profitieren, wenn Sie den/die Verursacher von Ihrem Speiseplan streichen.

Wenn die Symptome anhalten, verzögern Sie die Gewichtsabnahme, bis der Körper sich angepasst hat, indem Sie Ihre Mahlzeiten um eine zusätzliche Portion Gemüse am Tag ergänzen; oder fügen Sie 30 bis 60 Gramm Nüsse und Samen hinzu, die auch einige Kohlenhydrate enthalten. Sie sind voller gesunder Fette und daher ein ausgezeichneter Snack für zwischendurch. Auch für unterwegs sind sie praktischer als Gemüse. Gesalzene Nüsse liefern Natrium, das den Wasserverlust verringert – und damit den Mineralstoffverlust. Der Körper wird sich zwar in der zweiten Woche sehr wahrscheinlich anpassen, es besteht aber keine Veranlassung, sich auch nur einen Tag lang schwach und krank zu fühlen. Wenn die Symptome abklingen, kehren Sie zum geringeren Kohlenhydratverzehr zurück.

**Symptom:** Müdigkeit, Schwäche oder Abgehobenheit, Schwächegefühl beim Treppensteigen oder Bergaufgehen. Einige wenige Menschen weisen diese Symptome am Ende der ersten Woche Einleitung auf, sie gehen auf die entwässernde Wirkung während der ersten Tage zurück. (Zu diesem Zeitpunkt deutet Schwäche nicht mehr auf Kohlenhydratentzug hin.)
**Ursache:** Eines oder mehrere dieser Symptome bedeuten meist, dass der Gewichtsverlust für Ihren Stoffwechsel zu schnell erfolgt. Wenn der Körper sehr rasch Wasser verliert, können dabei auch Mineralstoffe wie Kalzium, Magnesium und Kalium verloren gehen, die als Elektrolyte bezeichnet werden. Diese spielen eine wichtige Rolle für das Gleichgewicht im Körper. Schwitzen bei heißem Wetter oder intensiver körperlicher Betätigung kann die Beschwerden verschlimmern.
**Wie man damit umgeht:** Wenn Sie das Atkins-Programm korrekt durchführen, trinken Sie mindestens acht Gläser Wasser am Tag und nehmen Nahrungsergänzungspräparate ein – beides reduziert die Wahrscheinlichkeit solcher Beschwerden. Wenn Sie sich viel körperlich bewegen oder das Wetter sehr warm ist, brauchen Sie vielleicht mehr Flüssigkeit. Ihr Multivitamin-/Mineralstoffpräparat sollte viele Mineralstoffe enthalten. Wenn Sie bisher kein Präparat eingenommen haben, beginnen Sie sofort damit. Sie können fehlende Mineralstoffe auch durch den Genuss salziger Brühe oder kaliumreicher Nahrungsmittel, wie Petersilie, Avocado, Spinat, Brokkoli, Mandeln oder Son-

nenblumenkerne, zuführen. Achten Sie darauf, drei größere oder vier bis fünf kleinere Mahlzeiten am Tag zu essen. Lassen Sie keine Mahlzeiten aus, auch wenn Sie keinen Hunger haben, essen Sie zwischen den Mahlzeiten eine Kleinigkeit, wenn Sie Hunger haben. Nehmen Sie immer noch zu schnell ab, gehen Sie über die 20 Gramm Nettokohlenhydrate am Tag hinaus, indem Sie mehr Salat und Gemüse hinzufügen.

**Naschen zwischen den Mahlzeiten**

Snacks können eine Geheimwaffe im Kampf um die schlanke Linie sein, solange es sich um nährstoffreiche, kohlenhydratarme Nahrungsmittel handelt.
Die typischen Snacks, wie etwa Kartoffelchips, sind bei uns so beliebt, dass sie immerhin etwa 25 Prozent der täglichen Kalorien liefern. Sie sind reich an Kalorien und leeren Kohlenhydraten, haben also praktisch keinen ernährungsphysiologischen Wert. Ebenso beliebt sind Süßigkeiten. In den USA belaufen sich die Ausgaben für Snacks aller Art nach Angaben der Snack Food Association pro Jahr auf 30 Milliarden Dollar. Wundert es noch irgendwen, dass deutlich mehr als die Hälfte der erwachsenen Amerikaner sowie beinahe ein Drittel der Kinder übergewichtig sind?
Handelsübliche Snacks werden aus billigen, stark bearbeiteten Zutaten, wie Weißmehl, Maismehl, Maissirup und raffiniertem Zucker, hergestellt. Sie sind außerdem reich an Transfetten (gehärteten oder teilweise gehärteten bzw. hydrierten Pflanzenölen), gefährlichen Substanzen, die wesentlich an der Verengung der Blutgefäße beteiligt sind. Hier sind einige hilfreiche Strategien:

- Erkenne den Feind. Wenn Sie wissen, wie schlecht diese Nahrungsmittel für Sie sind, können Sie besser widerstehen. »Schlechte« Kohlenhydratlieferanten sind auch voller gefährlicher Transfette, künstlicher Aroma- und Konservierungsstoffe. Lesen Sie die Zutatenliste – Sie werden für immer die Finger davon lassen.
- Machen Sie klar Schiff. Wenn kein »Junkfood« in der Vorratskam-

mer ist, können Sie keines essen. Möglich, dass sich die Kinder beklagen, aber das Zeug ist für die Kinder nicht gesünder als für Sie – wenn Sie mit gutem Beispiel vorangehen, werden die Kinder vielleicht folgen.
- Machen Sie einen Bogen um gefährliche Regale. Die meisten Snacks findet man im Supermarkt genau in jenem Bereich, den Atkins-Anhänger ohnehin meiden sollten. Halten Sie sich von den Versuchungen an der Kasse fern, indem Sie eine Kasse ohne Süßigkeitenregale wählen, wenn es eine gibt.

Atkins bedeutet nicht, zwischen den Mahlzeiten nichts essen zu dürfen. Im Gegenteil, Zwischenmahlzeiten können verhindern, dass Sie bis zur nächsten Mahlzeit so hungrig werden, dass Sie über die Stränge schlagen. Es gibt köstliche, praktische kohlenhydratarme Snacks zuhauf. Kleine Käsestücke etwa oder Oliven, die voller gesunder Fette sind. Wer Lust auf Süßes hat, greift zum Atkins Advantage™ Bar. Eine praktische und befriedigende warme Zwischenmahlzeit ist kohlenhydratarme Instantsuppe. Gut geeignet sind auch ein Stück Hähnchenfleisch, eine Scheibe Roastbeef oder andere Fleischwaren, studieren Sie jedoch die Nährwertangaben, um unerwünschte Kohlenhydrate zu meiden.
Wenn es etwas Knackiges sein muss, wählen Sie Selleriesticks mit Doppelrahmfrischkäse. Nach den ersten beiden Wochen Einleitung können Sie sich auch eine Hand voll Samen und Nüsse oder ein wenig Erdnussbutter auf Ihren Selleriesticks genehmigen. (Siehe Kapitel 9, »Nüsse knabbern«)
Wenn Sie unbändige Lust auf Schokolade haben (wem passiert das nicht?), könnten Sie, vorausgesetzt Sie leben in den USA oder England, zu einem Atkins Advantage™ Ready-to-Drink Chocolate Shake (trinkfertigem Schokoladengetränk) oder Chocolate Peanut Butter Bar (Schokolade-Erdnusscreme-Riegel) greifen. Auf dem europäischen Kontinent kann man im Reformhaus fündig werden.
In der zweiten Atkins-Phase, der so genannten Dauergewichtsabnahme, können Sie zwischendurch auch Beeren mit Sahne essen. Wenn sich der Kohlenhydratverzehr in Richtung Vor-Erhaltung erhöht, können Sie auch bereits Grapefruits, Kiwis, Kirschen, Äpfel und Melonen, vorzugsweise mit Nüssen oder Käse, essen. An heißen

Tagen sind besonders lecker gefrorene Weintrauben oder selbst gemachte Eislollys aus Wasser mit Zitronensaft und künstlichem Süßstoff.

**Symptom:** Beinkrämpfe. Während der ersten Woche Einleitung klagen manche Menschen über Beinkrämpfe, besonders in der Nacht.
**Ursache:** Beinkrämpfe sind eine weitere Folge des Elektrolytverlustes durch Entwässerung.
**Wie man damit umgeht:** Wenn Sie ein Multivitamin-/Mineralstoffpräparat einnehmen und immer noch von Beinkrämpfen geplagt werden, müssen Sie vielleicht noch ein Multimineralstoffpräparat hinzufügen oder zusätzliches Kalzium einnehmen sowie noch mehr Wasser trinken.

**Achtung:** Wenn Sie sich nach mehreren Tagen immer noch schlecht fühlen, sollten Sie vielleicht zum Arzt gehen und abklären lassen, ob die Beschwerden auf einen grippalen Infekt oder eine andere Erkrankung hindeuten könnten, die mit Atkins nichts zu tun hat.

**Symptom:** Verstopfung. Probleme mit dem Stuhlgang sind in der ersten Woche Atkins-Diät häufig.
**Ursache:** Jede plötzliche Ernährungsumstellung kann dieses Problem auslösen, wie Sie vielleicht schon bei anderen Diäten oder auf Urlaubsreisen beobachtet haben.
**Wie man damit umgeht:** Erinnern Sie sich an Regel Nummer 19 für die Einleitung, die lautete, gegen Verstopfung ein Ballaststoffpräparat einzunehmen. Sie haben die Wahl zwischen Flohsamenschalen, gemahlenem Leinsamen und natürlicher Weizen- oder Haferkleie – Produkte, die man alle im Reformhaus erhält. Trinken Sie reichlich Flüssigkeit, bewegen

Sie sich und erhöhen Sie langsam die Ballaststoffmenge, bis die Verstopfung nachlässt.

**Wie man mit Verstopfung umgeht**

Wenn Sie die Einleitung beginnen, bedeutet das vermutlich eine große Umstellung Ihrer Essgewohnheiten. Ihr Körper braucht etwas Zeit, um sich anzupassen. Bis er das geschafft hat, können Sie unter Verstopfung leiden, was sich dahingehend äußerst, dass Sie weniger oft Stuhldrang verspüren, oder dass der Stuhl hart und trocken ist. Weitere Symptome von Verstopfung sind Krämpfe, Blähbauch, dumpfer Kopfschmerz, Rückenschmerzen und Trägheit.
Ein gestörter Stuhlgang kann unterschiedliche Ursachen haben. Im Allgemeinen sind es jedoch drei Hauptfaktoren:

1. zu wenig Ballaststoffe
2. zu wenig Wasser
3. zu wenig Bewegung

**Essen Sie Ballaststoffe:** Einfach erklärt, sind Ballaststoffe der unverdauliche Teil pflanzlicher Nahrungsmittel. Ballaststoffe nehmen Wasser auf und verleihen dem Stuhl mehr Volumen, machen ihn weicher. Die meisten Gemüse liefern reichlich Ballaststoffe, und davon werden Sie während der Einleitung täglich drei Tassen essen. Wenn sich Verstopfung bemerkbar macht, waren Sie mit den Portionen vielleicht zu knausrig.
Sorgen Sie für genügend Abwechslung beim Gemüse? Auch wenn Sie wirklich drei volle Tassen essen, können Sie sich Ballaststoffe vorenthalten. Salate wie Eissalat und Romanasalat enthalten relativ wenig Ballaststoffe. Verwenden Sie besser verschiedene Arten von Blattsalaten und andere grüne Blattgemüse, wie Brunnenkresse, Rucola und Spinat, für Ihren Salat, dazu andere knackige rohe Gemüse, wie grüne Paprikaschoten oder Stangensellerie. Dadurch erhöht sich der Ballaststoffgehalt pro Tasse beträchtlich.
Treffen Sie die bestmögliche Auswahl an erlaubten Gemüsesorten. Brokkoli, Blumenkohl, Spargel, Brechbohnen, Zuckererbsen und Kopfkohl sind besonders reich an Ballaststoffen.

**Trinken sie ausreichend:** Zur Vorbeugung von Verstopfung ist es auch nötig, täglich mindestens zwei Liter Wasser zu trinken. Vielleicht sind Sie auch hier ein wenig zu knausrig. In der Einleitungsphase fallen Fruchtsäfte, Milch und Erfrischungsgetränke weg. Vielleicht trinken Sie nun auch weniger koffeinhaltige Getränke, wie Kaffee, Tee und Cola. Damit bleibt außer reinem Wasser nur mehr wenig Auswahl an Getränken. Möglicherweise trinken Sie auf diese Weise weniger, ohne es zu merken.
Achten Sie bewusst darauf, mehr Wasser und Mineralwasser zu trinken. Steigen Sie auf koffeinfreien Tee und Kaffee um, und probieren Sie auch einige der vielen wohlschmeckenden, koffeinfreien Kräutertees – das Angebot ist groß. Sie können das Angebot auch um Rinder- oder Hühnerbrühe erweitern. Eine Tasse eine halbe Stunde vor dem Essen hat den zusätzlichen Vorteil, dass sie den Appetit verringert.
**Bewegen Sie sich körperlich!** Ballaststoffe und Flüssigkeit bewirken bereits viel im Kampf gegen Verstopfung, aber sie helfen noch besser, wenn sie mit Bewegung kombiniert werden. Die Ärzte wissen zwar, dass das hilft, interessanterweise aber nicht, warum es hilft. Vielleicht trägt die Bewegung dazu bei, dass die Nahrung etwas rascher durch den Darm transportiert wird. Möglicherweise verbessert sie auch den Muskeltonus der Bauchmuskeln, die für die Ausscheidung benötigt werden. Ob Sie an Verstopfung leiden oder nicht, tägliche Bewegung ist ein wesentlicher Teil des Atkins-Programms, daher ist nun ein guter Zeitpunkt, diese in Ihr Leben einzubauen!
**Und das können Sie auch noch tun:** Wenn zusätzliche Ballaststoffe in Form von Gemüse nicht helfen, versuchen Sie es mit gemahlenem Leinsamen. Dieses ausgezeichnete natürliche Mittel zur Stuhlregulierung gibt es in jedem Reformhaus und natürlich in der Apotheke. Rühren Sie zwei Teelöffel in ein Glas Wasser, und trinken Sie es abends – Sie werden die Wirkung vermutlich am Morgen spüren. Sie können den Leinsamen auch über einen Salat streuen oder in einen Eiweiß-Drink mischen. Andere natürliche Mittel sind Weizen- und Haferkleie. Eine Alternative wären quellfähige, zuckerfreie Ballaststoffpräparate aus Flohsamenschalen (zum Beispiel Metamucil®). Solche Präparate gibt es in Pulver- und Kapselform oder als Waffeln; beachten Sie zur Anwendung die Angaben auf der

Packung. Verwenden Sie keine chemischen, pflanzlichen oder Wasser ziehenden Abführmittel. Diese Produkte können unangenehme Krämpfe und Durchfälle verursachen, die Wirkung kann mehrere Tage anhalten.

## *Die Fettverbrennung setzt ein*

### Wendepunkt

Irgendwann am dritten Tag werden Sie, in vielen Fällen ziemlich plötzlich, die wohltuende Wirkung der Fettverbrennung und eines stabileren Blutzuckers spüren. Manche Menschen brauchen eine ganze Woche, bis sie diese Wirkung erzielen. Doch dann kommt der große Durchbruch. Vorbei sind die ständigen Gedanken ans Essen, die Hungerattacken. Sie fühlen sich kräftiger, die Verdauung funktioniert besser, Sodbrennen verschwindet, und Sie schlafen auch besser. Viele Menschen sagen dann, sie fühlten sich ebenso jung und vital wie als Teenager. Andere berichten, dass sie gleichzeitig wacher und ruhiger sind. Einige erleben das als eine Phase der Euphorie. Wiederum andere sagen, dass sie sich einfach vollkommen normal fühlen, und zwar zum ersten Mal, soweit die Erinnerung zurückreicht.

> Die ersten beiden Wochen müssen Sie wirklich dran bleiben. Während der ersten Woche Einleitung fühlte ich mich schwach und schrecklich. Nach 14 Tagen war ich ein neuer Mensch geworden. Ich hatte fünf Kilo abgenommen und strotzte vor Energie.
>
> *Luann Lockhart,* 34 Kilo abgenommen

### Abnehmen im ganz persönlichen Tempo

Jeder Mensch ist anders, ein Gewichtsverlust von zwei bis vier Kilo wäre jedoch typisch für die ersten beiden Wochen Einleitung, wenn man sich streng an das Programm hält. Manche Menschen nehmen sogar mehr ab, andere weniger. Männer nehmen üblicherweise zwischen zwei und vier Kilo ab, Frauen eher im Bereich von 1,4 bis 2,7 Kilo. Wer deutlich übergewichtig ist, wird vielleicht schneller abnehmen als jemand, der nur ein paar Pfunde loswerden muss. Eine magische Zahl gibt es nicht. Sie können schnell abnehmen, Sie können unerträglich langsam abnehmen. Sie können jedoch sicher sein, dass der Wasserverlust nach den ersten vier oder fünf Tagen endgültig abgeschlossen ist. Ab dann sind jedes Gramm und jeder Zentimeter weniger reiner Fettverlust!

### Nehmen Sie die Waage nicht zu wichtig

Natürlich möchten Sie abnehmen, aber mehrmals am Tag oder auch nur täglich auf die Waage zu steigen, wird Sie nicht wirklich voranbringen. Das Körpergewicht schwankt im Tagesverlauf und auch von Tag zu Tag, das ist ganz normal – daher ist es günstiger, nur jeden zweiten Morgen oder besser nur zweimal in der Woche auf die Waage zu steigen. Manche Menschen machen während der ersten beiden Wochen um die Waage einen großen Bogen, um am 14. Tag dann eine schöne Überraschung zu erleben. (Jetzt können Sie sich natürlich denken, wie die Kleider anfangen zu passen!)

### Und wenn Sie nicht abnehmen?

Wenn Sie am vierten oder fünften Tag noch nichts an Gewicht abgenommen haben, nehmen Sie das Maßband zur Hand und prüfen Sie, ob Sie vielleicht an Umfang abgenommen haben. Wenn auch die Zentimeter nicht weniger geworden sind, müssen Sie sich mehr bewegen. Achten Sie auch darauf, dass Sie natürliche Fette in ausreichender Menge und nicht zu viel Eiweiß essen. Mehr Fett und weniger Kohlenhydrate regt den Körper an, Fett einschließlich Körperfett anstelle von Glukose (Blutzucker) zur Deckung seines Energiebedarfs zu verwenden. Eiweiß ist wichtig für den Aufbau von Körpergewebe, wenn Sie jedoch zu große Mengen davon essen, kann das die Fettverbrennung stören und die Gewichtsabnahme erschweren. Essen Sie, bis Sie angenehm satt, aber nicht zum Platzen voll sind. Sie können mit Atkins zwar mehr Kalorien zu sich nehmen und gleichzeitig mehr Gewicht abnehmen als mit fettarmen Programmen, aber es ist nicht ausgeschlossen, dass es zu viele Kalorien werden. Andererseits kann man aber auch zu wenig essen und den Stoffwechsel dadurch bremsen, daher ist es wichtig, dass Sie zumindest drei Mahlzeiten am Tag essen.

Also, übertreiben Sie nicht beim Eiweiß und achten Sie darauf, gute Fette, wie Olivenöl, fetten Fisch (wenn Sie Fisch absolut nicht mögen, ziehen Sie die Einnahme von Fischölkapseln in Betracht), Butter und vollfetten Käse sowie die natürlichen Fette in den Eiweißlieferanten, in ausreichender Menge zu essen. Diese kleinen Veränderungen sollten bewirken, dass die Kilos abzuschmelzen beginnen.

Viele Menschen, die vor Atkins vergeblich mit einem fettarmen Programm abnehmen wollten, können sich nur schwer daran gewöhnen, dass sie nun Fett essen dürfen. Sie meinen, sie könnten Atkins noch verbessern, indem sie ihre eigene, fettarme Version des Programms durchziehen. In Wahrheit ist es jedoch nicht nur erlaubt, Fett zu essen – solange es natürliche Fette sind und nicht gehärtete Öle –, es ist sogar unbedingt erforderlich, damit die Fettverbrennung einsetzt.

## Immer noch nichts abgenommen?

Verzweifeln Sie nicht! Gehen Sie zu Kapitel 7, dort geht es zu Beginn um den so genannten Stoffwechselwiderstand, *metabolic resistance,* und darum, wie man ihn überwindet.

> Ich sage immer wieder, dass man während der Einleitung wirklich ganz rigoros vorgehen muss, denn wenn man in den ersten beiden Wochen mogelt, ist das Scheitern vorprogrammiert. Wenn Sie schwach werden und viele Kohlenhydrate essen, wird das Verlangen danach immer größer und Sie kommen nur sehr schwer wieder auf Kurs. Wenn Sie den Einstieg jedoch geschafft haben, ist es unglaublich leicht, sich dauerhaft so zu ernähren.
>
> *Kerry Feather,* 27 Kilo abgenommen

### Geheimnis Wasser

**Was Sie wissen:** Sie müssen acht Viertellitergläser Wasser pro Tag trinken.
**Was Sie nicht wissen:** Warum?
Hier sind die Gründe, warum Sie nachschenken sollten:

- Ob Sie es glauben oder nicht, ohne die magischen Acht könnte sich ein leichter Flüssigkeitsmangel einstellen. Das führt zu Müdigkeit und – wesentlich wichtiger für die angestrebte Gewichtsabnahme – zu einer Verlangsamung des Stoffwechsels.
- Wasser ist ein wichtiger Bestandteil der Körperflüssigkeiten, wie zum Beispiel Verdauungssäfte, Blut und Schweiß.
- Es reguliert die Körpertemperatur und befördert Nährstoffe durch den Körper.
- Es ist Voraussetzung für die Funktion aller Organe und Zellen.
- Wasser ist unerlässlich für Verdauung und Ausscheidung. Reichlich Wasser zu trinken kann auch vor Verstopfung schützen (siehe »Wie man mit Verstopfung umgeht«, S. 95f.).

- Es hilft, den pH-Wert (das Verhältnis zwischen Säure und Base) des Körpers im Gleichgewicht zu halten.

**Visualisieren Sie die Portionsgrößen**

Der Beginn einer Reduktionsdiät ist ein guter Zeitpunkt, ein Gefühl für typische Portionsgrößen zu entwickeln. Auf diese Weise bekommen Sie die Mengen in den Griff und können den Plan erfüllen.

**Gemüse**

| **Portion:** | **Denken Sie an:** |
|---|---|
| 1 Tasse grüner Salat | eine Faust |
| ½ Tasse gegartes Gemüse | eine Kugel Eiscreme |

**Eiweiß und Käse**

| **Portion:** | **Denken Sie an:** |
|---|---|
| 170 Gramm Rindfleisch, Hähnchen oder Schweinefleisch | zwei Kartenspiele |
| 30 Gramm Käse | zwei Würfel |
| 30 Gramm Nüsse | zwei Tischtennisbälle oder eine Hand voll (Kinderhand) |

**Maße**

| **Portion:** | **Denken Sie an:** |
|---|---|
| 1 Esslöffel | einen Teebeutel |
| 1 Teelöffel | einen Fingerhut |
| 1 Tasse | eine Faust oder einen Tennisball |
| ¼ Tasse | ein großes Ei |

### Zeit zum Gratulieren!

Egal, ob es einfach war oder schwer, ob Sie ein oder vier Kilo abgenommen haben – Sie haben die erste Woche geschafft! Halten Sie kurz inne und klopfen Sie sich selbst auf die

Schulter. Sie haben die Initiative ergriffen und Ihren Plan umgesetzt. Das Schwerste liegt hinter Ihnen, nun erwartet Sie nur noch Gutes. Verlieren Sie Ihr Ziel nicht aus den Augen, halten Sie sich an Ihren Plan, und Sie werden sich immer besser fühlen und immer besser aussehen. Gleichzeitig wird die Einschränkung der Kohlenhydrate immer einfacher werden.

In Kapitel 7 begleiten wir Sie durch die zweite Woche der Atkins-Ernährungsweise und machen eine kurze Bestandsaufnahme am Tag 14.

## *Zeit zum Nachdenken – Der Fragebogen für Sie*

Nun ist wieder Zeit für eine kleine Bestandsaufnahme, Sie sollten festhalten, wie weit Sie in einer Woche Atkins-Ernährungsweise gekommen sind. Tragen Sie Ihre wichtigen Werte ein, und beantworten Sie die nachstehenden Fragen am Tag 7 der Einleitung. Dasselbe werden wir auch am Tag 14 machen, so dass Sie die Werte und Antworten vergleichen können.

**Wo ich heute stehe: Tag 7**

Atkins wurde begonnen am: ____________________
Derzeitiges Gewicht: ____________________
Wie viele Kilos abgenommen: ____________________
Zielgewicht: ____________________
Derzeitige Kleidergröße: ____________________
Angestrebte Kleidergröße: ____________________
Brustumfang derzeit: ____________________
Wie viele Zentimeter abgenommen: ____________________
Taillenumfang derzeit: ____________________
Wie viele Zentimeter abgenommen: ____________________
Hüftumfang derzeit: ____________________

Wie viele Zentimeter abgenommen: ____________________
Umfang Oberarm derzeit: ____________________
Wie viele Zentimeter abgenommen: ____________________
Umfang Oberschenkel derzeit: ____________________
Wie viele Zentimeter abgenommen: ____________________

**Wenn Sie auf die letzte Woche zurückblicken**

Wie fühlen Sie sich? Wie leistungsfähig sind Sie?

______________________________________________
______________________________________________
______________________________________________

Wie haben Sie diese Woche geschlafen?

______________________________________________
______________________________________________
______________________________________________

Waren die ersten Tage hart? Ab welchem Tag begannen Sie, sich besser zu fühlen?

______________________________________________
______________________________________________
______________________________________________

Hatten Sie in dieser Woche unter Heißhungerattacken zu leiden? War es schwer, standhaft zu bleiben?

______________________________________________
______________________________________________
______________________________________________

Welche anderen Schwierigkeiten traten auf? Wie wurden Sie damit fertig?

Haben Sie Mahlzeiten ausgelassen?

Haben Sie drei Tassen Gemüse gegessen?

Haben Sie Ihre Nahrungsergänzungspräparate eingenommen?

Haben Sie mindestens acht Viertellitergläser Wasser am Tag getrunken?

Haben Sie verbotene Dinge gegessen?

Wenn ja, wie fühlten Sie sich danach?

Gelang es Ihnen, danach sofort wieder auf Kurs zu kommen?

Gab es irgendwelche Kommentare zu Ihrer Entscheidung für die Atkins-Ernährungsweise? Wie reagierten Sie?

Welche Strategien haben sich bewährt? Welche Veränderungen müssen Sie vornehmen?

Sind Sie mit Ihren Fortschritten zufrieden?

## *7. Die zweite Atkins-Woche*

> Was mir sofort auffiel, war, wie wenig Esskultur mein halbwüchsiger Sohn und ich gehabt hatten. Wie oft hatten wir in Vor-Atkins-Zeiten einfach rasch etwas in der Mikrowelle Gewärmtes gegessen, immer auf dem Sprung. Nun musste ich Mahlzeiten zubereiten, um das Programm einzuhalten. Das erwies sich letztlich als Segen. Wir mussten uns gemeinsam zu Tisch setzen und tatsächlich miteinander reden. Dadurch entstand eine enge Beziehung zwischen uns.
>
> *Jan Baumer,* 9 Kilo abgenommen

Nun sind Sie bereits in der zweiten Atkins-Woche! Sie haben Routine, Sie fühlen sich voller Energie, die lästigen Symptome, die Sie während der ersten Tage plagten, gehören der Vergangenheit an. Sie sind bereit, sich etwas mehr körperlich zu bewegen oder mit einem Training zu beginnen, wenn Sie bisher nicht sportlich aktiv waren. Sie haben Ihren Appetit im Griff und nicht umgekehrt. Und was am besten ist, die Fettpolster schmelzen ab – was Sie mit Hilfe von Maßband, Waage und an weniger eng sitzenden Kleidungsstücken erkennen können. Ist das eine treffende Darstellung dessen, was mit Ihnen geschieht?

Wenn ja, herzlichen Glückwunsch! Sie gehören zu den vielen Glücklichen, bei denen der Einstieg in die Atkins-Ernährungsweise mit großer Wahrscheinlichkeit den ungeliebten Kilos den Garaus machen wird. Machen Sie so weiter!

Wenn nicht, verzweifeln Sie nicht! Nehmen Sie nochmals

Maß. Manche Menschen verlieren Zentimeter und nicht Kilos. (Das kann in jeder Atkins-Phase passieren.) Wenn das nicht der Fall ist, bedeutet das nur, dass Sie zu den wenigen Menschen gehören, deren Körper sich gegen die Gewichtsabnahme wehrt, was wir im Allgemeinen als *Stoffwechselwiderstand* bezeichnen. Das ist nicht fair, wie vieles im Leben, aber wir können Ihnen helfen, die meisten Ursachen dieser lästigen Neigung zu überwinden.

## *Ursachen des Widerstands*

Der Widerstand gegen die Gewichtsabnahme kann unterschiedliche Ursachen haben. Manche lassen sich durch ein Änderung des Verhaltens oder der Lebensweise beheben. Wenn Sie beispielsweise zu viel essen, können Sie lernen, die Portionen kleiner zu halten. Wenn Sie sich wenig körperlich bewegen, können Sie ein Trainingsprogramm finden, das Ihnen Spaß macht und Ihrem Lebensstil entspricht. Der Stoffwechsel von Menschen mit sehr hohem Insulinspiegel kommt meist sehr langsam in Schwung, was bedeutet, dass sie sehr wenig (oder gar nichts) abnehmen, bis sie die Kohlenhydrate länger eingeschränkt haben, als das bei Menschen mit normalem Insulinspiegel erforderlich ist.

Bei Frauen besteht eine weitere Möglichkeit: In der Woche vor der Menstruation kann die Gewichtsabnahme eingeschränkt sein. In dieser Zeit können auch Heißhungerattacken schlimmer ausfallen. Haben Sie Geduld! Die Gewichtsabnahme wird sich wahrscheinlich beschleunigen, wenn die Menstruation vorüber ist.

Für komplexere Ursachen, etwa eine Schilddrüsenunterfunktion oder Medikamente, die entweder zur Gewichtszunahme führen oder die Gewichtsabnahme erschweren, können Sie in Zusammenarbeit mit Ihrem Arzt eine Lösung erarbeiten.

Und dann gibt es Dinge, die einfach nicht zu ändern sind: Genetische Veranlagung und Alter können wir nicht beeinflussen. Ebenso den Hormonstatus – die Wechseljahre lassen den Stoffwechsel einer Frau meist langsamer arbeiten – oder eine träge Schilddrüse. In solchen Fällen müssen Sie Ihre Erwartungen zurückschrauben. Sie werden vielleicht nicht mehr das Gewicht erreichen, dass Sie in jüngeren Jahren hatten, oder es dauert vielleicht länger, als Sie ursprünglich gedacht hatten.

Ein weiterer Grund, warum der Körper sich der Gewichtsabnahme widersetzt, sind viele Diäten in rascher Folge, so genannte Jo-Jo-Diäten. Wenn Sie immer wieder Gewicht ab- und zunehmen, beginnt der Körper, seine Fettspeicher ziemlich effektiv zu schützen, indem er den Stoffwechsel verlangsamt.

**Medikamente, die die Gewichtsabnahme erschweren**

Wenn Sie kaum etwas abnehmen können, dann denken Sie auch an den Inhalt Ihrer Hausapotheke. Natürlich können Stoffwechselstörungen wie die Insulinresistenz (Unempfindlichkeit der Insulinrezeptoren an Muskel- und Fettzellen) die Gewichtsabnahme erschweren. Weit mehr Menschen scheitern in ihren Bestrebungen jedoch an rezeptpflichtigen Arzneimitteln, die sie einnehmen müssen.

**Achtung:** Sie dürfen unter keinen Umständen ohne ärztliche Aufsicht die Dosis reduzieren oder das Medikament absetzen.

Häufig problematisch sind:

- **Antidepressiva,** besonders diejenigen, die in die Kategorie der selektiven Serotonin-Wiederaufnahme-Hemmer (SSRI) fallen. Häufige Nebenwirkungen der SSRI, wie etwa Angstzustände, Schlaflosigkeit, Nervosität und Kopfschmerzen, führen zu heftigem Verlangen nach Kohlenhydraten. Von vielen älteren psychotropen Substanzen (trizyklische Antidepressiva) weiß man ebenfalls, dass sie zur Gewichtszunahme führen.

- **Östrogen und synthetische Hormone,** wie etwa Hormonersatztherapiepräparate und Antibabypille, können zu Gewichtszunahme führen und die Gewichtsabnahme erschweren. Viele Hormonpräparate erzeugen einen Östrogenüberschuss oder Insulinresistenz, die die Gewichtsabnahme stören können.
- **Medikamente gegen Bluthochdruck,** besonders Diuretika und die so genannten Betablocker, können den Widerstand des Körpers gegen Gewichtsabnahme extrem erhöhen. Wenn das Körpergewicht sinkt, sinkt oft auch der Blutdruck; der Arzt wird die Dosierung anpassen müssen, damit es nicht zu einer Überdosierung kommt.

Sprechen Sie mit Ihrem Arzt über Alternativen für diese und andere Medikamente, wie etwa Steroide, nichtsteroidale Antirheumatika und Statine, die Ihnen die Gewichtsabnahme erschweren könnten. Nochmals, setzen Sie niemals Medikamente ab, und reduzieren Sie niemals die Dosis, ohne Ihren Arzt zu konsultieren.

## *Wie man mit einer zögerlichen Gewichtsabnahme umgeht*

Wenn Ihre Gewichtsabnahme bis zu diesem Zeitpunkt nur schleppend vorangeht, bedeutet das einfach nur, dass Ihr Körper seine Fettspeicher nur ungern hergibt und Ihre Gewichtsabnahme eher langsam verlaufen wird. Sie müssen vielleicht auch damit rechnen, dass es immer wieder frustrierende Stillstände gibt, wenn sich schlichtweg gar nichts tut. Haben Sie Geduld! Lassen Sie sich nicht entmutigen, und geben Sie auf gar keinen Fall auf! Bei sehr hohem Stoffwechselwiderstand sollten Sie vielleicht folgende kleine Änderungen vornehmen:

**Bewegen Sie sich.** Zunächst sollten Sie sich an die Atkins-Empfehlung für körperliches Training halten (siehe Kapitel 8). Wenn Sie sich gut fühlen und nicht mehr unter irgendwelchen Entzugserscheinungen leiden, können Sie eine neue Art von körperlicher Aktivität in Ihren Tagesablauf einbauen. Atkins-Anhänger mit verschiedenstem Hintergrund berichten, dass körperliche Bewegung die Gewichtsabnahme sehr rasch in Gang bringt – oft auch der Umstieg von einer Trainingsart auf eine andere.

**Achten Sie darauf, dass Sie nicht mehr Kohlenhydrate essen, als Ihnen bewusst ist.** Kohlenhydrate sind in vielen Nahrungsmitteln versteckt, in denen man sie nicht vermuten würde, zum Beispiel in Salat-Dressings. Wiegen oder messen Sie Ihre Portionen ab, bis Sie die Menge fest im Griff haben (siehe »Visualisieren sie die Portionsgrößen« in Kapitel 6). Vielleicht essen Sie unbewusst zu große Portionen und daher mehr Gramm Nettokohlenhydrate, als Sie denken. Günstig ist auch, während anderer Tätigkeiten nicht zu essen, also etwa beim Fernsehen oder Autofahren. Es ist mehr als sinnvoll, nicht zu essen, wenn man sich auf andere Dinge konzentriert. Essen vor dem Fernseher kann außerdem den Konsum weniger gesunder Nahrungsmittel fördern.

**Meiden Sie Speisen mit höherem Kohlenhydratanteil.** Das Nächste, was Sie tun müssen, ist, einige wenige Dinge mit höherem Kohlenhydratgehalt von Ihrer Liste der »Nahrungsmittel für die Phase 1« (Seite 77) zu streichen – nämlich Avocados, Oliven, Limonen- und Zitronensaft sowie Sahne und saure Sahne. Achten Sie auch darauf, dass Sie nicht zu viel Eiweiß oder zu wenig Fett – oder beides – essen. Sie können auch Ihre Käseportionen verkleinern. Manche Menschen haben Probleme mit kohlenhydratarmen Alternativprodukten – vielleicht müssen Sie sich auf einen halben kohlenhydratarmen Eiweißriegel beschränken. Halten Sie auch Ausschau nach »versteckten Kohlenhydraten«.

**Reduzieren Sie den Eiweißverzehr.** Wenn Sie bei einer Mahlzeit zu viel Eiweiß essen, wird ein Teil davon in Blutzucker umgewandelt, der die Fettverbrennung hemmen kann. Halten Sie die Portionen mäßig groß, und essen Sie häufiger kleinere Mahlzeiten. Sie sollten nach einer Mahlzeit satt, aber nicht voll sein. Wenn Sie bewusst langsamer essen, können Sie auch leichter abschätzen, wann Sie satt sind. Wenn Sie nicht wissen, wie viel Sie eigentlich brauchen, weil Sie jahrelang zu viel gegessen haben, probieren Sie einfach einmal, weniger zu essen, als Sie gewohnt sind. Wenn Sie nach 30 Minuten nicht mehr hungrig sind, werden Sie allmählich erkennen, wie sich Gewohnheit und echter Hunger unterscheiden. Mit der Zeit sollten Sie so lernen, wann Sie aufhören müssen, was der Gewichtsabnahme zugute kommt.

**Essen Sie mindestens drei Mahlzeiten am Tag.** Lässt man eine Mahlzeit aus oder zu große Abstände zwischen den Mahlzeiten (der Abstand sollte tagsüber nicht mehr als sechs Stunden betragen), fällt der Blutzuckerspiegel ab, und man fühlt sich müde, zittrig und hungrig. Regelmäßige Mahlzeiten und kohlenhydratarme Snacks sorgen für einen gleichmäßigen Blutzuckerspiegel. Die Gefahr, dass man dem Verlangen nach kohlenhydratreichen Snacks nachgibt oder bei der nächsten Mahlzeit zu viel isst, sinkt. Überessen beugt man am besten vor, indem man darauf achtet, niemals einen Bärenhunger zu entwickeln.

**Wenn Sie unter Verstopfung leiden, unternehmen Sie etwas.** (Siehe »Wie man mit Verstopfung umgeht« in Kapitel 6.) Einmal abgesehen davon, dass das Gewicht nicht weniger wird, fühlt man sich auch ziemlich träge, wenn man unter Verstopfung leidet, die Lust auf körperliche Bewegung sinkt.

**Achten Sie darauf, dass Sie am Tag mindestens acht Viertellitergläser Wasser trinken.** Trinken hilft nicht nur gegen Verstopfung, es erleichtert auch die Unterscheidung, ob man hungrig oder durstig ist. Mitunter signalisiert der Körper, dass er Nahrung braucht, wenn er in Wahrheit Wasser benötigt. Der Körper braucht ausreichend Flüssigkeit, damit die chemischen

Reaktionen ordnungsgemäß ablaufen können. Wassermangel lässt sie weniger effizient ablaufen und kann die Gewichtsabnahme bremsen.

**Zurückhaltung bei künstlichem Süßstoff.** Jedes Päckchen enthält beinahe ein Gramm Kohlenhydrate, wenn Sie also fünf Päckchen Süßstoff am Tag verwenden, vergeuden Sie darauf bereits ein Viertel Ihrer täglichen Kohlenhydratmenge. Beschränken Sie sich auf nicht mehr als drei Päckchen am Tag. Manche Menschen stellen fest, dass Süßstoffe den Ausstieg aus der Kohlenhydratsucht erschweren. Wenn Sie in der zweiten Woche Einleitung immer noch Heißhunger auf Süßes haben, lassen Sie den Süßstoff ganz weg und warten Sie ab, ob der Heißhunger verschwindet und die Gewichtsabnahme schneller verläuft.

**Meiden Sie Koffein.** Wenn Sie süchtig nach Koffein sind, nehmen Sie den Umstieg auf koffeinfreien Kaffee jetzt in Angriff. Zu viel Koffein in Form von Kaffee, Tee und Cola kann Blutzuckerschwankungen und Heißhunger auf Süßigkeiten auslösen.

**Die Schilddrüse und zögerliche Gewichtsabnahme**

Eine Unterfunktion der Schilddrüse verlangsamt den Stoffwechsel und kann so die Gewichtsabnahme erschweren. Die Schilddrüse reguliert unter anderem die Körpertemperatur. Kälteempfindlichkeit ist daher eines der ersten Anzeichen für eine Schilddrüsenunterfunktion. Weitere Symptome sind Gewichtszunahme, Haarausfall, Müdigkeit und Abgeschlagenheit, Depressionen, trockene Haut, chronische Verstopfung, brüchige Nägel, schlechtes Gedächtnis und überhöhter Cholesterinspiegel.

Wie bei anderen Hormonen nimmt auch die Produktion der Schilddrüse mit steigendem Alter ein wenig ab; mindestens 25 Prozent aller Erwachsenen haben mit einer eher trägen Schilddrüse zu kämpfen. Die schwankende Östrogenproduktion in der Perimenopause oder Menopause kann die Schilddrüse aus der

Bahn werfen, ebenso die Antibabypille und Lithium-Präparate, um nur einige Medikamente zu nennen.
Wenn Sie den Verdacht hegen, dass eine Schilddrüsenunterfunktion besteht, sprechen Sie darüber mit Ihrem Arzt. Dieser wird vermutlich Blut abnehmen und daraus das freie $T_3$, $T_4$ und TSH bestimmen lassen. Damit lässt sich die Produktion der Schilddrüsenhormone $T_4$ (auch als Thyroxin bezeichnet) und $T_3$ (der Körper verwandelt $T_4$ in $T_3$ = Trijodthyronin) sowie des Hypophysenhormons TSH (thyroideastimulierendes Hormon, syn. Thyreotropin, Thyrotropin) abschätzen.

Alles in allem ist die Gewichtsabnahme also eine sehr individuelle Sache, jeder Mensch reagiert anders, wenn er nur 20 Gramm Nettokohlenhydrate am Tag zu sich nimmt. Weil jeder Mensch sich in einer anderen Situation befindet und jeder seinen ganz persönlichen Stoffwechsel hat, *ist die Atkins-Ernährungsweise so konzipiert, dass Sie den Bedürfnissen und dem Geschmack des Einzelnen angepasst werden kann.* Wenn Sie mit den Ergebnissen nicht zufrieden sind, geben Sie nicht auf, sondern passen Sie die Methode an, bis Sie Ihren Anforderungen entspricht. Wenn Sie die Kohlenhydratmenge reduzieren müssen, um die Gewichtsabnahme in Schwung zu bringen, können Sie nach ein oder zwei Wochen wieder einige Dinge hinzufügen, wenn der Körper die Umstellung bewältigt hat und auf Fettverbrennungskurs ist. Wenn Sie also mit 20 Gramm Nettokohlenhydraten am Tag nicht abnehmen, gehen Sie für einige Tage auf 15 Gramm zurück. Das würde bedeuten, dass Sie nur drei Tassen Salat essen dürfen und andere Kohlenhydratlieferanten weglassen müssen. (Umgekehrt, wenn Sie eine oder zwei Portionen Kohlenhydrate hinzugefügt haben, um Beschwerden zu lindern, kehren Sie wieder zu den 20 Gramm Nettokohlenhydraten zurück, wenn der Körper sich an die neue Ernährungsweise angepasst hat.)

> Die ersten beiden Wochen Einleitung waren hart. Ich war die ganze Zeit gereizt und schläfrig. Ich fühlte mich total schlapp. Sobald ich meine Zuckerabhängigkeit jedoch überwunden hatte, begannen die Kilos abzuschmelzen, und ich fühlte mich großartig – besser als je zuvor. Ich begann, in der Mittagspause spazieren zu gehen, was meine Gewichtsabnahme deutlich beschleunigte und gut gegen Stress half. Ich ging etwa eine Stunde lang und kehrte dann zu meinem Schreibtisch zurück, wo ich etwas Hähnchen oder vorbereitete Fleischbällchen, Rindfleisch-Jerky oder Nüsse aß. Schließlich war ich so weit, dass ich wandern gehen konnte – das half mir, mein erstes Zielgewicht von 109 Kilogramm zu erreichen. Sobald ich diese Marke erreicht hatte, konnte ich in der Mittagspause Rad fahren. Nun wiege ich 93 Kilo, habe noch elf Kilo abzunehmen und fahre an drei Tagen der Woche mittags 25 Kilometer mit dem Rad, an den übrigen Tagen gehe ich surfen und Kajak fahren!
>
> *James Guilbeaux,* 45 Kilo abgenommen

Wenn Sie zu diesem Zeitpunkt die zweite Woche der Einleitung noch nicht abgeschlossen haben, gehen Sie erst zum nächsten Abschnitt über, wenn es so weit ist.

## *Zeit für Entscheidungen*

Sie haben es geschafft! Sie haben die ersten beiden Wochen Atkins-Ernährungsweise absolviert, Sie haben die schwierige Umstellung geschafft, Sie verbrennen in erster Linie Fett und fühlen sich großartig. Daher sind diese zwei Wochen ein logischer Zeitpunkt für eine erste Bilanz.

Gehen Sie nun zu Seite 119 und füllen Sie die Check-up-Liste »Wo ich heute stehe: Tag 14« aus. Kehren Sie dann zu dieser Seite zurück.

Die Entscheidung, die Sie treffen müssen, bietet sich sofort an: Sollen Sie weiter bei der Einleitung bleiben? Sollen Sie zur nächsten Phase, der Dauergewichtsabnahme (DGA) übergehen? Einige von Ihnen, besonders jene, die nur relativ wenig Gewicht abnehmen möchten – etwa zehn bis 15 Kilo –, können nun bereits zur Dauergewichtsabnahme übergehen. Andere werden lieber noch bei der Einleitung bleiben. Wenn Sie viel abnehmen müssen, können Sie bedenkenlos sechs Monate oder länger bei der Einleitung bleiben. Sie können auch zur DGA übergehen, wenn Sie möchten. Die Entscheidung liegt bei Ihnen. Kapitel 9 wird Ihnen dabei helfen.

**Achtung:** Sie sollten nicht bei der Einleitung bleiben, bis Sie Ihr Zielgewicht erreicht haben. Es ist sehr wichtig, dass Sie alle Phasen zum gegebenen Zeitpunkt durchmachen. Denn nur so können Sie herausfinden, wie viele Kohlenhydrate Sie essen können – und das ist schließlich Voraussetzung für lebenslange Schlankheit und insgesamt bessere Ernährungsgewohnheiten.

## *Sollen Sie bei der Atkins-Ernährungsweise bleiben?*

Lassen Sie uns zunächst überlegen, ob Sie überhaupt mit Atkins weitermachen sollen. Für uns liegt die Antwort auf der Hand, für Sie vielleicht noch nicht. Wenn Sie daran denken, die Atkins-Ernährungsweise aufzugeben, raten wir Ihnen dringend, noch einmal darüber nachzudenken.

Sehen wir uns vier Gründe an, die Menschen anführen, wenn sie aufhören möchten:

1. Ich habe schon genug abgenommen.
2. Ich habe nicht genug abgenommen.

3. Ich vermisse Brot, Getreideflocken, Obst, Kartoffeln und andere Kohlenhydratlieferanten zu sehr.
4. Meine Freunde oder Verwandten sagen, es wäre nicht gut, langfristig nach dem Atkins-Programm zu leben.

Sehen wir uns diese Ausreden der Reihe nach an:

1. Wenn Sie alles, was Sie abnehmen wollten, in zwei Wochen geschafft haben, ist das gut. Sie haben nun vielleicht das Gefühl, Sie könnten es alleine schaffen, wenn Sie weiterhin auf die Kohlenhydrate achten. Dorthin werden Sie letztlich kommen, wenn Sie die lebenslange Erhaltung erreicht haben, die Erfahrung lehrt jedoch, dass 14 Tage nicht ausreichen, um sich an eine gänzlich neue Ernährungsweise zu gewöhnen. Es ist beinahe unvermeidlich, dass Sie nach und nach zu Ihren alten Essgewohnheiten zurückkehren werden. Die Umstellung der Lebensweise ist noch zu neu, die Kilos werden zurückkehren. Erst wenn Sie die anderen drei Atkins-Phasen durchmachen und nach und nach die meisten Kohlenhydratlieferanten wieder in Ihren Speiseplan einbauen, werden Sie gute Essgewohnheiten erlernen, wie sie unbedingt erforderlich sind, wenn Sie Ihr neues Gewicht auf lange Sicht halten wollen.
2. Vielleicht gehören Sie zu jenen Menschen, die nicht so viel abgenommen haben, wie sie ursprünglich gehofft hatten. »Ach, schon wieder eine Diät, die nicht funktioniert!« Ist das Ihre Reaktion? Sie haben von den vielen Menschen gehört, die mit Atkins furchtbar viel abgenommen haben, und sind frustriert, weil es bei Ihnen nicht so funktioniert hat. Bitte glauben Sie uns, Sie sind damit nicht alleine. Oder glauben Sie uns nicht – gehen Sie auf die Atkins-Web-Site (*atkins.com*), und lesen Sie die Geschichten der Menschen, die ebenso schwer abnehmen konnten wie Sie – oder vielleicht noch schwerer – und dennoch Erfolg hatten. Sie können im Internet auch Foren für kohlenhydratarme Ernährung finden, wo

Sie mit Menschen Erfahrungen austauschen können, die die gleichen Hindernisse überwinden mussten. Denken Sie auch darüber nach, ob vorschnelles Aufgeben und Rückfall in alte Gewohnheiten eine Verhaltensweise ist, die sich bei Ihnen immer wieder zeigt.
Vielleicht brauchen Sie ein wenig länger als Ihre Bekannten, letztendlich *werden* Sie aber abnehmen, wenn Sie sich genau an das Programm halten. Sehr hilfreich kann ein »Atkins-Kumpel« sein, der vom gleichen Geschlecht, ungefähr gleich alt ist und etwa gleich viel abnehmen muss. Wenn der Partner mitmacht, beflügelt das ungemein. Bedenken Sie dabei jedoch stets, dass zwei Menschen niemals gleich schnell abnehmen, erwarten Sie also nicht, dass Sie und Ihr Kumpel gleich schnell Fortschritte machen.
Was Sie auch nicht vergessen dürfen: Diese Ernährungsweise hat zwei Vorteile, Gewichtsabnahme ist nur einer davon; bessere Gesundheit – und damit verbunden, geringeres Krankheitsrisiko – ist das andere, vordringliche Ziel.

3. Wenn Sie immer noch Heißhunger auf Kohlenhydrate haben, gibt es mehrere Möglichkeiten:

- Sie mogeln und rufen dadurch Blutzuckerschwankungen hervor. Der abfallende Blutzuckerspiegel führt zu Verlangen nach noch mehr Kohlenhydraten.
- Sie mogeln nicht, essen aber alle 20 Gramm Nettokohlenhydrate, die am Tag erlaubt sind, auf einmal in einer Mahlzeit. Wenn Sie in der Vergangenheit schon schwankenden Blutzucker hatten, ist das vielleicht zu viel auf einmal, und Sie müssen die Kohlenhydrate besser über den Tag verteilen.
- Sie mogeln nicht, nehmen aber »versteckte« Kohlenhydrate mit Nahrungsmitteln, in denen Sie sie nicht vermuten würden, auf. Das sind meist Fertigprodukte, wie Dosen- und Trockensuppen, Salat-Dressings, Saucen, Tiefkühlgemüse, die Würzsaucen mit Maisstärke, festen Milchbestandteilen

und sogar Zucker enthalten. Zucker in irgendeiner Form ist häufig in Barbecue-Sauce, Ketchup, Brotaufstrichen und Teriyaki-Sauce enthalten. Wenn Sie »Diät«-Mayonnaise oder andere »Diät«-Produkte verwenden, wird ein Blick auf die Zutatenliste oft deutlich machen, dass das Fett hier zur Geschmacksverbesserung durch Zucker ersetzt wurde. Lesen Sie aufmerksam die Nährwertangaben. Nützlich wäre es, sich zur Faustregel zu machen, keine fettarmen oder Diät-Produkte zu verwenden, wenn diese nicht ausdrücklich als kohlenhydratarm ausgewiesen sind und keinen Zucker enthalten.

- Der Heißhunger entspricht keinem körperlichen Bedürfnis, wird nicht durch Blutzuckerschwankungen ausgelöst, sondern geht auf tief sitzende Gewohnheiten zurück, die Sie nicht aufzugeben bereit sind. Vielleicht brauchen Sie einfach etwas Süßes, und da könnten Sie auch auf kohlenhydratarme Alternativen zurückgreifen.

Bis Sie tatsächlich im Fettverbrennungsmodus sind und von der Verringerung des Appetits profitieren, fällt es Ihnen vielleicht schwer, auf altvertraute Nahrungsmittel zu verzichten, nämlich genau auf diejenigen, die Sie ursprünglich in Schwierigkeiten gebracht haben.

Bedenken Sie dabei stets, dass die *Einleitung die strengste Atkins-Phase* ist. Wenn Sie die immer großzügigeren Phasen bis zur lebenslangen Erhaltung durchmachen, werden Sie langsam und vorsichtig Kohlenhydratlieferanten mit hoher Nährstoffdichte hinzufügen. Zu den ersten Nahrungsmitteln, die Sie während der Dauergewichtsabnahme einführen, gehören Beeren. In der Phase der Vor-Erhaltung werden Sie wahrscheinlich Vollkorngetreide, andere Früchte und ab und zu eine Kartoffel genießen können.

4. Wenn Sie gute Ergebnisse erzielen, aber unter ständigem Druck seitens der Familie oder Ihrer Freunde – oder sogar Ihres Arztes – stehen, mit Atkins aufzuhören, gehen Sie bitte

zurück zu Kapitel 3 und lesen den Abschnitt »Der richtige Umgang mit der Sabotage« und »Mit dem Arzt über Atkins sprechen« auf den Seiten 49 und 54. Werfen Sie auch einen Blick auf die im Anhang angeführten Studien – das sollte Sie und alle Atkins-Skeptiker überzeugen. Denken Sie an die abgenommenen Pfunde und Kilos und daran, wie viel besser Sie sich nach 14 Tagen Atkins fühlen. Manchmal müssen Sie nur Ihrer inneren Stimme – und Ihrem Körper – vertrauen, nicht den wohlmeinenden – aber nicht wohl informierten – Menschen um Sie herum.

Was immer die Gründe dafür sein mögen, dass Sie das Programm aufgeben möchten, wir bitten Sie dringend, es sich aus all den genannten Gründen nochmals zu überlegen. Sie werden mit der Zeit eine Vorliebe für die kohlenhydratarme Lebensweise entwickeln und schätzen lernen, was sie in Ihrem Leben bewirkt hat.

## *Zeit zum Nachdenken – Der Fragebogen für Sie*

Halten Sie die wichtigen Werte fest und beantworten Sie die anschließenden Fragen am Tag 14 der Einleitung. Vergleichen Sie Ihre Ergebnisse mit den ersten beiden Fragebögen auf Seite 75 und Seite 102.

**Wo ich heute stehe: Tag 14**

Atkins wurde begonnen am: ____________________
Derzeitiges Gewicht: ____________________
Wie viele Kilos abgenommen: ____________________
Zielgewicht: ____________________
Derzeitige Kleidergröße: ____________________

Angestrebte Kleidergröße: ____________________
Brustumfang derzeit: ____________________
Wie viele Zentimeter abgenommen: ____________________
Taillenumfang derzeit: ____________________
Wie viele Zentimeter abgenommen: ____________________
Hüftumfang derzeit: ____________________
Wie viele Zentimeter abgenommen: ____________________
Umfang Oberarm derzeit: ____________________
Wie viele Zentimeter abgenommen: ____________________
Umfang Oberschenkel derzeit: ____________________
Wie viele Zentimeter abgenommen: ____________________

**Wenn Sie auf die letzte Woche zurückblicken**

Wie war Ihre Stimmung?

________________________________________

________________________________________

________________________________________

Wie leistungsfähig waren Sie?

________________________________________

________________________________________

________________________________________

Haben Sie täglich Sport getrieben?

________________________________________

________________________________________

________________________________________

Haben Sie die Zeiten Ihrer sportlichen Aktivität in dieser Woche ausgedehnt?

Haben Sie die Trainingsintensität in dieser Woche erhöht?

Haben Sie Gemüsesorten gegessen, die Sie in der Woche davor nicht gegessen hatten?

Wie haben Sie diese Woche geschlafen?

Hatten Sie in dieser Woche Heißhungerattacken? War es schwer, standhaft zu bleiben?

Welche andere Herausforderungen stellten sich in dieser Woche? Wie sind Sie damit umgegangen?

Gab es irgendwelche Kommentare zu Ihrem Umstieg auf die Atkins-Ernährungsweise? Wie haben Sie reagiert?

Welche Strategien haben sich für Sie bewährt? Welche Veränderungen müssen Sie vornehmen?

Sind Sie zufrieden mit Ihren Fortschritten?

# 8. Die Kilos in Bewegung bringen

> Als Direktor einer Highschool und ehemaliger Leistungssportler, der sein ganzes Leben in den Dienst von Fitness und Gesundheit stellte, hätte ich es niemals zu einem Körpergewicht von 147 Kilogramm kommen lassen dürfen, wie ich es mit 38 Jahren tatsächlich hatte. Dank Atkins habe ich nun die 99-Kilo-Marke erreicht, meine Taille ist von 132 auf 97 Zentimeter zurückgegangen, und meine Frau stellt mich neuerdings als ihren »jugendlichen Liebhaber« vor. Ich fühle mich so gut wie seit 18 Jahren nicht mehr. Ich trainiere nun wieder jeden Morgen eine Stunde, und zwar mit Laufband, Fahrradergometer und Gewichten. Das größte Problem sind die vielen neuen Hosen, die ich brauche!
>
> *Tim Johnston,* 48 Kilo abgenommen

Sobald Sie den Umstieg auf Körperfettverbrennung geschafft haben und sich wie neugeboren fühlen, müssen Sie diese neue Energie einsetzen, um Ihr Streben nach Schlankheit und Gesundheit voranzutreiben. Atkins hat schon aus vielen Bewegungsmuffeln begeisterte Sportler gemacht. Das liegt an einem interessanten Kombi-Effekt: Die Atkins-Ernährungsweise bewirkt Gewichtsabnahme und erhöhte Leistungsfähigkeit, welche wiederum den Bewegungsdrang steigert, vermehrte körperliche Bewegung fördert die Gewichtsabnahme weiter und erhöht die Leistungsfähigkeit, und so weiter! Von dieser Kombination können Sie nur profitieren! Außerdem, wer die Beschränkung der Kohlenhydrate nicht mit regelmäßiger Bewegung verbindet, setzt die Atkins-Ernährungsweise nicht richtig um und betrügt sich selbst um wichtige Vorteile.

**Achtung:** Sprechen Sie mit Ihrem Arzt, bevor Sie ein Fitnessprogramm beginnen; wenn Sie bereits ein Herz-Kreislauf-Leiden haben oder sich bisher sehr wenig körperlich bewegt haben, ist unbedingt ein Besuch beim Kardiologen anzuraten.

## *Bewegung ist keine Option, Bewegung ist ein Muss*

**Wiederholung:** Neben Ihren neuen Essgewohnheiten müssen Sie körperliche Bewegung in Ihren Tagesablauf einbauen. Dass man bei Atkins nicht trainieren muss, ist ein weit verbreitetes Gerücht. Es ist einfach falsch! Bewegung ist ein fester Bestandteil des Atkins-Programms, den man nicht ignorieren darf. Tägliches Training

- heizt den Fettabbau und damit die Gewichtsabnahme (auch im Ruhezustand!) an
- kräftigt Ihre Muskeln
- erhält die Haut straff trotz schwindender Fettpolster
- führt zu gleichmäßiger Leistungsfähigkeit
- sorgt für besseren Schlaf
- sorgt für bessere Stimmung
- verringert das Verletzungsrisiko
- bedeutet Schutz vor Diabetes, koronarer Herzerkrankung, Schlaganfall, Krebs und praktisch allen lebensbedrohlichen Krankheiten, die es gibt
- hilft, die Knochenmasse zu erhalten, und reduziert somit das Osteoporoserisiko für Männer wie für Frauen.

Zu diesem Zeitpunkt konzentrieren Sie sich vielleicht in erster Linie auf Vorteil Nummer 1: auf den Fettabbau durch mobilisierte Verbrennung und somit auf die Gewichtsabnahme. Zu gegebener Zeit werden auch die anderen Vorteile, die Sport mit sich bringt, für Sie wichtig werden. In der Zwischenzeit beschäftigen wir uns damit, wie körperliche Bewegung zusammen mit Ihrer veränderten Ernährungsweise Ihre Gewichtsabnahme befördert.

Bewegung jeglicher Art hilft, Muskelmasse aufzubauen oder zumindest zu erhalten. Beim Aufbau von Muskelgewebe hilft uns besonders das Gewichttraining. Viele Übergewichtige scheuen sich, mit Gewichten zu trainieren, weil sie fürchten, noch an Umfang zuzunehmen, wenn die Muskeln wachsen. Das ist ein grundlegender Irrtum, auf den wir später eingehen werden. Zunächst ist uns wichtig, dass der Muskelaufbau den Fettabbau fördert. Eine kurze Warnung: Wenn Sie Muskelmasse aufbauen, kann es passieren, dass die Waage keine Gewichtsabnahme anzeigt – möglicherweise sogar eine kleine Gewichtszunahme signalisiert. Das liegt daran, dass Muskelgewebe mehr wiegt als Fett. Sie werden den Unterschied jedoch an Ihrem Körper und an Ihren Kleidern merken. Und noch wichtiger ist, dass Muskeln ständig mehr Energie verbrauchen als Fettdepots. Das heißt, wenn Sie mehr Muskelgewebe haben, verbrauchen Sie auch im Ruhezustand mehr Kalorien.

Bewegung fördert die Gewichtsabnahme also in dreifacher Weise:

1. Bei sportlicher Aktivität verbraucht man selbstverständlich mehr Kalorien.
2. Wenn das Training beendet ist, arbeitet der Stoffwechsel noch für einige Zeit mit erhöhter Geschwindigkeit – und verbraucht dabei mehr Kalorien als gewöhnlich.
3. Wenn die Muskelmasse zunimmt, schaltet der Stoffwechsel einen Gang höher, auch wenn Sie in der Bank Schlange stehen!

Sie werden uns sicher zustimmen: Hier braucht man nicht lange zu überlegen. Legen wir los, sehen wir uns an, was Sie tun müssen, um Ihren Körper in Bewegung zu setzen.

## *Machen Sie Sport zu Ihrem Verbündeten*

Wenn Sie bisher oder in letzter Zeit nicht sportlich aktiv waren, sprechen Sie zunächst mit Ihrem Arzt. Wenn Sie grünes Licht erhalten, beginnen Sie mit einem flotten Spaziergang, steigern Sie sich dann, machen Sie Walking, einen sanften und effektiven Ausdauersport. Machen Sie keine Wissenschaft daraus, fürchten Sie sich nicht davor und warten Sie auch nicht, bis Sie die richtigen Schuhe gekauft haben. Gehen, walken Sie einfach. Nehmen Sie Ihre Uhr mit und machen Sie sich auf den Weg. Gehen Sie 15 Minuten und stellen Sie dann fest, wie Sie sich fühlen. (**Tipp:** Trainieren Sie gleich am Morgen, verschieben Sie es nicht auf später. Wer weiß, was dann alles dazwischenkommt.) Steigern Sie allmählich Zeit und Intensität Ihres Trainings, mit dem Ziel, pro Tag eine Stunde sportlich aktiv zu sein. Verdrehen Sie nicht die Augen! Sie können diese Stunde über den Tag verteilen, etwa eine halbe Stunde gehen, 15 Minuten Rad fahren und 15 Minuten tanzen, Aerobic machen, auf der Stelle laufen, oder was Ihren Puls eben erhöht. Sie können einen Tennisball gegen eine Wand schlagen, einige Male die Treppen auf und ab laufen oder energisch sauber machen.

Informieren Sie sich über Übungen, die man im Wasser oder im Sessel sitzend machen kann – gute, schonende Möglichkeiten, körperlich wieder aktiver zu werden. Es ist ganz wichtig, dass Sie langsam beginnen und richtiges Dehnen, Aufwärmen und Cool-down (»Abwärmen«) erlernen, um Verletzungen zu vermeiden. Wenn Sie eine neue Sport- oder Trainingsart erlernen, suchen Sie einen ausgebildeten Fitnesstrainer auf, lassen Sie sich vielleicht von einem Personaltrainer begleiten, um korrekte Bewegungsabläufe und richtige Haltung zu lernen und auszuüben. Falsche Bewegungen sind ungesunde Bewegungen, und Ihr Trainingsprogramm ist nicht nur zum Scheitern verurteilt, Sie schaden sich und Ihrer Gesundheit.

Es spielt keine Rolle, was Sie tun, Hauptsache, Sie tun etwas. Es kommt in erster Linie darauf an, Sportarten zu wählen, die Ihnen am meisten Spaß machen – oder gegen die Sie die geringste Abneigung haben. Wenn Sie fitter werden und größere Herausforderungen suchen als Walking, eröffnen sich Ihnen viele Möglichkeiten. Hier sind ein paar Vorschläge:

**Fahrradfahren:** Mit Fahrradfahren können Sie Ihren Puls leicht erhöhen, ohne die Gelenke zu belasten. Wenn Sie Mitglied in einem Fitnessstudio sind, können Sie zwischen einem regulären Fahrradergometer und einem Fahrradergometer *mit Rückenstütze* wählen, das Gesäß und Rücken schont.

**Laufen:** Laufen eignet sich nicht für jeden. Wenn Sie noch beträchtliches Übergewicht, ein Knieleiden oder andere Erkrankungen des Bewegungs- und Stützapparates haben, ist das definitiv keine Sportart für Sie. Und dennoch – Laufen ist eine größere Herausforderung als Walking, für viele Menschen also die logische und faszinierende Steigerung. Wie wissen Sie, wann Sie mit dem Laufen beginnen können? Wenn Sie 45 Minuten rasch, ohne Pause gehen können, sind Sie vermutlich fit genug. Suchen Sie sich für den Anfang ein Laufband oder eine Laufbahn auf einem Sportplatz. Die Standardlänge solcher Laufbahnen beträgt 400 Meter, die Oberfläche ist ideal, außerdem sind Sie dort vor dem Straßenverkehr geschützt. Gehen Sie einige Runden (auf dem Laufband etwa 15 Minuten) zum Aufwärmen, versuchen Sie dann, eine Runde (oder zwei bis drei Minuten) locker zu laufen. Vielleicht fällt es Ihnen anfangs leichter, die geraden Stücke der Laufbahn zu laufen und die Kurven zur kurzen Erholung zu gehen.

**Schwimmen:** Wenn Sie an Arthritis oder Knieschmerzen leiden oder starkes Übergewicht haben, ist Schwimmen ideal. Das Wasser trägt den Körper und ermöglicht eine schonende Form der Bewegung. Wenn Sie Schwimmen nicht so spannend finden, versuchen Sie es einmal mit Wasser-Aerobic. Da beim Schwimmen viele verschiedene Muskelgruppen gleichzeitig beansprucht werden, gilt Schwimmen als sehr wirkungsvolle Bewegungsart. Im Schwimmverein bringt es vielleicht auch noch Spaß.

**Ellipsen-Trainer:** Solche Geräte finden Sie in den meisten Fitnessstudios. Beim Ellipsen-Trainer bewegen sich die Beine auf ovalen oder elliptischen Bahnen. Einige Modelle haben Griffe für die Arme, die im gleichen Rhythmus wie die Pedale vor- und zurückgestoßen werden und so den Oberkörper trainieren. Diese Trainingsform belastet kaum, die Abläufe sind harmonisch und angenehm – eine gute Wahl für alle, die zu Knie- und anderen Gelenkschmerzen neigen.

**Stepper und Stair Climber:** Diese Geräte sind eindeutig nicht für jeden geeignet. Stepper können Knieleiden verschlimmern, Trainingsfehler sind häufig. Wenn Sie einen der häufigen Fehler machen – sich an das Gerät lehnen, die Pedale bis zum Boden durchtreten oder wie ein Häschen von einem Pedal zum anderen hüpfen –, werden Sie nicht viel profitieren, die Belastung der Handgelenke könnte das Risiko eines Karpaltunnelsyndroms erhöhen. Korrekt eingesetzt, ermöglichen die Geräte jedoch ein einfaches, wirkungsvolles Training. Sie beanspruchen das Herz-Kreislauf-System relativ stark, für Menschen, die weniger fit oder an Treppensteigen nicht gewöhnt sind, ist daher Vorsicht geboten.

**Rudermaschinen:** Wenn Sie eine Rudermaschine zur Verfügung haben, probieren Sie sie aus! Diese Geräte trainieren die Muskeln an Rumpf und Oberarmen – eine Seltenheit unter den beinzentrischen Ausdauersportarten – und erhöhen dabei die Pulsfrequenz. Wenn Ihnen Rudern Spaß macht, lockern Sie damit die Eintönigkeit anderer Trainingsformen auf.

**Aerobic und Tanz:** Jazz Dance, World Beat, Hip-Hop, Kickboxen – wählen Sie, was Ihnen Spaß macht, bedenken Sie dabei aber: in einer Gruppe zu sein bedeutet nicht, dass Sie das allgemeine Tempo durchhalten müssen. Richten Sie sich nach Ihrem eigenen Körper. Wenn Sie langsamer werden oder Bewegungen modifizieren müssen, dann tun Sie das. Und umgekehrt – wenn die Herausforderung zu gering ist, erhöhen Sie Ihr Tempo.

**Yoga:** Viele Menschen denken, Yoga hätte in erster Linie mit Dehnen und Entspannen zu tun. Yoga kann jedoch – je nach Ansatz und Art – auch ein intensives anaerobes und aerobes Workout sein. Einige beliebte Yoga-Arten – Power-Yoga, Ashtanga-Yoga und Bikram-Yoga beispielsweise – sind kraftvolle Übungen, die die Herzfrequenz erhöhen und Muskelmasse aufbauen. Der große Vorteil des Yoga ist, dass es die Beweglichkeit erhöht, Verletzungen vorbeugt und beruhigt. Man braucht dafür auch weder spezielle Kleidung noch Ausrüstung. Yoga-Kurse werden heute überall angeboten, wenn Sie es lieber alleine versuchen möchten, greifen Sie zu einem der zahllosen Bücher und Videos, und studieren Sie sie.

**Pilates:** Diese einzigartige Trainingsform wird auf Bodenmatten und speziellen Geräten durchgeführt. Man braucht dafür einen ausgebildeten Trainer, und das kann teuer werden, ob Sie in einer Gruppe üben oder Einzelstunden nehmen. So wie beim Yoga wird auch bei Pilates der Körper gedehnt und gekräftigt, Atemübungen eingeschlossen. Pilates ist vor allem als Training für Bauchmuskeln und Muskeln des unteren Rückens und für den Aufbau der Rumpfmuskulatur bekannt. Pilates-Anhänger sagen, dass es das beste Ganzkörper-Workout sei, das es gibt.

**Gymnastikband:** Training mit dem Gymnastikband ist eine extrem einfache, aber wirkungsvolle Art, die Muskeln zu kräftigen, und es lässt sich praktisch überall durchführen. Das Gymnastikband gehört zur Standardausrüstung der meisten Fitnessstudios. Ein Gymnastikband sieht aus wie ein riesengroßes Gummiband und kann zur Kräftigung beinahe aller Muskeln unseres Körpers eingesetzt werden. Gymnastikbänder werden in Fachgeschäften und im Internet in unterschiedlichen

Größen und Stärken angeboten. Wie man mit ihm übt, können Sie aus Büchern oder von einem Fitnesstrainer erfahren. Daneben gibt es Videos, Gesundheitsclubs und vieles mehr, was Ihnen weiterhilft.

**Übungen im Sitzen:** Diese Übungsform ist für ältere, geschwächte oder schwer übergewichtige Menschen eine ideale Möglichkeit, ein Fitnessprogramm zu beginnen. Auch in einem Sessel sitzend kann man durch Dehnungsübungen seine Muskeln kräftigen, Gelenk- und Muskelsteifigkeit vorbeugen, den Körper geschmeidig halten – und Stress abbauen. Es gibt spezielle Übungen für Nacken, Schultern, Arme, Rücken, Bauch und Beine. Erkundigen Sie sich an Ihrem Wohnort, ob eine Institution solche Kurse anbietet.

## *Das Yin und Yang des Trainierens*

Sie wissen vermutlich, dass es zwei Arten von Training gibt: *aerobes* und *anaerobes.* Beide Sportarten sind gleich wichtig, beide ergänzen einander. Wenn man bislang kaum Sport gemacht hat, ist es ganz gut, zunächst mit einem aeroben Training zu beginnen und dann langsam anaerobes Training einzubauen.

1. **Aerobes** Training ist alles, was den Puls und die Sauerstoffaufnahme erhöht. Obgleich wir bei diesem Wort vielleicht in erster Linie an Aerobic denken, gehören auch viele andere Sportarten, wie Walking, Golf, Reiten, Tischtennis und sogar Gesellschaftstanz, in diese Kategorie. Diese mögen den Puls nur mäßig ansteigen lassen, für jemanden, der ganz am Anfang steht, kann das jedoch eine ungeheure Verbesserung bedeuten. Sobald Sie beginnen, sich regelmäßig körperlich zu betätigen, werden Sie solch einen Unterschied feststellen, dass Sie nicht mehr aufhören möchten. Steifigkeit und Schmerzen werden verschwinden, die Atmung verbessert

sich, entspannende Endorphine gelangen ins Blut und erzeugen ein kleines, natürliches Hochgefühl.

Wie viel aerobes Training braucht man? Wie bereits gesagt, anzustreben ist eine Stunde am Tag. Wenn Sie bei null beginnen, sollten Sie sich zunächst mit zehn Minuten täglich begnügen und vorher Ihren Arzt konsultiert haben.

Wie intensiv muss das Training sein? Sie können den Puls selbst messen oder ein Pulsmessgerät kaufen, um den richtigen Trainingspuls (siehe unten) zu erreichen. Oder Sie hören einfach auf Ihren Körper – sind Sie ein wenig außer Atem? Sie sollten leicht schnaufen, aber nicht um Luft ringen. Das Tempo ist richtig, wenn Sie sich noch entspannt unterhalten können – keine langen Gespräche führen. Plagen Sie sich? Sie sollten fühlen, dass Sie sich anstrengen, aber sich nicht kurz vor dem Zusammenbrechen befinden.

**Wie Sie Ihren Trainingspuls berechnen**

Ziehen Sie Ihr Lebensalter von 220 ab, und errechnen Sie von dieser Zahl 70 Prozent und 60 Prozent. Mathematisch dargestellt lautet die Formel:

(220 – Lebensalter) x 0,6 = Untergrenze Trainingsbereich
(220 – Lebensalter) x 0,7 = Obergrenze Trainingsbereich

Für eine 58-jährige Frau hieße das:

220 – 58 = 162 x 0,6 = 97
220 – 58 = 162 x 0,7 = 113

Diese Frau sollte Ihren Puls beim Training zwischen 97 und 113 Schlägen pro Minute halten. Stark übergewichtige Menschen müssen besonders vorsichtig vorgehen, weil sie die Obergrenze ihres Trainingsbereichs relativ schnell überschreiten können. Wer bereits fit ist, darf die 70-Prozent-Marke auch überschreiten.

2. **Anaerobes** Training ist die andere Trainingsform. Während Sie aerobes Training in irgendeiner Form für jeden Tag der Woche vorsehen sollten, sollte das anaerobe Training zwischen Ober- und Unterkörper abwechseln, damit sich das Muskelgewebe zwischen den Einheiten regenerieren kann. Sie könnten natürlich auch an jedem zweiten Tag alle Muskeln trainieren.
   Anaerobes Training ist jede Art von körperlicher Betätigung, die den Puls nicht deutlich erhöht. Dazu gehören Übungen, die Muskelmasse aufbauen, wie Training mit Gewichten und mit dem Gymnastikband. Täuschen Sie sich nicht, Sie müssen dafür nicht einen ganzen Satz Gewichte oder Nautilus-Maschinen anschaffen. Liegestütze, Bauchmuskelübungen oder Tomatendosen stemmen sind durchaus taugliche anaerobe Übungen. Ein weiterer Irrtum besteht darin, dass anaerobes Training große, voluminöse Muskelpartien produziert. Jeder Bodybuilder wird Ihnen sagen, dass es für solch einen Körperbau mehr braucht als dreimal die Woche mäßiges Gewichttraining! Auch wenn Sie sich anstrengen und keine einzige Trainingsstunde versäumen, werden Sie dennoch nicht so aussehen. Sie werden allerdings feststellen, dass sich unter der Haut dezent schöne Muskeln abzeichnen, die die Kleidung anders sitzen lassen, Ihre Haltung verändern. Warten Sie nur, wie Sie sich dann fühlen werden, wenn Sie eine Treppe hinaufeilen!
   Neben dem Aufbau von Muskelgewebe – was, wie erwähnt, den Kalorienverbrauch auch in Ruhe erhöht – sorgt Gewichttraining auch für den Schutz und die Kräftigung unseres Knochengewebes, das mit zunehmendem Alter an Dichte verliert. Zusammen mit einer guten Kalziumversorgung (die viele Erwachsene nicht haben, beim Atkins-Programm aber sehr wohl haben werden) ist Gewichttraining die beste Vorbeugung gegen Osteoporose.

> **Achtung:** Beim anaeroben Training ist die korrekte Ausführung und Technik entscheidend.

Holen Sie fachlichen Rat ein – entweder von einem Fitnesstrainer, Sportlehrer oder von einem guten Fachbuch oder Video –, um genau zu lernen, was Sie tun müssen und was Sie nicht tun sollten, damit Sie nicht schon beim ersten Versuch eine Verletzung an Rücken, Schulter, Hüfte oder Leiste davontragen.

Sie sind mittlerweile wohl überzeugt davon, dass regelmäßiger Sport viele Vorteile bietet, vermutlich haben Sie auch schon eine Idee, welche Aktivitäten Sie beginnen werden. Wir hoffen, dass Sie zumindest eine vage Vorstellung davon haben, wie Sie an den meisten Tagen der Woche trainieren können. Wir hoffen außerdem, dass in dieser Vorstellung letztendlich neben aerobem Training auch anaerobe Übungen vorkommen werden. Da ist es natürlich angebracht, dass wir Ihnen zumindest einige Tipps geben, wie Sie mit minimalem Aufwand mehr Bewegung in Ihr Leben bringen können. Und wie Sie sicherstellen können, dass Sie auch dabei bleiben.

## *10 Tipps, wie Sie zu Ihrer Bewegung kommen*

1. **Zur Arbeit mit dem Rad fahren, laufen oder gehen.** Wenn Sie an Ihrem Arbeitsplatz duschen können, ist das ein guter Start in den Tag und eine optimale Ausnützung Ihrer Zeit.
2. **Trainieren Sie in der Mittagspause.** Bewegung in der Mittagspause steigert die Leistungsfähigkeit und lässt den Nachmittag schneller vergehen.
3. **Trainieren Sie vor dem Fernseher.** Auf diese Weise werden

Sie weniger leicht das Training verschieben, um Ihre Lieblingssendung sehen zu können. Fernsehen kann so zum Trainingsanreiz werden, anstatt Sie davon abzuhalten.

4. **Trainieren Sie mit Freunden und Arbeitskollegen.** Wenn Sie das Training nutzen, um sich mit anderen zu treffen, erfüllt es einen zweifachen Zweck. Kurse und Gruppen sind eine gute Möglichkeit, neue Leute mit ähnlichen Interessen kennen zu lernen. Erkundigen Sie sich an Ihrem Wohnort nach Clubs für Jogging oder Walking und nach anderen Gruppenstunden, die für Sie zeitlich in Frage kommen.
5. **Stehen Sie früh auf.** Morgenstund hat Gold im Mund, heißt es schon sehr lange. Mit der Zeit werden Sie das frühmorgendliche Training als Bereicherung empfinden.
6. **Trainieren Sie zu Hause.** Wenn die Möglichkeit besteht, dass Sie mit Heimtrainer oder Video zu Hause trainieren, müssen Sie sich nicht erst fertig machen und außer Haus gehen.
7. **Erstellen Sie einen Plan.** Sich an einen festen Plan zu halten, hilft ungemein, die gesteckten Ziele zu erreichen. Sehen Sie sich Ihre Termine für die folgende Woche an und wählen Sie die Trainingszeiten sorgfältig. Denken Sie auch daran, dass es immer günstiger ist, den Tag mit körperlicher Bewegung zu beginnen, als sie auf später zu verschieben.
8. **Verabreden Sie sich.** Versuchen Sie es mit dem Kumpel-System. Wenn Sie sich mit jemandem zum frühmorgendlichen Training verabreden, sind die Chancen größer, dass Sie auch tatsächlich hingehen – zumindest nachdem Sie das erste Mal verschlafen und ein schlechtes Gewissen haben.
9. **Trainieren Sie gleich nach Dienstschluss.** Wenn Sie normalerweise während der Stoßzeit nach Hause fahren und in der Nähe Ihrer Arbeitsstätte die Möglichkeit zum Trainieren besteht, können Sie auf diese Weise vielleicht dem Ver-

kehrsstau entgehen. Die Gefahr, dass Sie sich drücken, reduziert sich ebenfalls.

10. **Setzen Sie klare Prioritäten.** Die Vorteile körperlicher Bewegung wiegen das Wertvollste in Ihrem Leben nicht auf: die Zeit, die Sie mit Familie und Freunden verbringen. Bedenken Sie das und versuchen Sie, möglichst viel Zeit mit Ihren Liebsten zu verbringen. Langfristig gesehen kann die körperliche Aktivität Ihnen aber einige zusätzliche Jahre mit eben diesen Menschen bescheren.

Wir haben Ihnen hier viele gute Gründe geliefert, sportlich aktiv zu werden – und auch einige grundlegende Tipps. Nun sind Sie an der Reihe! Warten Sie nicht länger, lassen Sie keinen Tag mehr verstreichen, ohne zumindest einen flotten Spaziergang gemacht zu haben. Tun Sie es für Ihren Körper, für Ihr Herz, für Ihre Liebsten und, in erster Linie, für sich selbst.

## *Zeit zum Nachdenken – Der Fragebogen für Sie*

Sie wissen nun, warum Sie Sport treiben sollen. Beantworten Sie die folgenden Fragen, um zu sehen, wie körperliche Bewegung ein regelmäßiger Bestandteil Ihres Lebens werden könnte – vielleicht sogar etwas, das Sie genießen.

### Wie stehen Sie zu Sport?

Hatten Sie bisher ein »problematisches Verhältnis« zu körperlicher Bewegung? Hassen Sie Sport?

______________________________________________

______________________________________________

______________________________________________

Wählen Sie aus allen Sportarten, die Sie aus Erfahrung oder vom Hörensagen kennen, jene drei, die Ihnen am attraktivsten (oder zumindest als geringstes Übel) erscheinen. Welche Ausrüstung, lokalen Voraussetzungen und Vorbereitungen wären für diese drei erforderlich?

Haben Sie jemals mit einem »Kumpel« oder in einer Gruppe trainiert? Verging Ihnen die Zeit dabei schneller, als wenn Sie alleine trainierten?

Was ist für Sie das Schlimmste am Training: Langeweile, Anstrengung, Schmerz, Scham, Zeitnot, sich Aufraffen oder andere Dinge?

Welche Maßnahme könnten Sie diese Woche ergreifen, um sich das Training zu erleichtern? (Alles ist möglich, Sie könnten sich mit einem Freund zu einem Spaziergang verabreden, Sie könnten Schuhe und Sportkleidung neben dem Bett bereitlegen, damit Sie sie morgens bloß anziehen müssen.)

Wissen Sie, dass körperliche Bewegung den Stoffwechsel schneller arbeiten lässt, auch wenn das Training bereits vorbei ist?

________________________________________

________________________________________

________________________________________

Wissen Sie, dass ein Zuwachs an Muskelmasse den Grundumsatz (Kalorienverbrauch in Ruhe) erhöht – was die dauerhafte Gewichtsabnahme wesentlich erleichtert?

________________________________________

________________________________________

________________________________________

# 9. Dabei bleiben?

> Die größte Herausforderung war die Versuchung an den Feiertagen. Meine Familie stand zwar hinter mir, doch da waren überall so viele kohlenhydratreiche Leckerbissen, dass ich schwach wurde – am Weihnachtstag. Am nächsten Tag war ich dann so müde, dass ich genau wusste, ich würde keinen solchen Fehltritt mehr begehen. Ich habe bisher 25 Kilo abgenommen, möchte aber vorläufig bei den 20 Gramm Nettokohlenhydraten pro Tag bleiben, weil ich noch 15 Kilo abnehmen sollte. Ich fühle mich unglaublich leistungsfähig, die tägliche Migräne und das Sodbrennen sind verschwunden. Sogar meine Haut ist schöner geworden.
>
> *Jason Shepherd,* 25 Kilo abgenommen

Die Frage, der wir uns nun zuwenden – ob Sie bei der Einleitung bleiben oder zur Dauergewichtsabnahme (DGA) übergehen – mag für Sie leicht zu beantworten sein. Fühlen Sie sich mit der Einleitung großartig, und müssen noch viele lästige Kilos weg? Fällt Ihnen die Einleitung immer leichter, genießen Sie das Essen? Viele Menschen beschließen, wenn sie diese Fragen mit Ja beantworten, länger bei der Einleitung zu bleiben. Viele haben zu diesem Zeitpunkt einfach das Gefühl, dass es einfacher ist, bei einer überschaubaren Speisenauswahl zu bleiben, dass das größere Angebot sie verwirren könnte. Es gibt aber einen weiteren wichtigen Grund, bei der Einleitung zu bleiben. Dieser Grund ist ein medizinischer, der es erforderlich macht, die Gewichtsabnahme zu priorisieren.

Vielleicht gehören Sie auch zu jenen Menschen, deren Körper der Gewichtsabnahme besonders großen Widerstand entgegensetzt, was bedeutet, dass Sie nur recht langsam abnehmen. Wenn Sie Kapitel 7 gelesen haben, wissen Sie bereits, ob das der Fall ist. Wenn ja, können Sie von einer längeren Einleitung (Phase 1) nur profitieren, weil der Körper dann Zeit hat, eine gestörte Stoffwechsellage zu korrigieren, die sich im Laufe der Zeit eingestellt haben kann. Unter Störungen der Stoffwechsellage fallen Insulinresistenz, Blutzuckerschwankungen, Kohlenhydratabhängigkeit und Nahrungsmittelunverträglichkeiten (Nahrungsmittelallergien). Wenn diese metabolischen Ungleichgewichte wiederhergestellt sind, wird sich die Gewichtsabnahme vielleicht beschleunigen.

Sie können bedenkenlos bei der Einleitung bleiben – solange Sie Kohlenhydratlieferanten mit hoher Nährstoffdichte auswählen und ergänzend Vitamine und Mineralstoffe (auch essenzielle Fettsäuren) einnehmen.

Dennoch wäre es vielleicht angebracht, nochmals zu betonen, dass die Atkins-Ernährungsweise aus vier Phasen besteht. Die Einleitung (Phase 1) ist *keine* Ernährungsweise fürs ganze Leben. Menschen, die bei der Einleitung bleiben, bis sie ihr Zielgewicht erreicht haben, schaffen manchmal nur schwer den Übergang zur lebenslangen Erhaltung (Phase 4). Sie haben nicht gelernt, welche Nahrungsmittel sie gut vertragen und welche sie einschränken oder ganz weglassen müssen. Um diese Kenntnis geht es aber. Ein Grund mehr für das vierphasige System.

**Nüsse knabbern**

Wenn Sie beschließen, bei der Einleitung zu bleiben, dürfen Sie zur Belohnung 30 Gramm Nüsse und Samen am Tag hinzufügen und ausprobieren, wie es Ihnen damit ergeht. Nüsse liefern Eiweiß, Fett und Kohlenhydrate, ein bedeutender Teil der Kohlenhydrate sind jedoch Ballaststoffe. Natürlich müssen Sie die Gramm der Nettokohlenhydrate in die Tagesmenge einrechnen. Die meisten Nüsse sind o.k. Bei Macadamianüssen ist der Fettanteil im Verhältnis zu Kohlenhydraten am höchsten. Cashewkerne und Erdnüsse haben einen etwas höheren Kohlenhydratanteil, daher ist es am besten, sich zunächst an Macadamianüsse, Mandeln, Pekannüsse, Haselnüsse, Pinienkerne und Walnüsse zu halten. Vergessen Sie nicht die Kürbiskerne, Sonnenblumenkerne und Sesamsamen, die Salate und gegartes Gemüse so interessant machen.

Nüsse und Samen sind Nährstoffbomben. Mandeln liefern besonders viel Kalzium. Mandeln, Sonnenblumenkerne und Haselnüsse sind besonders reich an Vitamin E. Nüsse liefern auch viele andere Nährstoffe, etwa Niazin, Vitamin $B_6$, Folsäure, Magnesium, Zink, Kupfer und Kalium, sowie eine Reihe von sekundären Pflanzenstoffen einschließlich einiger Antioxidantien.

Sie können gemahlene Nüsse und Samen auch als Ersatz für Semmelbrösel zum Panieren von Hühnerbrustfilets, Kalbsschnitzeln oder Fischfilets verwenden. Wie alle guten Dinge sollten Nüsse und Samen in Maßen gegessen werden.

Zahllose Studien zeigen, dass der regelmäßige Verzehr von Nüssen und Samen das Risiko für koronare Herzkrankheit stark verringert. Menschen, die regelmäßig Nüsse essen, sind weniger herzinfarktgefährdet als Menschen, die keine Nüsse und ölhaltigen Samen essen. Es sind die einfach ungesättigten Fettsäuren in den Nüssen, die sie für uns so gesund machen. Bei fettarmen Diäten bleiben die Nüsse oft weg – und mit ihnen eine wertvolle Quelle für Omega-Fettsäuren und andere Nährstoffe.

Achten Sie sorgfältig darauf, dass die Nüsse nicht mit Zucker oder Honig überzogen sind. Noch ein kleiner Vorbehalt: Wie Chips verleiten auch Nüsse sehr zum Überessen – wenn man erst einmal anfängt … Essen Sie sie daher niemals direkt aus einer großen Packung oder Dose. Messen Sie Ihre tägliche Portion ab, und essen Sie wirklich nur diese Menge.

**30 Gramm dieser Nüsse und Samen oder eine Tagesration sind geschätzt**

- 24 Mandeln
- 18 Cashewkerne

- 20 Haselnüsse
- 10 bis 12 mittelgroße Macadamianüsse
- 28 geschälte Erdnüsse
- 20 Pekannusshälften
- 157 Pinienkerne (Pignoli)
- 47 Pistazien
- 14 Walnusshälften
- 1 Esslöffel Kürbiskerne
- 1 mittelgroße Hand voll Sesamsamen
- 3 Esslöffel geschälte Sonnenblumenkerne

## *Wann ist es Zeit für die DGA?*

Wie können Sie sicher sein, dass der Zeitpunkt gekommen ist, um den Sprung von der Einleitung zur Dauergewichtsabnahme zu machen? Es gibt mehrere Gründe, ihn zu machen:

**Sie nähern sich Ihrem Zielgewicht.** Vielleicht sind Sie schon einen großen Teil des Gewichts los, das runter musste. Wenn dem so ist, ist es wichtig, dass Sie die Sache nun ein wenig langsamer angehen. Sie müssen sich langsam an Ihre neue Ernährungsweise – und an Ihre neue, schlanke Figur – anpassen! Wenn Sie zur DGA weitergehen, bewegen Sie sich allmählich auf Ihre ganz persönliche Kohlenhydratschwelle zu.

**Die Einleitung langweilt Sie.** Auch das ist ein guter Grund, weiterzugehen. Langeweile macht Sie anfällig für Versuchungen, was Sie unbedingt meiden sollten. Sie müssen jedoch bedenken, dass auch die DGA keine Lizenz ist, über die Stränge zu schlagen. DGA bedeutet bloß, dass Sie ganz langsam beginnen können, den Verzehr gesunder Kohlenhydrate zu steigern – und zwar in Wochenschritten. Die Regeln für die DGA werden in Teil IV umrissen, zusammen mit jenen für die Atkins-Phasen 3 und 4.

**Sie möchten eine größere Auswahl an Lebensmitteln.** In diesem Fall wird die liberale DGA vermutlich die Lösung für Sie sein. Wenn Sie bereit sind, eine raschere Gewichtsabnahme gegen eine größere Auswahl an Speisen einzutauschen, dann tun Sie es. Die Entscheidung liegt einzig und allein bei Ihnen – das ist ein weiteres Beispiel dafür, wie individuell sich das Atkins-Programm gestalten lässt!

**Sie entwickeln einen Hang zur »Blitzdiät«.** Wenn Menschen merken, dass sie mit einer Maßnahme wie der Einleitung rasch abnehmen können, gehen sie oft davon aus, dass das immer wieder funktionieren wird. Die große Entscheidung für die lebenslange Umstellung der Ernährungsweise tritt immer mehr in den Hintergrund. Die Folgen solch einer Einstellung sind Jo-Jo-Diäten und ein hoher Stoffwechselwiderstand gegen die Gewichtsabnahme. Die DGA wird Ihre Gewichtsabnahme sehr wahrscheinlich bremsen, das muss aber nicht unbedingt schlecht sein. Je langsamer der Fortschritt, desto größer sind die Chancen auf eine dauerhafte Umstellung der Essgewohnheiten.

## Dauerherausforderung

Wenn Sie beschließen, zur Dauergewichtsabnahme überzugehen, müssen Sie sich bewusst sein, dass mit steigendem Kohlenhydratverzehr der appetitmindernde Effekt der Fettverbrennung nachlässt und Sie wieder mehr Willenskraft benötigen. Seelische Abhängigkeiten sind schwerer zu überwinden als Heißhungerattacken, die durch Blutzuckerschwankungen ausgelöst werden. Sie werden Taktiken entwickeln müssen, um Verhaltensweisen und Situationen zu meiden, die dazu führen, dass Sie falsche Lebensmittel essen. Vielleicht müssen Sie vorübergehend aufhören, in der Mittagspause mit den Arbeitskollegen in den Schnellimbiss zu gehen. Vielleicht müssen Sie für den Heimweg eine andere Route wählen, sodass Sie nicht an der Pizzeria vorbeikommen. Vielleicht müssen Sie aufhören, vor dem Fernseher zu essen. Sie wissen selbst am besten, wo Ihre Auslöser sind. Sobald Sie sie erkannt haben, unternehmen Sie etwas dagegen. Stellen Sie sich auf viele innere Diskussionen ein, wenn die zwei Hälften Ihres Gehirns miteinander verhandeln. Wie immer Sie vorgehen, Ziel ist, das Augenmerk auf die Zukunft zu richten: auf ein schlankeres, gesünderes, glücklicheres Ich.

### Essen, köstliches kohlenhydratarmes Essen

Nach dem Fragebogen geht es weiter zu Teil III, wo Sie köstliche Speisepläne und Rezepte finden und lernen, kohlenhydratarme Nahrungsmittel zu genießen, die Sie noch gar nicht kennen. Sie haben einen weiten Weg zurückgelegt, seit Sie dieses Buch erstmals zur Hand genommen haben. Sie essen köstliche, vorher verbotene Speisen. Sie stellen vielleicht erstaunt fest, dass Essen nicht mehr Ihr Leben regiert. Vielleicht vergessen Sie sogar manchmal zu essen! Vermutlich haben Sie Ihre eigene Leistungsfähigkeit und Vitalität wiederentdeckt. Möglicherweise schlafen Sie besser und sind weniger launisch und reizbar. Lohnt es sich, für all das das vormals geliebte Junkfood aufzugeben? Wir kennen die Antwort – und Sie kennen sie mittlerweile auch.

## *Zeit zum Nachdenken – Der Fragebogen für Sie*

Ihre 14 Tage Einleitung waren voller Veränderungen. Werfen Sie einen Blick zurück, und nehmen Sie Ihre Antworten als Entscheidungsgrundlage, ob Sie noch bei der Einleitung bleiben oder zur DGA übergehen.

**Wenn Sie an die letzten beiden Wochen zurückdenken**

Was war leichter, als Sie gedacht hatten?

Was ist Ihnen leichter gefallen als bei anderen Programmen?

Was war schwieriger?

Kreisen Ihre Gedanken nun nicht mehr so viel ums Essen?

Nehmen Sie weniger auf Ihren Teller oder sind Sie früher satt?

Werden Sie mit alltäglichen Belastungen besser fertig?

Wachen Sie morgens energiegeladen auf?

---

---

---

Müssen Sie sich weniger zu Aktivitäten zwingen?

---

---

---

Welche Nahrungsmittel vermissen Sie am meisten?

---

---

---

Von welchen Nahrungsmitteln dachten Sie, dass Sie sie vermissen würden, vermissen sie aber nicht wirklich?

---

---

---

Meinen Sie, das aus dieser Ernährungsweise eine Lebensweise werden könnte?

---

---

---

Bei welchen Nahrungsmitteln freuen Sie sich schon darauf, sie wieder einführen zu können?

---

---

---

Teil III

# *Alles zum Thema Essen*

# 10. Zu Hause essen – Wir kochen selbst

Ich war süchtig nach Kohlenhydraten, daher konnte ich es in den ersten vier Tagen ohne Brot kaum aushalten. Irgendwie schaffte ich die ersten beiden Wochen Einleitung und nahm dabei acht Kilo ab. Das war eine ganze Kleidergröße weniger! Die Heißhungerattacken hörten bald auf, um jedoch immer gerüstet zu sein, legte ich mir stets einen Vorrat an frischem Gemüse und Macadamianüssen an. Ich weiß nun, dass Veränderung immer möglich ist – wenn die Einstellung stimmt. Ich fühle mich wie neugeboren und habe mir geschworen, dass ich nie wieder dick sein werde.

*Maehing Schenk,* 39 Kilo abgenommen

Endlich! Sie haben den Teil des Buchs erreicht, der den Feinschmecker in uns anspricht. Es ist Zeit, das, was Sie in den bisherigen Kapiteln gelernt haben, in die Praxis umzusetzen – in die schmackhafte Praxis, denn das bedeutet *essen.* Wir sprechen nun nicht mehr von den üppigen, vielleicht bisher »verbotenen« Köstlichkeiten, die zu Atkins gehören, wir machen uns darüber her.

Und wie? Die meisten von uns haben zwei Möglichkeiten: Selbst kochen oder im Restaurant essen beziehungsweise fertige Speisen mit nach Hause nehmen. In beiden Fällen müssen wir uns rechtzeitig überlegen, was (und wo) wir essen werden. In diesem Kapitel geht es um das Kochen, also binden Sie Ihre Schürze um, und lassen Sie uns beginnen! (In Kapitel 11 liefern wir Ihnen todsichere Strategien für das Essen im Restaurant.)

## *Die richtigen Vorräte*

Um die Einleitung spielend zu schaffen, sollten Sie einen oder zwei Tage vor Beginn einkaufen gehen und Kühlschrank, Gefrierschrank und Vorratsschrank mit Dingen von der Liste der »Nahrungsmittel für die Phase 1« in Kapitel 5 füllen. Wenn Sie alles, was Sie brauchen, im Haus haben, ist die Versuchung nicht so groß, etwas Falsches zu essen oder nach einem langen Bürotag im Büro in den Schnellimbiss zu gehen.

### Das sollte im Kühlschrank sein

**Käse:** Kaufen Sie mehrere Käsesorten als Snacks und um Salate aufzupeppen, aber in kleinen Mengen, damit nichts verdirbt.
**Eier:** Haben Sie stets ein paar hart gekochte Eier im Kühlschrank. Sie sind perfekte Eiweiß-Snacks, oder sie lassen sich im Nu in Teufelseier verwandeln.
**Eiweiß:** Fleisch, Fisch und Geflügel sollten Sie regelmäßig frisch und in kleinen Mengen kaufen und noch am gleichen Tag verarbeiten. Frieren Sie es ein, lassen Sie es im Kühlschrank auftauen.
**Tofu:** Auch als Sojabohnenkäse bezeichnet, wird aus Sojabohnen hergestellt und liefert hochwertiges Eiweiß.
**Aufschnitt:** Gekochter Schinken, geräucherte Putenbrust, Corned Beef und Roastbeef sind ausgezeichnete Snacks und Salatbeigaben.
**Salatgemüse:** Kaufen Sie jeweils nur für fünf Tage ein. Waschen Sie grünen Salat, schleudern Sie ihn gut trocken, geben Sie ihn in einen Frischhaltebeutel, die Zubereitung geht so schnell und einfach.

**Gemüse:** Kaufen Sie grundsätzlich Saisongemüse und davon: Brokkoli, grünen und gelben Speisekürbis, Blumenkohl, Auberginen, grüne Bohnen, Yamsbohnen, Pilze, Spargel, grüne Paprikaschoten, Frühlingszwiebeln, Lauch, Spinat.

### Das sollte im Vorratsschrank sein

**Thunfisch in Dosen:** die Topeiweißkonserve. Für Salate verwendet man besser Thunfisch in Wasser, er ist milder und passt sich besser anderen Zutaten an. Thunfisch in Öl (vorzugsweise Olivenöl) passt gut zu gegartem Gemüse und kräftigen Gewürzen, eignet sich also besser für warme Vorspeisen.
**Lachs und Krebsfleisch in Dosen:** Sie sind ausgezeichnete Alternativen zu Thunfisch als Salatzutat; und Lachs enthält mehr Kalzium als Milch.
**Süßstoff:** In granulierter Form können Sie ihn verbacken wie Zucker, die Mengenangaben bleiben gleich; Süßstoff in einzelnen Päckchen eignet sich zum Süßen von Getränken.
**Gewürze und getrocknete Kräuter:** Sie machen aus einfachen Dingen wie Grillhähnchen eine schmackhafte Spezialität der internationalen Küche. Mit Basilikum wird es italienisch, mit Chilipulver mexikanisch und mit Estragon französisch.
**Kohlenhydratarme (low-carb) Salat-Dressings und Saucen:** Produkte wie Atkins Quick Quisine™ Barbecue Sauce und Teriyaki Sauce verfeinern und würzen schnell und einfach Hauptspeisen und Gemüsegerichte*.

* Da Atkins-Produkte in Deutschland nicht auf dem Markt sind, suchen Sie bitte nach einem möglichst zuckerfreien Würzprodukt im Reformhaus oder gut sortierten Supermarkt. Anm. d. Red.

**Das sollte im Gefrierschrank sein**

- Spinat
- Schwarzkohl
- Grünkohl
- Zuckererbsen
- grüne Bohnen
- Artischockenherzen
- Spargel
- Brokkoli
- Erdbeeren, Heidelbeeren, Himbeeren, alle ungesüßt
- Rhabarber
- Garnelen, gegart
- Krebsfleisch (echtes, kein Ersatz)
- kohlenhydratarmes Brot, geschnitten

Sobald Vorratsschrank, Kühl- und Gefrierschrank mit diesen unerlässlichen Dingen ausgestattet sind, können Sie im Nu Mahlzeiten und Snacks zaubern, auch wenn Sie in Eile sind.

## *Unentbehrliche Küchenhelfer für die kohlenhydratarme Speisenzubereitung*

Neben den richtigen Zutaten können auch einige Küchengeräte die Umstellung auf die kohlenhydratarme Küche deutlich erleichtern:
**Bratenthermometer:** Stellt sicher, dass Eiweißquellen wie Rindfleisch, Hähnchen und Schweinefleisch lange genug gegart werden, um Mikroorganismen abzutöten, ohne dass das Fleisch zäh oder trocken wird.
**Slow Cooker:** Es gibt wohl nichts Praktischeres als den Slow Cooker – bei diesem Gerät garen die Speisen bei niedrigen Temperaturen in einem Keramikeinsatz. Sie gehen morgens zur Arbeit und haben ein fertig gekochtes Abendessen, wenn Sie

zurückkommen. Am besten eignen sich dafür billigere Fleischstücke, weil sie den ganzen Tag im eigenen Saft garen.
**Pürierstab:** Dieser vielseitige, leichte Mixer im Taschenformat püriert Suppen und Saucen direkt im Topf.
**Messerschleifer:** Scharfe Messer erleichtern das Hacken und Schneiden. Investieren Sie auch in einen Satz hochwertiger Messer.
**Grillpfanne oder Tischgrill:** Verlängern Sie die Grillsaison über das ganze Jahr, und schaffen Sie sich eine Grillpfanne oder einen Tischgrill an. Grillen ist eine der schnellsten Zubereitungsmöglichkeiten für Hähnchen, Fisch und Frikadellen.

## *Ideenreich frühstücken – Mit Atkins frühstücken*

Sie suchen nach Dingen, die Sie auf den Frühstückstisch bringen können und nicht tonnenweise Kohlenhydrate und kaum Nährstoffe enthalten? Es scheint schwierig zu sein, wenn man bedenkt, dass eine typische Portion Frühstücksflocken – auch die ungesüßten, »gesunden« Zerealien – mit Milch auf 35 Gramm Kohlenhydrate kommt. Donuts, Bagels, TK-Waffeln, Pfannkuchen sind gezuckerte Kohlenhydratbomben; was noch schlimmer ist – von diesen Fertigprodukten enthalten die meisten gefährliche Transfette.

Glücklicherweise gibt es kohlenhydratarme Alternativen. Ein Klassiker sind Eier – mag sein, dass es zu zeitaufwändig ist, jeden Morgen Omeletts und pochierte Eier zuzubereiten, hart gekochte Eier jedoch kann man am Abend zuvor oder am Tag zuvor machen und im Kühlschrank aufbewahren. Dazu passen Geflügelwurst, durchwachsener Speck und ähnlich eiweißreiche Nahrungsmittel – schauen Sie im Supermarkt in die Tiefkühlschränke, Sie werden bestimmt etwas finden, das Sie rasch in der Mikrowelle oder im Toasterofen erwärmen können. Käsescheiben, Tomatenscheiben, Avocado, Reste vom Abendessen – all das ist schnell hergerichtet und schmeckt lecker.

Denken Sie auch mal an ganz andere Dinge – etwa an Weißfisch-Salat, Thunfisch-Salat oder Hähnchen-Salat –, und experimentieren Sie nach Lust und Laune.

Seit es geschnittenes kohlenhydratarmes Weiß-, Vollkorn- und Roggenbrot (zum Beispiel von Atkins Bakery) gibt, das nur drei Gramm Nettokohlenhydrate pro Scheibe enthält, können Sie auch während der Einleitung (Phase 1) Toast mit Butter essen (aber nur eine Scheibe). Andere Frühstücksköstlichkeiten, die sich für die Einleitung eignen, wären bereits genannte*:

- Pfannkuchen und Waffeln aus kohlenhydratarmen Fertigmischungen (zum Beispiel Atkins Quick Quisine™ Pancake & Waffle Mixes); träufeln Sie darüber zuckerfreien Pfannkuchensirup (zum Beispiel Atkins Quick Quisine™ Sugar Free Pancake Syrup) und zerlassene Butter.
- Wenn Sie den Tag einfach nicht ohne Ihre Frühstücksflocken beginnen können, werden Sie erfreut sein, dass es nun auch ballaststoffreiche Frühstücksflocken gibt (zum Beispiel Atkins® Hot Cereal).
- Für Tage, an denen Sie nicht einmal Zeit finden, sich zum Frühstück hinzusetzen, gibt es bei Atkins Frühstück auf die Schnelle: Riegel (zum Beispiel Atkins Advantage™ Bar, Atkins Morning Start™ Breakfast Bar) oder Mixgetränk (Atkins Advantage™ Ready-to-Drink Shake).

**Ein perfektes Nahrungsmittel**

Eier enthalten Nährstoffe in so gebündelter Form, dass sie oft als perfektes Nahrungsmittel bezeichnet werden. Ein großes Ei liefert 70 Kalorien, 6 Gramm Eiweiß, weniger als 1 Gramm Kohlenhydrate,

* Siehe Fußnote auf Seite 151, und schauen Sie sich nach kohlenhydratreduzierten europäischen Produkten um. Anm. d. Red.

4,5 Gramm Fett und beträchtliche Mengen an bestimmten Vitaminen und Mineralstoffen. Der einzige Vitalstoff, der fehlt, ist das Vitamin C – Hühner stellen nämlich im Gegensatz zum Menschen alles, was sie brauchen, selbst her.
Ein großes Ei enthält auch 215 Milligramm Cholesterin. Der Nahrung entnommenes Cholesterin wird nicht automatisch zu Blut-Cholesterin. Den Großteil des Cholesterins in unserem Blut ist vom Körper selbst hergestelltes. Wie viel er herstellt, wird von unserem Körpergewicht und unseren genetischen Anlagen bestimmt. Wenn Sie Ihren Kohlenhydratkonsum nach Atkins einschränken, sollte das Cholesterin im Ei kein Gesundheitsrisiko darstellen.
Der Verzehr von Eiern steigt, und das hat gute Gründe. Forschungen haben ergeben, dass Nahrungsmittel mit hohem Cholesterinanteil, wie etwa Eidotter, nur selten für erhöhte Blutcholesterinwerte verantwortlich sind. Eine Studie an der Michigan State University zeigte, dass Menschen, die mindestens vier Eier pro Woche aßen, niedrigere Cholesterinwerte hatten als diejenigen, die gar keine Eier aßen. Die Eieresser bekamen von allen Nährstoffen außer Vitamin $B_6$ und Ballaststoffen mehr zugeführt als jene, die Eier unregelmäßig aßen.
Eidotter sind ausgezeichnete Nährstoffquellen. Sie gehören zu den wenigen Nahrungsmitteln, die Vitamin D liefern, und sie enthalten beträchtliche Mengen an Riboflavin, Folsäure, Vitamin A und Selen. Es ist also sinvoll, ein solches Nährstoffpaket zu konsumieren, und nicht nur das Eiweiß oder ein cholesterinfreies Eierersatz-Produkt. Sie wissen, solange Sie den Kohlenhydratverzehr einschränken, können Sie gesundes Fett essen und dabei Ihr Gesamtcholesterin senken.

## *Zu Mittag essen … und richtig essen*

Ein Mittagessen muss nicht langweilig sein, wenn Sie ein wenig kreativ an diese Mahlzeit herangehen. Schließlich kann eine Mahlzeit um diese Tageszeit *die* Chance zum Entspannen und Auftanken sein, sodass Sie den Rest des Tages locker meistern. Die folgenden Gerichte halten Ihren Motor am Laufen:

- **Hähnchen-Salat, Thunfisch-Salat oder Salat mit Putenbrust.** Servieren Sie diese auf Blattsalaten oder anderem frischen Gemüse oder auf einer Scheibe kohlenhydratarmem Brot.
- **Schnelle Quesadillas.** Füllen Sie kohlenhydratarme Tortillas mit Fleisch, Gemüse und Käse, und braten Sie sie in der Pfanne, oder bestreichen Sie sie mit Öl, und backen Sie sie im Backofen.
- **Wraps.** Füllen Sie eine kohlenhydratarme Tortilla mit Avocadoscheiben, Keimlingen und anderem Gemüse sowie mit Scheiben von Hähnchen oder anderen Eiweißlieferanten.
- **Reste.** Wenn es am Vortag Brathähnchen gab, verwenden Sie Reste für einen Salat oder ein belegtes Brot.
- **Caesar Salad, Cobb Salad und Chef-Salat.** Jeder Salat, der Eiweiß (Käse, Geflügel, Aufschnitt) und ein kohlenhydratarmes Dressing enthält, ist eine gute Wahl.
- **Omeletts.** Wenn Sie nicht schon zum Frühstück Eier gegessen haben, ist ein gefülltes Omelett mit viel Gemüse ein gutes Mittagessen.
- **Burger.** Essen Sie nur die Frikadelle und dazu einen Salat. Wenn Sie mögen, legen Sie eine Scheibe Käse auf die Frikadelle (am besten Cheddarkäse).
- **Steak, Hummer**. Ein großes Mittagessen? Gönnen Sie sich etwas Leckeres! Ein saftiges Steak, ein Hummerschwanz mit Gemüse vertreiben jeden Frust aus Ihrer Mittagspause.
- **Kohlenhydratarme Suppen.** Sie wärmen, und sie sättigen, wenn man sie durch einen herzhaften Salat ergänzt.

## Die Mahlzeiten-Macher

»Was soll ich bloß essen?« – Solche Fragen können Sie sich ersparen, wenn Sie die folgenden »Mahlzeiten-Macher« in Ihrem Kühlschrank haben:

- Grillen und schneiden Sie ein Steak für kalten Rindfleisch-Salat, ein herzhafter Snack, auf oder spießen Sie die Stücke auf (mit kohlenhydratarmem Blauschimmelkäse-Dressing servieren).
- Machen Sie einen Hähnchen-Salat aus Hähnchenbrustfilets (wenn Sie gegrillte Filets kaufen, sparen Sie Zeit); oder schneiden Sie gegrillte Hähnchenfilets in Streifen, die Sie über Salate geben oder zwischen den Mahlzeiten essen.
- Halten Sie stets eine Schüssel Thunfisch-Salat mit Mayonnaise und etwas gehacktem Stangensellerie im Kühlschrank bereit, für ein schnelles Mittagessen oder ein etwas anderes Frühstück.
- Schneiden Sie Käse in Würfel, wiegen Sie davon vier 30-Gramm-Portionen ab, für zwischendurch, zum Überbacken von Hähnchen oder Steak oder zum Verteilen auf Salaten.
- Schneiden Sie Stangensellerie, Gurken und Zucchini in Sticks und packen Sie sie in verschließbare Plastikbeutel; als Dip nehmen Sie Ihr liebstes kohlenhydratarmes Salat-Dressing.
- Für superschnelle Salate: Mischen Sie Blattsalat, Gurke, Stangensellerie und andere Salatgemüse, messen Sie Portionen zu jeweils zwei Tassen ab und bewahren Sie sie in verschließbaren Plastikbeuteln auf.
- Zum Garnieren von Salaten: Hart gekochte Eier und knusprig gebratener Frühstücksspeck kommen in Plastikbehälter.
- Garen Sie Spaghettikürbis und messen Sie Portionen zu jeweils einer Tasse ab (wird dann mit einigen Esslöffeln vollfetter Sahne, etwas geriebenem Parmesan, Salbei, Salz und Pfeffer in der Mikrowelle erwärmt).
- Für die heiße Brühe: Hacken und dünsten Sie Grünkohl und Löwenzahnblätter mit Mangold und bewahren Sie das Gemüse im Kühlschrank auf.
- Wickeln Sie aufgeschnittene gebratene Putenbrust und Käsescheiben in ein Salatblatt.

## *Das Abendessen – Das Hauptessen*

Das Abendessen ist wohl die Mahlzeit des Atkins-Programms, die am leichtesten zuzubereiten ist. Sie beginnen mit Ihrem Eiweißgericht, ob Geflügel, Fisch oder Fleisch. Sie können es grillen, dämpfen, backen, kurz anbraten, schmoren oder dünsten (Sie dürfen bloß kein Mehl und keine Semmelbrösel verwenden). Dann geben Sie einen kleinen Salat und eine Portion gegartes Gemüse dazu, und Sie können loslegen. Sie können sogar einen zuckerfreien Pudding oder ein Gelatine-Dessert mit Schlagsahne zum Nachtisch essen.

### Fetter Fisch

Fisch liefert nicht nur wertvolles Eiweiß, sondern auch viele andere Nährstoffe, darunter eine Substanz, die nur in wenigen anderen Nahrungsmitteln vorkommt, aber absolut unerlässlich für unseren Organismus ist, damit er seine Funktionen aufrechterhalten kann. Fisch variiert beträchtlich in Geschmack und Fleisch. Sind Sie mit einer Art nicht glücklich, können Sie noch viele andere Sorten versuchen. Fisch unterscheidet sich auch im Nährstoffgehalt; im Großen und Ganzen liefert Fisch jedoch beträchtliche Mengen an Eiweiß, Eisen, die B-Vitamine und die Vitamine E, A, K. Und fetter Fisch liefert die wertvollen Omega-3-Fettsäuren, die in nur wenigen anderen Nahrungsmitteln enthalten sind.

Omega-3-Fettsäuren sind essenzielle Fettsäuren – essenziell bedeutet, dass der Körper sie benötigt, aber nicht selbst herstellen kann. Omega-3-Fettsäuren finden sich in Rapsöl, Walnüssen, Sojabohnen, Leinöl und eben Fisch. Die im Fisch enthaltenen Fettsäuren sind von einer speziellen Art, die vor koronarer Herzkrankheit zu schützen scheint.

Hier nun ein paar bekannte Fischarten und ihr Gehalt an Omega-3-Fettsäuren in Gramm (pro Portion von 170 Gramm, gegart, wenn nicht anders angegeben):

| | |
|---|---|
| • Atlantiklachs, Zuchtlachs | 3,7 g |
| • Atlantiklachs, Wildlachs | 3,1 g |
| • Ölsardinen (85 g) | 2,8 g |
| • Räucherhering (85 g) | 1,8 g |
| • Regenbogenforelle | 1,7 g |
| • Schwertfisch | 1,4 g |

Omega-3-Fettsäuren sind auch in Makrele, Thunfisch, Aal und Kabeljau enthalten.

# 11. Auswärts essen – Mit Atkins' Küchenführer leicht gemacht

Drei wichtige Mahlzeiten am Tag selbst zuzubereiten, das scheint der Vergangenheit anzugehören. Volle Terminkalender lassen kaum noch Zeit zum Kochen, nicht zu vergessen die große Vielfalt an Restaurants, die Imbissstuben, die zahlreichen Take-away-Möglichkeiten und Fertiggerichtangebote sowie die nachlassende Bedeutung von Kochkenntnissen durch die Generationen. All das hat dazu geführt, dass viele von uns, was ihre Ernährung angeht, bereits auf andere angewiesen sind. Nach Angaben der US-amerikanischen National Restaurant Association isst beinahe die Hälfte aller unserer Landsleute an einem normalen Tag mindestens eine Mahlzeit außer Haus. Etwas mehr als ein Fünftel nimmt Gerichte mit nach Hause. Die Zahlen im Rest der westlichen Welt, Frankreich wohl ausgenommen, sehen wahrscheinlich nicht anders aus. Diese gravierenden Veränderungen in der Ernährungsweise tragen sicherlich auch zu der erschreckenden Zunahme von Adipositas bei.

Nur bei selbst zubereiteten Mahlzeiten wissen Sie, was Sie essen, und doch können Sie mit Atkins außer Haus essen. Sie werden kaum eine Reduktionsdiät finden, bei der Sie so leicht auswärts essen können wie beim Atkins-Programm. Egal nach welcher Küche Ihnen der Sinn steht, Sie werden das Passende mit unserem Leitfaden finden – und Sie werden auch niemals eine Einladung zum Abendessen ausschlagen müssen, weil Sie »auf Diät sind«. Folgendes müssen Sie beachten, wenn Sie während Ihrer Schlankheitskur essen gehen.

## *Stressfrei im Restaurant essen*

Wenn Sie die Regeln für die Einleitung einmal verstanden haben, sind Sie bestens gerüstet, um sich auf der Speisekarte Ihres Lieblingsrestaurants zurechtzufinden. Sie werden das Angebot nun natürlich in einem anderen Licht sehen, wenn Sie die akzeptablen Dinge heraussuchen wie einen saftigen Cheesburger (mit Cheddarkäse) ohne Brötchen, Brathähnchen mit in Butter geschwenktem Spargel oder ein kurz gebratenes Roastbeef mit Brokkoli – und Verbotenes aussortieren wie Nudeln, Reis und Brot. Ihr neues Wissen könnte Sie sogar auf Köstlichkeiten aufmerksam werden lassen, denen Sie bisher keine Beachtung geschenkt haben! Hier sind einige hilfreiche Tipps:

**Gehen Sie nicht mit einem Bärenhunger essen.** Wenn Sie eine Mahlzeit ausgelassen haben oder extrem hungrig sind, können Sie sich vielleicht nicht beherrschen, wenn Brotkorb oder kohlenhydratreiche Vorspeisen locken. Essen Sie besser ein hart gekochtes Ei, einige Scheiben Käse oder sogar einen halben Atkins Advantage™ Bar, wenn Sie einen bekommen können, bevor Sie sich auf den Weg machen. Sie können auch gedämpftes Gemüse bestellen, damit Sie etwas zum Knabbern haben, bis das Hauptgericht kommt.
**Trinken Sie viel.** Einige Gläser Wasser vor dem Essen dämpfen den Appetit. Meiden Sie Diätgetränke – die enthalten Süßstoffe und machen den Heißhunger auf Kohlenhydrate oft noch schlimmer.
**Experimentieren Sie.** Versuchen Sie ein oder zwei Gerichte, die Sie noch nicht kennen, anstatt jedes Mal dasselbe zu bestellen. Wenn das Essen Sie langweilt, fällt es Ihnen schwerer, die Regeln einzuhalten, sorgen Sie daher für Abwechslung.
**Sondieren Sie online.** Viele Restaurants stellen ihre Speisekarte ins Internet. Besuchen Sie die Web-Site, sehen Sie sich das An-

gebot an und stellen Sie Ihren Menüplan bereits vor Ihrem Besuch zusammen.

**Vergessen Sie die Extras.** Bitten Sie darum, Beilagen wie Reis, Bohnen, Kartoffeln oder Nudeln wegzulassen. Die meisten Restaurants werden auch gerne kohlenhydratreiche Beilagen durch eine Portion Gemüse ersetzen.

**Saucen extra.** Lassen Sie sich Saucen extra reichen, dann können Sie selbst entscheiden, was und wie viel Sie nehmen.

**Zuerst Suppe.** Suppe nimmt den ersten Hunger. Misosuppe, viele Cremesuppen und klare Brühe mit Fleisch oder Gemüse sind köstliche Möglichkeiten, eine kohlenhydratarme Mahlzeit zu beginnen.

**Lassen Sie keinen Platz für einen Nachtisch.** Essen Sie sich an Suppe und Hauptgang satt, damit Sie danach nicht der Versuchung anheim fallen und Süßes essen.

**Bloß das nicht.** Verfallen Sie bloß nicht in die »Das habe ich mir verdient«-Mentalität. Sie verdienen Gesundheit und köstliches Essen, nicht schädliche Genüsse.

**Akzeptieren Sie einen gelegentlichen Fehltritt.** Machen Sie sich keine Vorwürfe, wenn Sie versehentlich eine panierte oder in Backteig frittierte Speise bestellt haben. Es handelt sich doch nur um eine Mahlzeit!

**Raubkopien erwünscht.** Wenn Ihnen ein kohlenhydratarmes Gericht im Restaurant besonders gut geschmeckt hat, fragen Sie ruhig, wie es gemacht wird. So können Sie Ihr Repertoire erweitern!

## *Low-Carb-Globetrotten*

Ob Großstadt, ob Kleinstadt, wo immer Sie wohnen, essen gehen kann wie eine Weltreise durch die internationale Küche sein. Ob Sie französische oder italienische Küche bevorzugen, es gibt dort Dinge, die Sie essen können, und Dinge, die Sie meiden müssen.

**Im Thai-Restaurant**

Die thailändische Küche, beeinflusst von der indonesischen und der chinesischen, basiert auf reichlich Reis und Nudeln. Trotzdem gibt es auch für Atkins-Anhänger dort etwas zu essen, nämlich eine Vielfalt von Fisch- und Schalentiergerichten. Thailändisches Essen ist im Allgemeinen leicht und aufgrund interessanter, kräftiger Mischungen aus Kräutern und Gewürzen gekennzeichnet durch saure, salzige, scharfe und süße Geschmacksrichtungen. Meiden Sie in schwimmendem Fett gebackene Speisen, halten Sie sich an jene, die kurz mit Zitronengras und/oder Basilikum oder anderen aromatischen Kräutern und Gemüsen gebraten wurden.

***Wählen Sie:***

- *Tom Yam Koong:* Shrimps und Pilze auf kleiner Flamme in einer scharf-sauren Brühe gekocht mit Koriander, Limonenblättern und Zitronengras
- Gebratene Shrimps oder Rindfleisch mit Basilikum, Zwiebeln und Chilis
- Gebratene Jakobsmuscheln und Shrimps (beziehungsweise Rind- oder Schweinefleisch) mit Pilzen, Zucchini und Chili-Paste
- Gebratenes Rind-, Hähnchen- oder Schweinefleisch oder gebratenes Gemüse
- Gedämpfte Miesmuscheln mit Thai-Kräutern und Knoblauch

***Meiden Sie:***

- Klöße und Frühlingsrollen
- Glasnudeln
- *Pad Thai* und alle anderen als *Pad* bezeichneten Gerichte; es handelt sich ziemlich sicher um ein Nudelgericht
- Curry-Gerichte mit Kartoffeln

- Gerichte mit süßen Zutaten, etwa Ananas, Austernsauce oder süß-saure Sauce
- Gerichte mit schwarzer Bohnensauce
- Gebratenen Thai-Reis
- Im schwimmenden Fett gebackenen ganzen Fisch mit süß-saurer Sauce

## Im italienischen Restaurant

Auf den ersten Blick erscheint es Ihnen vielleicht unmöglich, in einem italienischen Restaurant etwas Passendes zu finden, denn Nudeln, Risotto und Bohnengerichte kommen nicht in Frage. Dennoch: Sie werden eine köstliche Vielfalt traditioneller Rezepte vorfinden und genießen können. Halten Sie Ausschau nach Grill-Spezialitäten vom Holzofen, der nicht nur ein Pizzaofen ist. Wie wäre es mit Hähnchen, Kalb, Fisch oder Garnelen (ital. Scampi), in heißer Butter oder heißem Olivenöl und Knoblauch rasch durchgeschwenkt oder gar gebraten?

***Wählen Sie:***

- Salate mit Olivenöl und Essig; meiden Sie Balsamico-Essig, der viel Zucker enthält
- *Insalata caprese:* Tomatenscheiben, Mozzarella und frisches Basilikum, mit Olivenöl beträufelt
- *Antipasto misto:* Vorspeisenteller mit diversen Fleisch- und Käsesorten, marinierten Paprikaschoten (ital. Peperoni) und Pilzen sowie Venusmuscheln (ital. Vongole)
- *Prosciutto crudo:* luftgetrockneter Rohschinken mit zartem, leicht salzigem Aroma, meist hauchdünn geschnitten und mit Melonenscheiben serviert oder mit Kalbsschnitzeln (Melone weglassen)
- Mies- oder Venusmuscheln (ital. Vongole), gekocht oder in Butter gedünstet

- Eine Tasse klare Brühe oder Stracciatella, eine Eiereinlaufsuppe
- Garnelen (Scampi), gekocht oder in Knoblauchbutter
- Rasch angebratene, gegrillte oder marinierte *Calamari* (Tintenfische) oder Oktopus
- Brokkoliröschen oder Tagesgemüse, mit etwas Olivenöl und Knoblauch, wenn Sie möchten
- Naturell zubereitete Hähnchen-, Fisch- und Fleischgerichte, die mit Öl, Butter oder Brühe gebraten, gegrillt oder pochiert wurden
- *Piccata* oder *Saltimbocca* (Kalbsschnitzel natur mit Spinat beziehungsweise Prosciutto belegt), Fleischspeisen ohne Backteig und unpaniert
- Gegrillter Fisch, Hähnchen, Rind- oder Kalbfleisch
- Marsala-Fleisch oder -Geflügelgerichte sind in Wein – Marsala ist ein Aperitif- bzw. Dessertwein – gegart

***Meiden Sie:***

- Panierte Vorspeisen, mit Brot ausgebackene Mozzarellascheiben, *Calamari fritti* und Knoblauchbrot sowie Crostini (geröstete Weißbrotscheiben mit Farce)
- Scampi-Cocktail – die Sauce kann viel Zucker enthalten
- Panierte Kalbfleischgerichte, wie etwa *Costolette alla milanese* (Mailänder Koteletts) und alles mit dem Zusatz *parmigiana*
- Lasagne, Tortellini und alle Nudelgerichte
- Gerichte mit Tomatensauce; der Kohlenhydratanteil kann stark unterschiedlich sein. Fragen Sie nach Sauce aus frischen, gehackten Tomaten

### Im französischen Restaurant

Die traditionelle französische Küche beinhaltet Fisch, Fleisch und Gemüse, zubereitet mit vollfettem Käse, Butter und üppigen Saucen, wovon die meisten Gerichte während der Einleitung erlaubt sind. Meiden Sie Brot und Bohnengerichte.

***Wählen Sie:***

- Terrine, Schüssel-/Napfpastete (Pastete ohne Teighülle) aus Leber
- Weinbergschnecken, meist in Butter im Ofen erhitzt
- *Foie gras:* Stopfleber/Fettleber (Gänseleber)
- *Consommé:* Kraftbrühe (besonders kräftige, klare Fleischbrühe)
- *Soupe à l'oignon:* Zwiebelsuppe; diese ohne Brot bestellen!
- Fleisch, Fisch oder Hähnchen, gegrillt oder gebraten, ohne Saucen mit Mehlschwitzen, mit Butter oder Öl naturell zubereitet
- *Filet Mignon* (kleine Schnittchen aus dem Filetkopf (meist Rind), aber nur in Butter gewendet und gegrillt
- *Salad Niçoise:* besteht aus Blattsalat, hart gekochtem Ei, gekochten Kartoffeln, Prinzessböhnchen, Anchovisfilets; entfernen Sie die Kartoffeln und bestehen Sie auf der Essig-und-Öl-Marinade
- *Coquilles Saint Jacques:* Jakobsmuscheln in Weißweinsauce gedämpft
- *Coq au vin:* in Weißwein geschmortes Hähnchen; Kartoffeln und Möhren entfernen
- *Gigot d'agneau:* Lammkeule, gewöhnlich mit Knoblauch gespickt, aromatischem Olivenöl bestrichen und frischem Rosmarin bestreut
- Steak: Rindersteaks werden häufig mit Pommes frites serviert, bitten Sie stattdessen um eine Portion kohlenhydratarmes Gemüse, wie Brokkoli, Zucchini
- Lamm- oder Entengerichte ohne mehlgestäubte Saucen oder Saucen mit *roux* (Mehlschwitze)
- Gerichte mit *Sauce beárnaise.* Sie wird aus Eigelb, Butter, Weißwein und Gewürzen hergestellt.

- *Ratatouille:* provenzalischer Gemüsetopf aus Auberginen, Tomaten, Zwiebeln, Paprikaschoten und Zucchini; in manchen Fällen wird das Gemüse vor dem Schmoren in Mehl gewendet, erkundigen Sie sich also besser, bevor Sie das Gericht als Beilage bestellen.

***Meiden Sie:***

- *Canard à l'orange:* Ente mit Orangensauce. Auch ähnliche Gerichte mit Pflaumensauce (*aux pruneaux*) oder Kirschsauce (*aux cerises*) kommen während der Einleitung nicht in Frage.
- *Cassoulet:* Eintopf aus weißen Bohnen, Enten- oder Gänsefleisch, Schweinerücken, Speck, Lamm- und Knoblauchwürstchen und vielen Kräutern
- *Boeuf bourguignon:* Rindfleisch, würfelig geschnitten, in Rotwein, Rinderbrühe, Knoblauch, Schalotten und Kräutern geschmort

**In der Küche des östlichen Mittelmeerraums**

Mit der Küche des östlichen Mittelmeerraums (z. B. griechischen Gerichten) können Sie nicht viel falsch machen – fast alle Hauptgerichte sind hier gegrillt, ob auf Holzkohle, Holz oder einem Elektrogrill. Olivenöl, Zitrone, Knoblauch und Zwiebeln sind wichtige Zutaten dieser Mittelmeerküche, ebenso Auberginen, Okra, Blumenkohl und grüne Bohnen. Als Eiweißquelle wird Lammfleisch bevorzugt, und ob gebraten, gehackt, auf Spießen oder in Eintöpfen, es dominiert die Speisekarte. Pfefferminztee füllt den Magen und fördert die Verdauung. Obwohl in griechischen Restaurants meist Vollmilchjoghurt angeboten wird, der weniger Kohlenhydrate enthält als fettarme Versionen, sollten Sie Joghurt meiden, bis Sie über die Einleitung hinausgekommen sind.

***Wählen Sie:***

- *Kebab:* Spieß mit Fleisch, Geflügel oder Fisch, oft mit Gewürzen, dazu gebratenes Gemüse
- *Kufta:* Lammfleischbällchen mit Zwiebeln, am Spieß gegrillt
- Griechischen Salat: besteht aus reichlich frischem grünem Salat, Paprikaschoten, Tomaten und Feta (Schafskäse), Oliven, Olivenöl und Zitronensaft. Meiden Sie Weinblätter, wenn sie mit Reis gefüllt sind.
- *Souvlaki:* marinierte Fleischspieße; falls sie in Pitabrot (weißes Brot) serviert werden, dieses entfernen
- Auberginen: Sie werden oft mit Knoblauch, Tomaten und Paprikaschoten gegart
- *Baba Ganoush:* Auberginendip, ähnlich dem Hummus

***Meiden Sie:***

- *Gyros-Pita:* Pitabrot (s. o.), gefüllt mit Gyros aus Schweine- oder Lammfleisch; Pitabrot kann über 50 Gramm Nettokohlenhydrate enthalten
- *Spanakopita:* Spinat-Pie, der mit Blätterteig, der ziemlich viele Kohlenhydrate enthält, gemacht wird
- *Dolmades:* Weinblätter, oft mit gehacktem Lammfleisch und Reis gefüllt
- *Moussaka:* ein beliebter griechischer Auberginen-Auflauf mit gehacktem Lammfleisch, Auberginen und Käse sowie einer Béchamel-Sauce aus Mehl und Milch
- *Tzatziki:* Joghurt-Sauce mit Gurke und Knoblauch
- *Hummus:* ein Dip aus Kichererbsen, Knoblauch und Sesampaste
- *Kibbe:* Bällchen aus Lammfleisch und Bulgur (gekochter, getrockneter und geschälter Weizen)
- *Tabuleh:* Bulgur-Salat (s. o.)
- *Fattush:* Salat mit Brot, Gurken und Tomaten
- *Falafel:* würzige Kichererbsen-Bratlinge oder -Bällchen

## Im japanischen Restaurant

Hier spielen roher Fisch und Gemüse die Hauptrollen, Hähnchen und Rindfleisch erscheinen aber auch auf dem Speisezettel. Meiden Sie klebrigen Reis, interessieren Sie sich lieber für die aufregenden Aromen der japanischen Küche, etwa in *Shoyu* (Sojasauce), *Mirin* (Reiswein), *Dashi* (aromatische Brühe aus getrockneten Fischflocken oder *Bonitoflocken*), *Ponzu* (eine Dipsauce aus Sojasauce, Reisweinessig, Dashi und Seetang), *Wasabi* (extrascharfer Meerrettich), eingelegtem Ingwer, Miso (Sojabohnenpaste), Sesamsamen und Sesamöl.

***Wählen Sie:***

- Seetang-Salat
- Misosuppe
- *Ebi Su* (Garnelen)
- *Yakitori* (Spieße mit Hähnchenfleisch und Zwiebeln, in Teriyaki-Sauce gegrillt)
- *Oshinko* (eingelegtes Gemüse, meist Rettich, Chinakohl, Gurke oder Ähnliches)
- *Ohitashi* (Blattspinat mit Sesamsamen)
- *Shabu Shabu:* japanische Art von Fondue mit Rindfleisch, Pilzen, Chinakohl und anderen Gemüsen
- Grillspeisen, häufig als *Yakimono* bezeichnet
- *Sashimi:* roher Fisch, mit *Wasabi* (japanischem Meerrettich), Sojasauce und eingelegtem Ingwer

***Meiden Sie:***

- Gemüsegerichte nach Tempura-Art
- Frittierte Klöße
- Sushi, denn hier werden roher Fisch und Reis in Noriblätter (Seetang) eingerollt
- Nudelsuppen oder -gerichte

## Im koreanischen Restaurant

Die koreanische Küche profitiert von mongolischer, japanischer und chinesischer Küchenkultur. Die Speisekarten bieten eine große Auswahl an Rindfleischgerichten und würzigen Spezialitäten. Ein typisches Menü würde etwa aus einer Schale Suppe und einem kurz gebratenen oder gegrillten Hauptgericht bestehen, das durch die so genannten *Panchan*, viele kleine Teller (zehn oder mehr) mit Saucen, eingelegtem Gemüse, konserviertem Fisch und anderen Extras, ergänzt wird. Sagen Sie gleich beim Bestellen, dass Sie keinen Reis möchten.

***Wählen Sie:***

- *Bulgogi:* das koreanische Barbecue; feine Scheiben von Rindfleisch (oberes Lendenstück oder Hochrippe) werden in eine aromatische Barbecue-Sauce getaucht und am Tisch auf einem Holzkohlengrill gegart
- *Kalbi Tang* (manchmal auch *Galbi Tang*): Eintopf aus marinierten Rinderrippen, manchmal ohne Knochen serviert
- *Kimchi:* würzig scharfe, milchsauer eingelegte Gemüse
- Kalten oder gebratenen Tofu
- *Twoenjang-guk:* Suppe aus fermentierter Sojabohnenpaste mit jungen Venusmuscheln
- Meeresfrüchtesuppe
- *Shinsollo:* Fleisch, Fisch, Gemüse und Tofu, in Rinderbrühe gegart
- *Ny go gi:* gegrilltes Rindfleisch, Hähnchen, Schweinefleisch oder Fisch

***Meiden Sie:***

- *Pa jon:* Pfannkuchen mit Frühlingszwiebeln, aus Reismehl, Ei und Stückchen von Rindfleisch oder Garnelen; mit einem Dip aus Sojasauce serviert

- *Mandu-guk:* Rindsuppe mit koreanischen Teigtaschen, ähnlich den chinesischen Wonton
- *Bibim-pap:* ein Reisgericht (*Pap* bedeutet gekochter Reis) mit Stücken von Fleisch, gewürztem Gemüse und Spiegelei
- *Myon*-Nudelgerichte: Buchweizennudeln in Brühe mit unterschiedlichen weiteren Zutaten, etwa Rindfleisch, geraffeltem Rettich und Gurken
- *Chapchae:* Glasnudeln mit Rindfleisch, Pilzen, Frühlingszwiebeln und Gemüse sowie Sesamöl

### Im Fastfood-Lokal

Sie sind überall anzutreffen, bieten schnelles Essen zu einem vernünftigen Preis und sind daher manchmal unwiderstehlich. Versuchen Sie, Ihre Besuche dort in Grenzen zu halten. Wählen Sie überlegt, wenn Sie sich dort wiederfinden.

***Schnelle Tipps:***

- Think small – bleiben Sie bei kleinen Portionen, auch wenn das Angebot noch so günstig scheint.
- Wählen Sie statt der Erfrischungsgetränke Mineralwasser.
- Meiden Sie an der Salat-Bar Croutons, Bohnen, Nudel- und Kartoffelsalate.
- Sehen Sie nach, ob in der Nähe der Verkaufstheke Nährwertinformationen angebracht sind, oder fragen Sie nach einer Broschüre.

### In Burger-Ketten

Alle Burger lassen sich leicht unseren Zwecken anpassen, indem man einfach das Brötchen weglässt. Meiden Sie Burger mit paniertem Fisch oder paniertem Hähnchen. Mayonnaise und

Senf sind erlaubt, Ketchup lassen Sie besser links liegen, weil es zuckerhaltig ist; dasselbe gilt für spezielle Saucen. Essen Sie zu Ihrem Burger Blattsalat und Tomaten. Viele Burger-Ketten bieten mittlerweile Salate und Grillgerichte an – gute Möglichkeiten, wenn Sie zuckerfreies Salat-Dressing wählen.

### An der Salatbar

Beginnen Sie mit Blattsalaten und erlaubten Gemüsesorten, darüber kommt Eiweiß in Form von gewürfeltem, hart gekochten Ei, Putenbrust oder Hähnchenfleisch. Meiden Sie Kartoffel- und Nudelsalate. Wählen Sie eine Marinade aus Öl und Rot- oder Weißweinessig anstelle fertiger Dressings; handelsübliche Dressings und Balsamico-Essig enthalten häufig Zucker. Meiden Sie auch gefüllte Ofenkartoffeln.

### Brathähnchen & Co

Brathähnchen, die mit trockenen Gewürzmischungen und ohne Barbecue-Sauce zubereitet werden (Barbecue-Sauce enthält reichlich Zucker, der auch ins Fleischinnere eindringt), mit erlaubten Beilagen, wie Salat, sind eine gute Wahl. Bei Burgern lassen Sie das Brötchen weg, entfernen Sie notfalls die Panade von gebackener Hähnchenbrust.

### Im Pizzaladen

Hier sind die Möglichkeiten beschränkt. Viele Pizzaläden bieten Salat an. Garnieren Sie diesen mit kaltem Braten, falls erhältlich. Wenn es gar nicht anders geht, bestellen Sie eine Pizza, und essen Sie nur den Belag. Das ist etwas umständlich, aber Sie ersparen sich so den kohlenhydratreichen Pizzaboden.

**Im mexikanischen Fastfood-Laden**

Hähnchen- oder Rindfleisch-Tacos mit Salat und Käse wären eine Notlösung, wenn Sie die Taco-Schalen übrig lassen und den Inhalt mit der Gabel wie einen Salat essen. Meiden Sie Kombi-Angebote, die reichlich Reis und Bohnen enthalten.

**Im Sandwich-Laden**

Hähnchen- oder Thunfischsalat sind gute Möglichkeiten, ebenso Truthahn, Roastbeef und Käse; meiden Sie möglichst Fleisch- und Wurstwaren, die mit Nitriten konserviert sind. Lassen Sie sich die gewählte Fülle einfach auf einen Teller geben und nicht auf ein Brötchen.

# 12. Zwei Wochen köstlich essen und Rezepte für die Phase 1

Essen gehört zu den größten Freuden des Lebens – sehen Sie sich zum Beweis die folgenden Speisepläne und Rezepte an. Sie verbinden verlockende Genüsse und hochwertige Zutaten auf einfache Weise mit den Prinzipien der Atkins-Ernährungsweise.

## *Zwei Wochen essen – 14 Tagesbeispiele*

Um Ihnen die 14 Tage Einleitung zu erleichtern, haben wir 14 Tagesbeispiele kreiert. Jeder Tagesplan enthält vier Mahlzeiten, die als Tagesgesamtsumme nicht mehr als 20 Gramm Nettokohlenhydrate enthalten. Abwechslung und Gaumenkitzel eingeschlossen! Zum Frühstück gibt es Eier, Zerealien, Pfannkuchen und Waffeln; zu Mittag schlagen wir sättigende Salate, verschiedene Burger und Open-face-(ohne Deckel)Sandwiches vor; und für das Abendessen planen wir gut gewürzte Eiweißlieferanten, noch mehr Salat und nährstoffreiche Gemüsesorten. Süßigkeiten und Snacks haben wir auch nicht vergessen!

**Hinweis:** Achten Sie bei Salat-Dressings und Saucen streng auf die angegebene Menge, denn diese Dinge enthalten Kohlenhydrate. Halten Sie sich bei Essig an Rotwein-, Apfel- und Weißweinessig, da Balsamico-Essig meist Zucker enthält.

Wenn Ihre Zeit knapp bemessen ist, keine Sorge: die meisten Gerichte sind in nur 30 Minuten fertig – die verlockenden Düfte, die beim Kochen entstehen, kann man nur genießen, wenn man selber kocht! Es wird bestimmt für jeden etwas dabei sein. Beißen Sie genüsslich in einen Käse-Burger mit Kirschpaprika-Sauce, versuchen Sie Olé-Puten-Tacos oder Heilbutt in gebräunter Kräuterbutter – Sie werden feststellen, dass diese Gerichte Ihre Geschmacksknospen zufrieden stellen, ohne Ihre Gewichtsabnahme in Frage zu stellen. Ausklingen lassen Sie Ihre Mahlzeit mit Schokodessert und Vanille-Flan – ein »Happyend« in jeder Hinsicht, auch was Ihr Zielgewicht und Ihre Gesundheit angeht. Guten Appetit!

## *14 Tagesmahlzeiten-Pläne*

**Anmerkung:** Für Speisen, die im Tagesmahlzeiten-Plan mit Sternchen versehen sind, finden Sie die Rezepte im anschließenden Rezeptteil (siehe Seite 190, zu den Tassen siehe bitte Seite 34).

## TAG 1

| | |
|---|---|
| ***Frühstück*** | |
| 2 Rühreier | 1 |
| 3 Scheiben Rauchkarree | 1 |
| 1 Scheibe kohlenhydratarmes Brot (z.B. Atkins Bakery™ Ready-to-Eat Sliced Multigrain Bread) | 3 |
| | **5** |
| ***Mittagessen*** | |
| Shrimps-Salat | 0 |
| 1 Tasse Spinatsalat mit Olivenöl und Essig | 2 |
| 1 kleine Tomate, in Scheiben | 4 |
| | **6** |
| ***Abendessen*** | |
| Würziges Lammkotelett* | 1 |
| ½ Tasse gedünsteter Mangold mit 1 EL Zitronensaft | 2 |
| 1 Tasse grüne Blattsalate mit 2 EL kohlenhydratarmem Dressing (z.B. Atkins™ Sweet French Dressing) | 2 |
| | **5** |
| ***Snack*** | |
| 5 große schwarze Oliven und 60 g Käse | 3 |
| | **3** |
| **Nettokohlenhydrate gesamt:** | **19** |

## TAG 2

| | |
|---|---|
| ***Frühstück*** | |
| Räucherlachs-Röllchen mit | |
| Gurke und Doppelrahmfrischkäse | 1 |
| 1 kleine Tomate, in Scheiben | 4 |
| | **5** |
| ***Mittagessen*** | |
| Käse-Burger mit Kirschpaprika-Sauce* | 1 |
| 2 Tassen gemischter Blattsalat mit Essig und Öl | 4 |
| | **5** |
| ***Abendessen*** | |
| Brathähnchen | 0 |
| ½ Tasse Brokkoli mit Parmesan-Hobeln | 3 |
| ⅔ Tasse Endivien-Rettich-Salat mit | |
| 2 EL kohlenhydratarmem Dressing | |
| (z.B. Atkins™ Sweet Poppyseed Dressing) | 2 |
| | **5** |
| ***Snack*** | |
| ½ Tasse Streifen von roter Paprika | |
| mit Blauschimmelkäse-Dressing | |
| (mischen Sie 2 EL zerkrümelten Blauschimmelkäse, | |
| Mayonnaise und saure Sahne nach Geschmack) | 4,5 |
| | **4,5** |
| **Nettokohlenhydrate gesamt:** | **19,5** |

## TAG 3

| | |
|---|---|
| ***Frühstück*** | |
| ½ Tasse kohlenhydratarme Zerealien (z.B. Atkins® Hot Cereal) | 3 |
| 1 hart gekochtes Ei | 0,5 |
| | **3,5** |
| ***Mittagessen*** | |
| Cobb Salad: gebratenes Hähnchenfleisch, ½ Tomate, würfelig geschnitten, durchwachsener Speck, ½ Avocado und 2 EL zerkrümelter Blauschimmelkäse auf 1 Tasse Blattsalat mit Essig und Öl | 5,5 |
| | **5,5** |
| ***Abendessen*** | |
| Gebratener Lachs mit 2 EL kohlenhydratarmer Teriyaki-Sauce (z.B. von Atkins Quick Quisine™) | 2 |
| Grüne Bohnen mit Sesam* | 5 |
| Krautsalat: ½ Tasse geraffelter Weißkohl, Mayonnaise und Selleriesamen nach Geschmack | 1 |
| | **8** |
| ***Snack*** | |
| Atkins Advantage™ Chocolate Peanut Butter Bar | 2 |
| | **2** |
| **Nettokohlenhydrate gesamt:** | **19** |

## TAG 4

| | |
|---|---|
| ***Frühstück*** | |
| Griechisches Omelett: ½ Tasse Spinat, 60 g Feta und 2 Eier | 5 |
| | **5** |
| ***Mittagessen*** | |
| Open-face (ohne Deckel) Reuben-Sandwich: Corned Beef, 2 Scheiben Emmentaler, ¼ Tasse Sauerkraut und 1 Scheibe kohlenhydratarmes Roggenbrot (z.B. Atkins Bakery™ Ready-to-Eat Sliced Rye Bread) | 6 |
| | **6** |
| ***Abendessen*** | |
| Entrecôte | 0 |
| Spargel mit Estragon-Vinaigrette* | 4 |
| 1 Tasse gemischter grüner Salat mit Blauschimmelkäse-Dressing (mischen Sie 2 EL zerkrümelten Blauschimmelkäse, Mayonnaise und saure Sahne nach Geschmack) | 2 |
| | **6** |
| ***Snack*** | |
| 1 Selleriestange mit 2 EL Sojacreme | 2 |
| | **2** |
| **Nettokohlenhydrate gesamt:** | **19** |

## TAG 5

| | |
|---|---|
| ***Frühstück*** | |
| 3 Pfannkuchen aus kohlenhydratarmer Pfannkuchen-Mischung (z.B. Atkins Quick Quisine™ Pancake & Waffle Mix) | 3 |
| 1 EL zuckerfreier Pfannkuchensirup (z.B. Atkins Quick Quisine™ Sugar Free Pancake Syrup) | 0 |
| 3 Putenwürstchen | 1 |
| | **4** |
| ***Mittagessen*** | |
| Thunfischsalat mit 1 Selleriestange, 5 Radieschen und Kirschtomate, alles gehackt | 4 |
| 1 Tasse grüner Salat mit 2 EL kohlenhydratarmem Dressing (z.B. Atkins™ Sweet French Dressing) | 2 |
| | **6** |
| ***Abendessen*** | |
| Gebratene Schweinelendchen | 0 |
| 1 Tasse gedünsteter Spinat mit rotem Paprika und Knoblauch | 4 |
| Vanille-Flan* | 2,5 |
| | **6,5** |
| ***Snack*** | |
| 2 Scheiben Schinken und 1 Scheibe Emmentaler um 1 Stück eingelegtes Gemüse gewickelt | 3 |
| | **3** |
| **Nettokohlenhydrate gesamt:** | **19,5** |

## TAG 6

| | |
|---|---|
| ***Frühstück*** | |
| Geflügel-Eier-Salat* | 4,5 |
| ½ Tasse Gurkenscheiben | 1 |
| | **5,5** |
| ***Mittagessen*** | |
| Steak-Fajita: Steak, in Streifen geschnitten, 1 Scheibe milder Halbhartkäse, 1 kohlenhydratarme Tortilla | 4 |
| 1 Tasse Romanasalat mit Essig und Olivenöl | 4 |
| | **8** |
| ***Abendessen*** | |
| Gegrillter, gewürzter Thunfisch | 0 |
| ½ Tasse Zucchini und ½ Tasse Pilze, auf Spießen gegrillt | 2 |
| 1 Tasse Rucola-Endivien-Salat mit 1 EL kohlenhydratarmem Dressing (z.B. Atkins™ Sweet as Honey Mustard Dressing) | 3 |
| | **5** |
| ***Snack*** | |
| ½ Tasse Brokkoliröschen mit Zitronenmayonnaise (mischen Sie 1 EL Zitronensaft mit Mayonnaise) | 1 |
| | **1** |
| **Nettokohlenhydrate gesamt:** | **19,5** |

## TAG 7

***Frühstück***

| | |
|---|---|
| Pochiertes Ei auf einer Scheibe kohlenhydratarmem Toastbrot (z.B. Atkins Bakery™ Ready-to-Eat Sliced White Bread) | 3,5 |
| 1 Scheibe Fleischtomate | 1 |
| 30 g Münsterkäse | 0,5 |
| | **5** |

***Mittagessen***

| | |
|---|---|
| Chef-Salat: fein geschnittener Schinken, Putenbrust, Roastbeef und gehacktes hart gekochtes Ei auf 1 Tasse Blattsalat mit Essig und Olivenöl | 2 |
| | **2** |

***Abendessen***

| | |
|---|---|
| Hackbraten mit Pilzen* | 3 |
| je ⅓ Tasse grüne Bohnen, Zuckererbsen und gemischte Paprikaschoten | 6 |
| 1 Tasse grüner Salat mit Essig und Olivenöl | 2 |
| | **11** |

***Snack***

| | |
|---|---|
| 1 Atkins Quick Quisine™ Banana Nut Muffin | 2 |
| | **2** |

| | |
|---|---|
| **Nettokohlenhydrate gesamt:** | **20** |

## TAG 8

| | |
|---|---|
| ***Frühstück*** | |
| 1 kohlenhydratarmer Frühstücksriegel (z.B. Atkins Morning Start™ Creamy Cinnamon Bun Breakfast Bar) | 2 |
| 50 g Mozzarella | 1,5 |
| | **3,5** |
| ***Mittagessen*** | |
| Hähnchensalat auf 2 Tassen gehackter roter Zwiebel, Yamsbohne und gemischtem Grüngemüse | 5 |
| 1 kohlenhydratarme Tortilla | 3 |
| | **8** |
| ***Abendessen*** | |
| Heilbutt in gebräunter Kräuterbutter* | 0 |
| 1 Tasse Aubergine, Paprika, Tomaten, gedünstet | 4,5 |
| ½ Tasse kohlenhydratarmer Vanillepudding | 1 |
| | **5,5** |
| ***Snack*** | |
| Shrimps-Cocktail (mischen Sie für die Sauce z.B. Atkins Quick Quisine™ Ketch-a-Tomato und Meerrettich aus dem Glas) | 3 |
| | **3** |
| **Nettokohlenhydrate gesamt:** | **20** |

## TAG 9

| | |
|---|---|
| ***Frühstück*** | |
| Zucchini-Emmentaler-Frittata* | 3 |
| 1 Scheibe kohlenhydratarmes Weißbrot (z.B. Atkins Bakery™ Ready-to-Eat Sliced White Bread) | 3 |
| | **6** |
| ***Mittagessen*** | |
| ½ Avocado gefüllt mit Krebsfleischsalat (Dosen- oder tiefgekühltes Krebsfleisch mit Mayonnaise mischen) | 2 |
| 1 kleine Tomate, in Scheiben | 4 |
| 2 Tassen Baby-Blattsalat mit Essig und Olivenöl | 4 |
| | **10** |
| ***Abendessen*** | |
| Roastbeef au jus (»mit Bratensaft«) | 0 |
| 1 Tasse gebratene Zucchini und Pilze mit Kräutern | 2 |
| Zuckerfreies Gelatine-Dessert | 0 |
| | **2** |
| ***Snack*** | |
| Kohlenhydratarmes Schoko-Mixgetränk (z.B. Atkins Advantage™ Ready-to-Drink Chocolate Delight Shake) | 1 |
| | **1** |
| **Nettokohlenhydrate gesamt:** | **19** |

## TAG 10

| | |
|---|---|
| ***Frühstück*** | |
| Gemüse-Tasche: 60 g milder Halbhartkäse, 4 Spargelstangen und 1 kohlenhydratarme Tortilla | 6 |
| | **6** |
| ***Mittagessen*** | |
| Hähnchenbrust, fein geschnitten | 0 |
| Tomaten-Gurken-Salat mit Feta* | 5 |
| | **5** |
| ***Abendessen*** | |
| Schinkensteak, mit 1 EL zuckerfreiem Pfannkuchensirup beträufelt (z.B. von Atkins Quick Quisine™) | 0 |
| ⅔ Tasse grüne Bohnen mit gehackter Minze | 5 |
| 1 Tasse grüner Salat mit 2 EL kohlenhydratarmem Dressing (z.B. Atkins™ Sweet Poppyseed Dressing) | 2 |
| | **7** |
| ***Snack*** | |
| 30 g Käse und 10 grüne Oliven | 2 |
| | **2** |
| **Nettokohlenhydrate gesamt:** | **20** |

## TAG 11

| | |
|---|---|
| ***Frühstück*** | |
| 1 kohlenhydratarmer Frühstücksriegel (z.B. Atkins Morning Start™ Blueberry Muffin Breakfast Bar) | 2 |
| 1 weich gekochtes Ei | 0,5 |
| | **2,5** |
| ***Mittagessen*** | |
| 2 Tassen Spinatsalat mit Speck und kohlenhydratarmem Blauschimmelkäse-Dressing (mischen Sie 2 EL zerkrümelten Blauschimmelkäse, Mayonnaise und saure Sahne nach Geschmack) | 3 |
| 1 Scheibe kohlenhydratarmes Mehrkornbrot (z.B. Atkins Bakery™ Ready-to-Eat Sliced Multigrain Bread) | 3 |
| | **6** |
| ***Abendessen*** | |
| Frikadellen auf asiatische Art mit würziger Sauce* | 3 |
| 1 Tasse Röstgemüse aus roter Paprikaschote, Zuckererbsen, Frühlingszwiebeln | 5 |
| ½ Tasse Chinakohl mit zuckerfreiem Reisweinessig und Sesamöl | 2 |
| | **10** |
| ***Snack*** | |
| ½ Tasse kohlenhydratarmer Schokoladenpudding | 1 |
| | **1** |
| **Nettokohlenhydrate gesamt:** | **19,5** |

## TAG 12

| | |
|---|---|
| ***Frühstück*** | |
| 3 Waffeln aus kohlenhydratarmer Waffelmischung (z.B. Atkins Quick Quisine™ Pancake & Waffle Mix) | 3 |
| 1 EL zuckerfreier Pfannkuchensirup (z.B. von Atkins Quick Quisine™) | 0 |
| | **3** |
| ***Mittagessen*** | |
| Puten-Käse-Burger mit 60 g mildem Halbhartkäse | 2 |
| 1 Tasse Paprikaschoten, Tomaten und Gurke, würfelig geschnitten, mit Essig und Öl | 5 |
| | **7** |
| ***Abendessen*** | |
| Gegrillte Kalbskoteletts mit Salbeibutter | 0 |
| ⅔ Tasse gedünsteter gelber Kürbis und ⅓ Tasse Kirschtomaten | 4 |
| 1 Tasse grüner Salat mit Essig und Olivenöl | 2 |
| | **6** |
| ***Snack*** | |
| Schokodessert* | 2,5 |
| | **2,5** |
| **Nettokohlenhydrate gesamt:** | **18,5** |

## TAG 13

***Frühstück***

| | |
|---|---|
| 1 kohlenhydratarme Tortilla gefüllt mit 2 Rühreiern | 4 |
| je 1 EL grüne Salsa und saure Sahne | 1 |
| | **5** |

***Mittagessen***

| | |
|---|---|
| Open-face (ohne Deckel) Roastbeef-Sandwich: Roastbeef, 1 Scheibe kohlenhydratarmes Roggenbrot (z.B. Atkins Bakery™ Ready-to-Eat Sliced Rye Bread) und Meerrettich-Mayonnaise (Mayonnaise mit Meerrettich verrührt) | 4 |
| 1 Tasse Radieschen-Gurken-Salat mit Essig und Öl | 2 |
| | **6** |

***Abendessen***

| | |
|---|---|
| Hähnchen mit Tomatencremesauce* | 1,5 |
| 4 Spargelstangen | 2,5 |
| 1 Tasse gemischter grüner Salat mit Olivenöl und 1 EL Zitronensaft | 2 |
| | **6** |

***Snack***

| | |
|---|---|
| Braune Champignons (z.B. Portobello) mit Mozzarella überbacken | 2 |
| | **2** |

| | |
|---|---|
| **Nettokohlenhydrate gesamt:** | **19** |

## TAG 14

| | |
|---|---|
| ***Frühstück*** | |
| Kohlenhydratarmes Vanille-Mixgetränk (z.B. Atkins Advantage™ Ready-to-Drink Creamy Vanilla Shake) | 1 |
| | **1** |
| ***Mittagessen*** | |
| Olé-Puten-Tacos* | 5 |
| ½ Tasse würfelig geschnittenen Yamsbohnen-Salat mit Korianderblättern und Mayonnaise | 3 |
| | **8** |
| ***Abendessen*** | |
| Mariniertes, gegrilltes Skirt Steak (Kronfleisch, fein geschnitten) | 0 |
| ⅔ Tasse gebratene weiße Rüben mit kohlenhydratarmer Tomatensauce (z.B. Atkins Quick Quisine™ Ketch-a-Tomato Sauce) | 4 |
| 1 Tasse gemischter grüner Salat mit kohlenhydratarmem Blauschimmelkäse-Dressing (mischen Sie 2 EL zerkrümelten Blauschimmelkäse, Mayonnaise und saure Sahne nach Geschmack) | 2 |
| | **6** |
| ***Snack*** | |
| 1 kleine Tomate, mit Eiersalat gefüllt | 5 |
| | **5** |
| **Nettokohlenhydrate gesamt:** | **20** |

## *14 Rezepte für die Phase 1*

### ***Hähnchen mit Tomatencremesauce***

*Sie können für diese Sauce trockene oder in Öl eingelegte sonnengetrocknete Tomaten verwenden. Fügen Sie bei trockenen Tomaten einen zusätzlichen Esslöffel Brühe hinzu und lassen Sie die Sauce etwas länger köcheln, damit die Tomaten weich werden.*

Vorbereitungszeit: 10 Minuten
Garzeit: 9 Minuten
4 Portionen

*4 Hähnchenbrustfilets, ohne Knochen (zu etwa 170 g)*
*½ TL Salz*
*½ TL Chilipulver*
*¼ TL gemahlener Pfeffer*
*2 TL Olivenöl*
*2 TL Butter*
*60 ml Hühnerbrühe oder Wasser*
*2 EL in Öl eingelegte, getrocknete Tomaten (etwa 6 Stück), in dünne Streifen geschnitten*
*⅛ l vollfette Sahne*

1
Hähnchenbrust mit Salz, Chilipulver und Pfeffer würzen. In einer großen Pfanne auf mittelhoher Stufe Butter und Öl erhitzen. Hähnchenbrustfilets darin etwa 8 Minuten braten, bis sie durch sind, dabei einmal wenden. Auf einer Platte anrichten und warm halten.

2
Brühe und Tomaten in die Pfanne geben und unter Rühren um die Hälfte einkochen lassen, Sahne zugießen und weitere 4 Minuten köcheln lassen, bis die Sauce etwas eindickt. Über die Hähnchenfilets gießen und sofort servieren.

| Pro Portion: | | |
|---|---|---|
| Kohlenhydrate:<br>2 Gramm | Nettokohlenhydrate:<br>1,5 Gramm | Eiweiß:<br>40,5 Gramm |
| Fett:<br>18 Gramm | Ballaststoffe:<br>0,5 Gramm | Kalorien:<br>338 |

## *Heilbutt in gebräunter Kräuterbutter*

*Eine aromatische Buttersauce mit grünen Kräutertupfen macht milden Fisch interessanter. Wer mag, verwendet anstelle des Heilbutts Kabeljau oder Wels.*

Vorbereitungszeit: 10 Minuten
Garzeit: 9 Minuten
4 Portionen

*2 EL Olivenöl*
*4 Heilbuttfilets, etwa 2,5 cm dick (zu 170 bis 225 g)*
*¾ TL Salz, insgesamt*
*¼ TL gemahlener Pfeffer, insgesamt*
*4 EL Butter*
*2 EL gemischte, frisch gehackte Kräuter,*
*zum Beispiel Petersilie, Estragon, Basilikum und Thymian*
*½ TL frisch abgeriebene Schale einer unbehandelten Zitrone*

1
In einer großen beschichteten Pfanne das Olivenöl auf hoher Stufe erhitzen. Den Fisch mit der Hälfte des Salzes und des Pfeffers würzen. Den Heilbutt in 5 bis 6 Minuten auf den Punkt braten, dabei einmal wenden. Auf einer Platte anrichten, unter einem »Zelt« aus Alufolie warm halten.

2
In derselben Pfanne die Butter auf mittelhoher Stufe schmelzen. In etwa 3 Minuten hellbraun werden lassen. Pfanne vom Herd nehmen, Kräuter, Zitronenschale, das restliche Salz und den restlichen Pfeffer einrühren. Die Sauce über den Fisch gießen und sofort servieren.

| Pro Portion: | | |
|---|---|---|
| Kohlenhydrate:<br>0 Gramm | Nettokohlenhydrate:<br>0 Gramm | Eiweiß:<br>41,5 Gramm |
| Fett:<br>23 Gramm | Ballaststoffe:<br>0 Gramm | Kalorien:<br>280 |

## *Tomaten-Gurken-Salat mit Feta*

*Wiegen Sie Tomaten und Gurken im Laden ab, um die richtige Menge zu kaufen. Wir verwenden in diesem Rezept kein Olivenöl, weil Oliven und Schafskäse bereits recht üppig sind, Sie können aber gerne Öl nach Geschmack zufügen.*

Vorbereitungszeit: 15 Minuten
6 Portionen

*450 g Tomaten, entkernt, in 1 cm große Stücke geschnitten*
*450 g Gurken, entkernt, in 1 cm große Stücke geschnitten*
*1 TL abgeriebene Schale einer unbehandelten Zitrone*
*½ TL Salz*
*¼ TL gemahlener Pfeffer*
*½ Tasse Feta, zerkrümelt*
*½ Tasse eingelegte schwarze Oliven, entkernt und gehackt*

1
In einer großen Salatschüssel Tomaten, Gurken, Zitronenschale, Salz und Pfeffer mischen. 15 Minuten ziehen lassen.

2
Feta und Oliven darüber geben.

| Pro Portion: | | |
|---|---|---|
| Kohlenhydrate:<br>6 Gramm | Nettokohlenhydrate:<br>4 Gramm | Eiweiß:<br>3 Gramm |
| Fett:<br>14 Gramm | Ballaststoffe:<br>2 Gramm | Kalorien:<br>152 |

## *Spargel mit Estragon-Vinaigrette*

*Spargel ist so elegant, er braucht eigentlich nur eine pikante Vinaigrette, die sein Aroma unterstreicht.*

Vorbereitungszeit: 10 Minuten
Garzeit: 10 Minuten
4 Portionen

*450 g frischer Spargel, geputzt*
*2 EL fein gehackte rote Zwiebel*
*2 EL Estragonessig*
*1 TL Dijonsenf*
*½ Päckchen Süßstoff*
*½ TL Salz*
*¼ TL gemahlener Pfeffer*
*1/16 l Olivenöl*

1
Den Spargel auf den Punkt garen. Wasser abgießen, Spargel mit Küchenkrepp trockentupfen.

2
Rote Zwiebel, Essig, Senf, Süßstoff, Salz und Pfeffer in einer Schüssel verrühren. Nach und nach mit dem Schneebesen das Öl unterschlagen. Das Dressing über den Spargel gießen und vorsichtig mischen.

| Pro Portion: | | |
|---|---|---|
| Kohlenhydrate:<br>6 Gramm | Nettokohlenhydrate:<br>4 Gramm | Eiweiß:<br>3 Gramm |
| Fett:<br>14 Gramm | Ballaststoffe:<br>2 Gramm | Kalorien:<br>152 |

## *Grüne Bohnen mit Sesam*

*Schwarze Sesamsamen sind in einigen Feinkostläden und in Asia-Läden erhältlich. Wer keine bekommen kann, röstet weiße Sesamsamen in einer Pfanne, bis sie duften.*

Vorbereitungszeit: 15 Minuten
Garzeit: 7 Minuten
Zeit zum Marinieren: 20 Minuten
6 Portionen

*700 g grüne Bohnen*
*3 EL Reisweinessig*
*3 EL natriumarme Sojasauce*
*2 EL schwarze Sesamsamen*
*1 TL geröstetes Sesamöl*

1
Die grünen Bohnen in einem großen Topf mit Salzwasser in etwa 7 Minuten auf den Punkt garen. Wasser abgießen, die Bohnen in eine große Schüssel geben, mit Essig, Sojasauce und Sesamsamen gleichmäßig mischen. 20 Minuten ziehen lassen, dabei gelegentlich umrühren.

2
Die Marinade abgießen und die Bohnen mit Sesamöl mischen. Zimmerwarm servieren.

| Pro Portion: | | |
|---|---|---|
| Kohlenhydrate: 9 Gramm | Nettokohlenhydrate: 5 Gramm | Eiweiß: 2,5 Gramm |
| Fett: 2,5 Gramm | Ballaststoffe: 4 Gramm | Kalorien: 62 |

## Würzige Lammkoteletts

*Bei unserem Rezept werden die Lamm-Steaks zuerst kräftig angebraten, damit sie eine schöne dunkle Kruste erhalten, und dann im Backofen fertig gegart, damit sie schön weich werden. Wer mag, kann die Steaks auch in der Pfanne fertig braten.*

Vorbereitungszeit: 5 Minuten
Garzeit: 10 Minuten
4 Portionen

*2 EL Currypulver*
*1 TL Salz*
*½ TL frisch gemahlener Pfeffer*
*¼ TL Fünfgewürzpulver*
*1 EL Rapsöl*
*4 Lamm-Steaks aus der Keule, etwa 1 cm dick (zu jeweils etwa 340 g)*

1
Backofen auf 180° C vorheizen. Curry, Salz, Pfeffer und Fünfgewürzpulver in einer Tasse mischen. Die Steaks von jeder Seite mit 1 Teelöffel Gewürzmischung bestreuen.

2
Öl in einer großen Pfanne auf mittelhoher Stufe erhitzen; zwei Steaks darin von jeder Seite etwa 1½ Minuten braten, bis sie schön gebräunt sind. Die Steaks in eine Grillpfanne legen, die anderen beiden Steaks braten.

3
Die Steaks noch für 3 bis 4 Minuten in den Backofen geben, bis sie in der Mitte zartrosa sind oder, wenn gewünscht, durch.

| Pro Portion: | | |
|---|---|---|
| Kohlenhydrate: 2 Gramm | Nettokohlenhydrate: 1 Gramm | Eiweiß: 60,5 Gramm |
| Fett: 34 Gramm | Ballaststoffe: 1 Gramm | Kalorien: 556 |

## *Käse-Burger mit Kirschpaprika-Sauce*

*In diesem Rezept verwandeln wir einfache Mayonnaise mit Kirschpaprika und etwas Worcestershire-Sauce in eine flotte Sauce.*

Vorbereitungszeit: 10 Minuten
Garzeit: 10 Minuten
4 Portionen

*900 g Rinderhackfleisch aus der Schulter*
*4 TL kohlenhydratarme Steak-Sauce, z.B. von Atkins Quick Quisine™*
*½ TL Salz*
*110 g geriebener Cheddar*
*4 EL Mayonnaise*
*1 kleiner Kirschpaprika, abgetropft und fein gehackt*
*½ TL Worcestershire-Sauce*

1
Grill auf mittlerer Stufe vorheizen. Rinderhack mit Steak-Sauce und Salz mischen. Sechs Frikadellen mit etwa 9 Zentimetern Durchmesser und 1 Zentimeter Dicke formen.

2
Die Frikadellen von jeder Seite 5 Minuten (»medium-rare«, nach Wunsch auch länger) grillen. 2 Minuten vor Ende der Garzeit den Käse auf die Frikadellen geben und schmelzen lassen.

3
Inzwischen die Mayonnaise mit dem gehackten Kirschpaprika und der Worcestershire-Sauce verrühren. Die Frikadellen anrichten und die Sauce darüber gießen.

| Pro Portion: | | |
|---|---|---|
| Kohlenhydrate:<br>1 Gramm | Nettokohlenhydrate:<br>1 Gramm | Eiweiß:<br>42,5 Gramm |
| Fett:<br>39,5 Gramm | Ballaststoffe:<br>0 Gramm | Kalorien:<br>540 |

## *Frikadellen auf asiatische Art mit würziger Sauce*

*Frikadellen aus Schweinefleisch sorgen für Abwechslung, sie sind schön weich und schmecken köstlich. Perfekt ergänzt wird der milde Geschmack durch Teriyaki-Sauce.*

Vorbereitungszeit: 15 Minuten
Garzeit: 12 Minuten
6 Portionen

*FRIKADELLEN:*
*900 g Schweinehackfleisch*
*1/16 l kohlenhydratarme Teriyaki-Sauce, z.B. von Atkins Quick Quisine™*
*1/4 Tasse gehackte Frühlingszwiebeln, weiße und grüne Teile*
*1 EL gehackter Ingwer*
*2 TL gehackter Knoblauch*

*SAUCE:*
*1/16 l kohlenhydratarme Teriyaki-Sauce, z.B. von Atkins Quick Quisine™*
*1 EL gehackte Frühlingszwiebeln, weiße und grüne Teile*
*2 TL geröstetes Sesamöl*
*1 TL gehackter Ingwer*
*1 TL gehackter Knoblauch*

1
Für die Frikadellen: Grill auf mittlerer Stufe vorheizen. Hackfleisch, Teriyaki-Sauce, Frühlingszwiebeln, Ingwer und Knoblauch mischen. Daraus sechs etwa 1 Zentimeter dicke Frikadellen formen.

2
Für die Sauce: Teriyaki-Sauce, Frühlingszwiebeln, Sesamöl, Ingwer und Knoblauch mischen.

3
Die Frikadellen von jeder Seite in 6 bis 7 Minuten auf den Punkt grillen. Mit der Sauce servieren.

| Pro Portion: | | |
|---|---|---|
| Kohlenhydrate: 3 Gramm | Nettokohlenhydrate: 3 Gramm | Eiweiß: 33,5 Gramm |
| Fett: 30 Gramm | Ballaststoffe: 0 Gramm | Kalorien: 420 |

## *Hackbraten mit Pilzen*

*Die Pilze machen diesen pikanten Hackbraten saftig und aromatisch. Reste eignen sich ausgezeichnet für Sandwiches – planen Sie voraus!*

Vorbereitungszeit: 10 Minuten
Garzeit: 10 Minuten
Bratzeit: 60 Minuten
6 Portionen

*2 Scheiben kohlenhydratarmes Weißbrot,*
*z.B. Atkins Bakery™ Ready-to-Eat Sliced White Bread*
*1 EL Olivenöl*
*2 Tassen blättrig geschnittene Gartenchampignons*
*1 TL Salz*
*1 große Knoblauchzehe*
*700 g Rinderhackfleisch*
*½ bis 1 mittelgroße Zwiebel, gerieben oder fein gehackt*
*1 großes Ei*
*2 EL scharfer Senf*
*½ TL frisch gemahlener Pfeffer*

1
Backofen auf 180° C vorheizen. Eine Grillpfanne oder ein Backblech mit Alufolie oder Backpapier auslegen. Das Brot in der Küchenmaschine zu Bröseln verarbeiten.

2
Das Öl in einer Pfanne mit 30 Zentimetern Durchmesser auf hoher Stufe erhitzen. Die Pilze darin etwa 8 oder 9 Minuten braten, bis sie schön gebräunt sind, dabei ein- oder zweimal umrühren. Mit Salz bestreuen, den Knoblauch dazugeben und weitere 30 bis 60 Sekunden braten, bis der Knoblauch duftet. Die Mischung mit dem Messer oder in der Küchenmaschine sehr fein hacken.

3
In einer großen Schüssel vorsichtig das Fleisch mit den Pilzen und den übrigen Zutaten mischen. In der vorbereiteten Grillpfanne einen Hackbraten von etwa 23 mal 10 Zentimetern formen; mit Alufolie abdecken und 30 Minuten braten. Folie abnehmen und weitere 30 bis 35 Minuten braten, bis der Braten gebräunt ist und das Bratenthermometer in der Mitte eine Kerntemperatur von 70° C anzeigt.

| Pro Portion: | | |
|---|---|---|
| Kohlenhydrate: 5 Gramm | Nettokohlenhydrate: 3 Gramm | Eiweiß: 35 Gramm |
| Fett: 23 Gramm | Ballaststoffe: 2 Gramm | Kalorien: 380 |

## *Olé-Puten-Tacos*

*Grüne Salsa enthält weniger Kohlenhydrate als rote und ist ebenso schmackhaft. Kohlenhydratarme Tortillas machen auch mexikanische Spezialitäten Atkins-tauglich.*

Vorbereitungszeit: 10 Minuten
Garzeit: 10 Minuten
4 Portionen

*2 EL plus 1 TL Olivenöl, insgesamt*
*450 g Putenschnitzel*
*1 EL Chilipulver*
*1/16 l saure Sahne*
*¼ Tasse gehackte Frühlingszwiebeln*
*2 EL gehackte Korianderblätter*
*4 kohlenhydratarme Tortillas*
*½ Paprikaschote (Farbe beliebig), in feine Streifen geschnitten*
*4 EL zuckerfreie grüne Salsa*

1

1 Esslöffel Öl in einer großen Pfanne erhitzen. Die Putenschnitzel mit Chilipulver bestreuen; auf den Punkt braten, und zwar von jeder Seite etwa 2 Minuten. Die Schnitzel auf ein Schneidbrett geben und in Streifen schneiden.

2

Saure Sahne, Frühlingszwiebeln und Korianderblätter in die Pfanne geben. 1 Minute unter Rühren dünsten, bis alles erwärmt ist. Putenstreifen mit Saft wieder in die Pfanne geben.

3

Für die Tortillas 1 Teelöffel Öl in eine mittelgroße Pfanne geben und sehr hoch erhitzen. Die Tortillas von jeder Seite 1 Minute braten. Die Fülle gleichmäßig auf die Tortillas verteilen. Darüber die Paprikastreifen und jeweils 1 Esslöffel Salsa geben.

| Pro Portion: | | |
|---|---|---|
| Kohlenhydrate: 15,5 Gramm | Nettokohlenhydrate: 5 Gramm | Eiweiß: 31 Gramm |
| Fett: 20 Gramm | Ballaststoffe: 10 Gramm | Kalorien: 347 |

## *Geflügel-Eier-Salat*

*Dieses Rezept kombiniert zwei beliebte herzhafte Salate, ein Hauch Curry liefert noch mehr Pep.*

Vorbereitungszeit: 10 Minuten
Garzeit: 10 Minuten
4 Portionen

*1 EL Olivenöl*
*600 g Hähnchenbrust, ohne Haut und Knochen, in 1 cm große Würfel geschnitten*
*¾ TL Salz, insgesamt*
*5 EL Mayonnaise*
*2 EL fein gehackte rote Zwiebel*
*1 EL Weißweinessig*
*¼ TL Curry*
*2 große hart gekochte Eier*
*⅔ Tasse fein gehackter Stangensellerie mit einigen Blättern*

1
Das Öl in einer Pfanne von 30 Zentimetern Durchmesser auf hoher Stufe erhitzen; Hähnchenbrust hineingeben, mit ¼ Esslöffel Salz bestreuen und unter Rühren goldbraun braten, etwa 5 bis 7 Minuten. Ein wenig abkühlen lassen.

2
Inzwischen Mayonnaise, Zwiebel, Essig, restliches Salz und Gewürz in einer großen Schüssel mischen.

3
Die Eier fein hacken; zusammen mit dem Sellerie unter die Mayonnaise rühren. Die Hähnchenbrust unterziehen. Sofort servieren oder vorher kühl stellen, falls gewünscht.

| Pro Portion: | | |
|---|---|---|
| Kohlenhydrate: 5 Gramm | Nettokohlenhydrate: 4,5 Gramm | Eiweiß: 32 Gramm |
| Fett: 23 Gramm | Ballaststoffe: 0,5 Gramm | Kalorien: 362 |

## *Zucchini-Emmentaler-Frittata*

*Sollte Ihre Pfanne nicht backofengeeignet sein, packen Sie den Griff in eine doppelte Lage Alufolie. Als Gewürz für die Zucchini haben wir hier Majoran verwendet, einen Verwandten des Oregano mit zarterem Aroma.*

Vorbereitungszeit: 10 Minuten
Garzeit: 10 Minuten
4 Portionen

*2 EL Butter*
*2 mittelgroße Zucchini, in 6 mm dicke Scheiben geschnitten*
*1 TL Majoran*
*10 große Eier*
*1/16 l Wasser*
*1/2 TL Salz*
*3/4 Tasse grob geriebener Emmentaler*

1
Die Butter in einer backofengeeigneten Pfanne von 30 Zentimetern Durchmesser auf mittelhoher Stufe schmelzen. Die Zucchini darin 8 Minuten dünsten; Majoran einrühren. Noch 1 bis 2 Minuten dünsten, bis die Zucchini weich werden.

2
Inzwischen den Grill vorheizen und den Rost mit etwa 15 Zentimetern Abstand von der Grillschlange einschieben. Die Eier mit Wasser und Salz verschlagen. Den letzten Esslöffel Butter in der Pfanne schmelzen; die Eier über die Zucchini gießen. Herd zurückschalten, Deckel auflegen und die Frittata an der Unterseite und an den Rändern stocken lassen (oben ist sie noch flüssig), das dauert etwa 3 Minuten. Den Käse darüber streuen.

3
Die Frittata unter dem Grill fest werden lassen, in etwa 1 Minute. In Keile schneiden.

| Pro Portion: | | |
|---|---|---|
| Kohlenhydrate: 4,5 Gramm | Nettokohlenhydrate: 3 Gramm | Eiweiß: 23 Gramm |
| Fett: 25,5 Gramm | Ballaststoffe: 1,5 Gramm | Kalorien: 343 |

## *Schokodessert*

*Dieses Dessert ist ein Mittelding zwischen einem Schokogetränk und einer Eiscreme, man kann es also löffeln oder schlürfen – ganz nach Belieben.*

Vorbereitungszeit: 5 Minuten
Garzeit: 5 Minuten
4 Portionen

*¼ l Sahne*
*⅛ l Wasser*
*⅛ l zuckerfreier Schokoladensirup, z.B. Atkins™ Sugar Free Chocolate Syrup*
*2 EL Kakaopulver*
*2 TL Schokoextrakt*
*1 TL Vanilleextrakt*

1
In einem mittelgroßen Topf Sahne, Wasser, Sirup und Kakao mischen und auf mittlerer Stufe zum Kochen bringen. Herd auf kleine Stufe zurückschalten; die Mischung unter gelegentlichem Rühren etwa 5 Minuten kochen lassen. Vom Herd nehmen. Schoko- und Vanilleextrakt einrühren.

2
Die Masse in eine quadratische Form mit 20 Zentimetern Seitenlänge gießen. Für etwa 3 Stunden in den Gefrierschrank geben, bis sie beinahe fest ist. Vor dem Servieren im Mixer oder in der Küchenmaschine zu cremiger Konsistenz verarbeiten. In Gläsern anrichten.

| Pro Portion: | | |
|---|---|---|
| Kohlenhydrate:<br>3,5 Gramm | Nettokohlenhydrate:<br>2,5 Gramm | Eiweiß:<br>1,8 Gramm |
| Fett:<br>22,4 Gramm | Ballaststoffe:<br>0,9 Gramm | Kalorien:<br>220 |

## *Vanille-Flan*

*Der sanfte Geschmack von Vanille, Sahne und Eiern verbindet sich zu einem wohltuenden, cremigen Dessert. Wenn Sie die Einleitung beendet haben, können Sie auf den Flan ein paar Beeren geben.*

Vorbereitungszeit: 5 Minuten
Garzeit: 1 Stunde
Kühlzeit: 2 Stunden
4 Portionen

*¼ l Sahne*
*160 ml Wasser*
*4 EL Streusüße*
*1 TL Vanilleextrakt*
*2 Eier*

*4 Cremeförmchen*

1
Backofen auf 160° C vorheizen. Sahne, Wasser und Streusüße in einem kleinen Topf zum Kochen bringen. Vom Herd nehmen und Vanilleextrakt einrühren. 15 Minuten abkühlen lassen.

2
In einer mittelgroßen Schüssel die Eier schaumig rühren; nach und nach etwa ein Drittel der Sahnemischung einrühren. Die Eier-Sahne-Mischung in den Topf geben und kurz durchschlagen.

3
Die Masse durch ein Sieb in vier Cremeförmchen mit 170 Gramm Fassungsvermögen geben. Die Förmchen in einen großen Bräter stellen, vorsichtig kochendes Wasser in den Bräter gießen, bis die Förmchen zur Hälfte im Wasser stehen. Den Bräter mit Alufolie abdecken. 40 Minuten backen, bis die Masse in der Mitte fest ist. Die Förmchen bei Raumtemperatur noch 15 Minuten im Bräter stehen lassen.

4
Die Förmchen herausnehmen und mit Frischhaltefolie abdecken (die Folie über den Rand spannen, damit sie die Oberfläche nicht berührt). Für etwa 2 Stunden kühl stellen, bis die Masse erkaltet ist.

| Pro Portion: | | |
|---|---|---|
| Kohlenhydrate:<br>2,5 Gramm | Nettokohlenhydrate:<br>2,5 Gramm | Eiweiß:<br>4 Gramm |
| Fett:<br>20 Gramm | Ballaststoffe:<br>0 Gramm | Kalorien:<br>265 |

# Teil IV

# *Nach der Einleitung*

# 13. Phase 2: Die Dauergewichtsabnahme

Ob Sie nun bereits nach zwei Wochen Einleitung zur zweiten Phase der Atkins-Ernährungsweise übergehen oder sechs Monate bei der Einleitung bleiben – dieser Schritt ist letztlich entscheidend für die individuelle Anpassung des Atkins-Programms an Ihre persönlichen Bedürfnisse und Vorlieben. Während Sie mit der Einleitung relativ rasch abnehmen, bremsen Sie die Gewichtsabnahme in der so genannten Dauergewichtsabnahmephase, kurz DGA, bewusst ab.

*In der DGA werden Sie …*

- weiterhin in erster Linie Fett verbrennen, einschließlich Körperfett,
- Ihren Appetit so weit unter Kontrolle haben, dass keine Heißhungerattacken auftreten,
- Ihre persönliche Kohlenhydratschwelle finden, mit der Sie weiterhin abnehmen werden,
- ein größeres Sortiment gesunder Nahrungsmittel essen und dabei jene auswählen, die Ihnen am besten schmecken,
- lernen, die nährstoffreichsten unter den kohlenhydrathaltigen Nahrungsmitteln auszuwählen,
- bewusst die Gewichtsabnahme verzögern, um die Grundlage für ein dauerhaft gesundes Körpergewicht zu schaffen.

## *Worin ähnelt die DGA der Einleitung?*

- Der Großteil der Kohlenhydrate stammt nach wie vor aus kohlenhydratarmen Gemüsesorten.
- Sie verbrennen weiterhin in erster Linie Fett einschließlich Körperfett zur Deckung Ihres Energiebedarfs.
- Die Qualität der kohlenhydrathaltigen Nahrungsmittel ist ebenso wichtig wie die Menge.
- Sie wählen kohlenhydrathaltige Lebensmittel aus, die Ihren Blutzucker- und Insulinspiegel stabil halten.

## *Worin unterscheidet sich die DGA von der Einleitung?*

- Sie werden mehr Kohlenhydrate essen.
- Die Auswahl ist größer, so können Sie sich Ihr ganz persönliches Programm für die Gewichtsabnahme zimmern.
- Sie fügen mehr Gemüseportionen hinzu.
- Sie verändern langsam das Verhältnis von Kohlenhydraten zu Fett und Eiweiß.
- Sie werden allmählich auch Nüsse und Samen hinzufügen können.
- Sie werden vermutlich Beeren einführen können.
- Sie werden wahrscheinlich Frischkäse, wie zum Beispiel Hüttenkäse, essen können.
- Vielleicht können Sie andere Früchte, Hülsenfrüchte oder Vollkorngetreide hinzufügen (die meisten Menschen können dies in dieser Phase jedoch nicht).

Im Laufe der nächsten Wochen oder Monate werden Sie in dieser Atkins-Phase eine ganz neue Ernährungsweise kennen lernen, die die Voraussetzungen für eine lebenslange Lebensweise schafft. Sie werden feststellen, wie viele Kohlenhydrate Sie essen können, während Sie immer noch abnehmen und Ihren Appetit im Griff haben. Wenn Sie aufschreiben, was Sie essen, dann können Sie in dieser Phase besonders deutlich erkennen, wie bestimmte Nahrungsmittel Ihren Appetit beeinflussen. Sobald Sie herausgefunden haben, wie Ihr Körper reagiert und wie schnell Sie neue Nahrungsmittel einführen können, ohne die Gewichtsabnahme zu beeinträchtigen, haben Sie alles, was Sie brauchen, um ein Leben lang schlank zu bleiben.

## *So finden Sie Ihre Kohlenhydratschwelle*

Beim Atkins-Programm ist die Geschwindigkeit, mit der Sie abnehmen, im Allgemeinen proportional zur Menge der Kohlenhydrate, die Sie verzehren. Sobald Sie wissen, wie viele Nettokohlenhydrate ein Lebensmittel enthält, wissen Sie auch, wie viel Sie davon essen können. Mit dem Carb Counter (siehe Anhang) ist das Zählen glücklicherweise kein Problem.

Ihre tägliche Kohlenhydratmenge bezeichnen wir als Ihre »kritische Kohlenhydratschwelle für die Gewichtsabnahme« (KKSG). Solange Sie unter diesem Wert bleiben, werden Sie weiter abnehmen. Wenn Sie diesen Wert überschreiten, kommt die Gewichtsabnahme zum Stillstand.

Und so bestimmen Sie Ihre KKSG:

1. Sie erhöhen in kleinen Schritten im Wochenabstand die tägliche Kohlenhydratmenge über das während der Einleitung erlaubte Maß hinaus.
2. Diese wöchentlichen Erhöhungen der Tagesmenge an Nettokohlenhydraten sollten etwa fünf Gramm betragen, das entspricht einer Stufe.

**Die erste Woche der DGA**

- Erhöhen Sie die Menge der Nettokohlenhydrate auf 25 Gramm am Tag – also um eine Stufe.
- Sie können beispielsweise eine weitere Portion Salat, eine halbe Avocado, eine Tasse Blumenkohl, sechs bis acht Spargelstangen oder ein anderes Gemüse beziehungsweise ein kohlenhydratarmes Alternativprodukt hinzufügen.
- Bleiben Sie die ganze erste Woche bei diesen neuen Mengen.
- Wenn Sie am Ende dieser Woche an Gewicht abgenommen haben, können Sie in der nächsten Woche eine Stufe erhöhen – auf 30 Gramm Nettokohlenhydrate am Tag.

**Die zweite Woche der DGA**

- Erhöhen Sie die Nettokohlenhydrate auf 30 Gramm am Tag.
- Wenn Sie gerne Gemüse essen, fügen Sie noch mehr Salat und anderes Gemüse hinzu.
- Oder erweitern Sie den Tagesmahlzeiten-Plan um eine halbe Tasse Hüttenkäse, 30 Gramm Sonnenblumenkerne oder ein Dutzend Macadamianüsse.
- Oder nehmen Sie ein paar Beeren hinein (13 durchschnittlich große Erdbeeren entsprechen fünf Gramm Kohlenhydraten).
- Wenn Sie am Ende der Woche an Gewicht verloren haben, können Sie in der nächsten Woche eine Stufe weiter gehen – auf 35 Gramm Nettokohlenhydrate am Tag.

**Die dritte Woche der DGA und die Folgewochen**

- Erhöhen Sie die Nettokohlenhydrate auf 35 Gramm am Tag.
- Neue Nahrungsmittel einzeln und nacheinander einführen.

- Nur sehr wenige Menschen können während der DGA alle Sorten kohlenhydrathaltiger Lebensmittel (heikel sind besonders Hülsenfrüchte, Vollkorn, andere Obstsorten und stärkereiche Gemüsesorten) wieder einführen.
- Erhöhen Sie weiterhin jede Woche um fünf Gramm Nettokohlenhydrate am Tag, bis Sie feststellen, dass Sie in einer Woche nicht mehr abgenommen haben.
- Gehen Sie dann in der folgenden Woche um fünf Gramm Nettokohlenhydrate zurück.
- Die Gewichtsabnahme sollte wieder einsetzen.
- Sie haben nun Ihre KKSG gefunden. *Darüber* nehmen Sie nicht mehr ab oder nehmen sogar zu, *darunter* nehmen Sie weiter ab.
- Je größer Ihr Stoffwechselwiderstand gegen die Gewichtsabnahme ist, desto niedriger liegt Ihre KKSG. Wenn Sie langsam abnehmen, sollten Sie die Kohlenhydratmenge vielleicht nur alle zwei oder drei Wochen um fünf Gramm erhöhen.

## *Eile mit Weile!*

Sobald Sie beschlossen haben, zu Phase 2 überzugehen, ist es wichtig, dass Sie nicht alle Regeln in den Wind schlagen und alle bisherigen Erfolge zunichte machen. Wenn Sie lernen, Ihre Kur großzügiger zu gestalten, nähern Sie sich wieder der realen Welt an. Das muss aber nicht die Welt des Junkfood und unkontrollierter Gelüste sein, es ist jedoch eine Welt mit mehr Abwechslung und bestimmt eine, in der Sie sich dem Punkt nähern, wo eine Gewichtszunahme möglich wird.

*Was Sie erwarten dürfen:*

- Sie werden weiterhin abnehmen, das Tempo, in dem die Kilos und Zentimeter schwinden, verlangsamt sich jedoch.
- Je langsamer Sie abnehmen, desto größer ist die Wahrscheinlichkeit, dass Sie sich eine gesunde Essweise aneignen, die

Ihnen hilft, Ihr Zielgewicht auch zu halten. Vergessen Sie nicht, dass sich neue Verhaltensweisen nur langsam einprägen.

*Fallen, die Sie meiden müssen:*
- Beginnen Sie nicht wieder, Nahrungsmittel voller Zucker und Weißmehl und andere nährstoffarme Kohlenhydratträger zu essen.
- Wenn Sie die Kohlenhydratmenge zu rasch erhöhen, setzt der Motor (die Mobilisierung) der Fettverbrennung aus. Die Folge? Die Gewichtsabnahme hört auf, Hunger und Heißhungerattacken kehren zurück.

*Wie Sie wieder auf Kurs kommen:*
- Stirbt der Motor ab, sobald Sie zur DGA übergehen, kehren Sie für einige Tage zur Einleitung zurück, um den Stoffwechsel neuerlich in Gang zu bringen und die Sache wieder in den Griff zu bekommen.
- Sobald Sie wieder abnehmen, beginnen Sie von neuem mit der DGA, gehen Sie aber vorsichtiger vor.

**Die Regeln für die DGA: Phase 2**

Um diese zweite Atkins-Phase erfolgreich zu absolvieren, halten Sie sich an die folgenden 15 Regeln:

1. Betrachten Sie Eiweiß und Fett weiterhin als Hauptbestandteile Ihrer Ernährung.
2. Zählen Sie die Nettokohlenhydrate am Tag.
3. Lesen Sie die Nährwertangaben auf den Zutatenlisten.
4. Verwenden Sie einen Carb Counter (siehe Anhang).
5. Erhöhen Sie die täglichen Nettokohlenhydrate um nicht mehr als fünf Gramm pro Woche.
6. Erhöhen Sie die Nettokohlenhydrate nur, wenn Sie weiterhin abnehmen.

7. Wenn Sie zunehmen oder nicht mehr abnehmen, gehen Sie jede Woche um fünf Gramm am Tag zurück, bis die Gewichtsabnahme wieder einsetzt.
8. Führen Sie jeweils nur eine neue Nahrungsmittelgruppe ein.
9. Essen Sie eine Nahrungsmittelgruppe anfangs nicht öfter als dreimal in der Woche, erst später täglich.
10. Setzen Sie neue Nahrungsmittel sofort wieder ab, wenn diese zu Gewichtszunahme oder der Rückkehr von körperlichen Beschwerden führen, die während der Phase 1 verschwunden waren.
11. Setzen Sie neue Nahrungsmittel ab, wenn diese zu vermehrtem Appetit oder Heißhunger führen.
12. Trinken Sie weiterhin acht Viertellitergläser Wasser am Tag.
13. Nehmen Sie weiterhin ein gutes Multivitamin-/Mineralstoffpräparat und essenzielle Fettsäuren ein.
14. Setzen Sie Ihr Trainingsprogramm fort.
15. Bleiben Sie bei der DGA, bis Sie nur noch zwei bis fünf Kilogramm abnehmen müssen.

# 14. Phase 3: Die Vor-Erhaltung

Viele Menschen ersparen sich diese wichtige Phase und springen gleich von der Gewichtsabnahme in der Einleitungsphase oder von der Dauergewichtsabnahme in die lebenslange Erhaltung (Phase 4). Und fast ohne Ausnahme bringen sie sich damit in Schwierigkeiten. Die Vor-Erhaltung ist *entscheidend* für das Erlernen einer guten Esskultur, mit der Sie Ihr Zielgewicht halten können, wenn Sie es erreicht haben, und mit der Sie Ihre Gesundheit und Ihr Wohlbefinden verbessern.

In dem Moment, in dem Sie auf die Vor-Erhaltung umsteigen, ist Ihr Zielgewicht bereits greifbar nahe! Nur noch zwei bis fünf Kilo, und alle Probleme sind gelöst, oder? Leider ist das nicht ganz so einfach.

**Immer langsam.** So groß die Versuchung sein mag zu sagen: »Diese paar Kilos nehme ich schnell ab, ich weiß ja nun, wie Atkins geht«, sollten Sie genau das Gegenteil machen. Je näher Sie Ihrem Ziel kommen, desto langsamer sollten Sie vorgehen. Auch wenn Sie es kaum noch erwarten können, in Ihre neuen Jeans hineinzugleiten, so ist Ihre Chance, das neue Gewicht auch zu halten, doch deutlich größer, wenn Sie diese vorletzte Atkins-Phase sehr langsam absolvieren. Und zwar so langsam, dass die Gewichtsabnahme kaum mehr wahrnehmbar ist. Es mag Ihre Geduld auf eine harte Probe stellen, wenn das Ende so nahe ist und nichts mehr weitergeht. Bedenken Sie aber: Ihr wahres Ziel ist nicht das kurzfristige Erreichen des Zielgewichts. Ihr Ziel ist, dieses wundervolle Gewicht für immer zu halten. Je besser sich das neue Essverhalten eingeprägt hat, desto eher wird daraus eine lebenslange Gewohnheit – und das ist umso wahrscheinlicher, je länger Sie Zeit haben, sich daran zu gewöhnen.

**Richten Sie den Blick auf die Zukunft.** Sie wissen nun, dass Sie Ihr Zielgewicht erreichen können und werden. Die große Frage ist, ob Sie es schaffen werden, dieses Gewicht ein Leben lang zu halten. Sinn der Vor-Erhaltung ist es, ein Ernährungsprogramm fürs Leben zu entwickeln, das Ihnen so sehr entspricht, dass Sie unbegrenzt weitermachen möchten.

**Ein Viertelkilo pro Woche.** Je mehr Erfahrungen Sie sammeln, während Sie die letzten paar Kilos abnehmen, desto besser für Sie. Sie erhöhen nun Ihre tägliche Kohlenhydratmenge um jeweils zehn Gramm pro Woche, bis Sie weniger als ein halbes Kilo pro Woche abnehmen. Die neu eingeführten Nahrungsmittel liefern noch mehr Nährwert und kulinarischen Genuss. Im Idealfall sollten Sie zwei oder drei Monate, zumindest jedoch einen Monat in dieser Phase verweilen.

**Sanfter Übergang zur lebenslangen Erhaltung.** Auf diese Weise befinden Sie sich bereits in der Phase 4, der lebenslangen Erhaltung, wenn Sie Ihr Zielgewicht erreicht haben. Während der Vor-Erhaltung werden Sie mit Ihrer lebenslangen Ernährungsweise vertraut, wissen bereits ziemlich genau, was Sie erwartet. Denken Sie sich das wie eine Art »begleitetes Fahren« – Sie dürfen nur in Begleitung eines erfahrenen Führerscheinbesitzers fahren. Sie sind zwar auf den Straßen unterwegs, brauchen aber noch einige Stunden, bis Sie ganz alleine auf den Straßenverkehr losgelassen werden.

**Nicht das Gleiche.** Vor-Erhaltung und lebenslange Erhaltung klingen zwar sehr ähnlich, machen Sie aber nicht den Fehler zu glauben, es wäre das Gleiche. Ersteres ist ein Trainingsprogramm, letzteres gilt für den Rest Ihres Lebens. Lassen Sie diese Phase 3 nicht weg, gehen Sie nicht gleich zur lebenslangen Erhaltung über. Phase 3 ist Pflicht, wenn Sie eine dauerhafte Gewichtsabnahme erzielen wollen. Nur so wissen Sie bei Erreichen Ihres Zielgewichts bereits genau, wie Sie für den Rest Ihres Lebens essen werden – die Einschränkung des Kohlenhydratkonsums geht dann schon automatisch.

## *Die Brücken-Phase*

Die Vor-Erhaltung (Phase 3) bildet eine Brücke zwischen Gewichtsabnahme (Phase 1 und Phase 2) und Halten des Gewichts (Phase 4) und hilft Ihnen:

- Ihre neue kritische Kohlenhydratschwelle für die Gewichtsabnahme (KKSG) zu finden, die etwas höher liegen sollte, wenn Sie die Abnahme der letzten überschüssigen Kilos bewusst verzögern
- Ihr Atkins-Kohlenhydratgleichgewicht (ACE) zu finden, sobald Sie das Zielgewicht erreicht haben
- neue Nahrungsmittel, wie Hülsenfrüchte, Obst und mäßige Mengen von Vollkorngetreide und stärkereichen Gemüsesorten, in Ihren Speiseplan einzubauen, ohne dabei über das Ziel hinauszuschießen
- Ihre Reaktionen auf Nahrungsmittel so zu verinnerlichen, dass aus dem Kampf gegen die Versuchung bewusste, kluge Entscheidungen werden
- herauszufinden, wie unheimlich flexibel das Atkins-Programm sein kann
- zu lernen, wie Sie ungesunde Lebensmittel meiden, die zu neuerlicher Gewichtszunahme und schlussendlich zu einem Jo-Jo-Effekt aus Zunahme und Abnahme führen
- Ernährungsgewohnheiten zu entwickeln, die Sie ein Leben lang schlank und leistungsfähig erhalten
- herauszufinden, welche Nahrungsmittel weiterhin problematisch für Sie sind. Sie werden diese wahrscheinlich ganz

meiden müssen oder nur selten essen können, um den Erfolg nicht zu gefährden.

**Die Regeln für die Vor-Erhaltungs: Phase 3**

Um die dritte Atkins-Phase erfolgreich zu absolvieren, halten Sie sich an die folgenden 15 Regeln:

1. Erhöhen Sie Ihre täglichen Nettokohlenhydrate um nicht mehr als zehn Gramm pro Woche, solange Sie weiterhin abnehmen.
2. Achten Sie darauf, immer noch ausreichende Mengen an Fett und Eiweiß zu essen, auch wenn der Anteil insgesamt abnimmt.
3. Berechnen Sie weiterhin die täglichen Nettokohlenhydrate in Gramm.
4. Verwenden Sie weiterhin einen Carb Counter (siehe Anhang).
5. Lesen Sie weiterhin die Nährwertangaben.
6. Führen Sie jeweils nur eine neue Nahrungsmittelgruppe ein.
7. Essen Sie eine neue Nahrungsmittelgruppe anfangs nicht öfter als dreimal in der Woche, später, wenn möglich, täglich.
8. Führen Sie neue Kohlenhydratlieferanten einzeln ein.
9. Lassen Sie ein neues Nahrungsmittel weg, wenn es zur Gewichtszunahme führt.
10. Ebenso setzen Sie ein neues Nahrungsmittel ab, wenn es zum Wiederauftreten körperlicher Beschwerden führt, die während der Einleitung (Phase 1) verschwunden waren, oder wenn es vermehrten Appetit oder Heißhungerattacken hervorruft.
11. Wenn Sie zunehmen oder nicht mehr abnehmen, gehen Sie in der Tagesmenge um jeweils fünf Gramm Nettokohlenhydrate pro Woche zurück, bis die Gewichtsabnahme wieder einsetzt.
12. Trinken Sie weiterhin acht Viertellitergläser Wasser am Tag.
13. Nehmen Sie weiterhin ein gutes Multivitamin-/Mineralstoffpräparat und essenzielle Fettsäuren ein.

14. Setzen Sie Ihr Trainingsprogramm fort.
15. Bleiben Sie bei der Vor-Erhaltung, bis Sie Ihr Zielgewicht zumindest einen Monat lang gehalten haben.

# 15. Phase 4: Die lebenslange Erhaltung

Der Name sagt alles. Die vierte und letzte Atkins-Phase sorgt dafür, dass Sie Ihr Zielgewicht ein Leben lang halten können. Andererseits bedeutet das natürlich, dass Sie nicht einfach überflüssige Kilos abnehmen und dann zu Ihren alten Essgewohnheiten zurückkehren können – die Kilos wären rasch wieder da.

Während der Vor-Erhaltung machen Sie Ihre persönliche Kohlenhydratschwelle ausfindig, das so genannte Atkins-Kohlenhydratgleichgewicht (Atkins Carbohydrate Equilibrium, ACE) – jene Menge an Nettokohlenhydraten, die Sie essen können, ohne dabei zu- oder abzunehmen. Solange Sie sich in Phase 4 an diese Zahl halten, sollte Ihr Gewicht nicht über den Normalbereich von ein bis zwei Kilogramm hinaus schwanken.

Je nach Stoffwechsel werden Sie viele der gesunden Nahrungsmittel essen können, die Sie früher gerne gegessen haben – in Maßen. Zucker, mit Maissirup gesüßte Erfrischungsgetränke und anderes Junkfood, das Weißmehl, Zucker und Transfette enthält, bleiben jedoch verboten. Wenn Sie sich gelegentlich etwas Süßes gönnen, achten Sie darauf, gleich am nächsten Tag wieder auf Kurs zu sein, damit dieses Verhalten eine Ausnahme und nicht eine Rückkehr zu schlechten alten Gewohnheiten darstellt.

Das Gewicht zu halten ist sicher in hohem Maße eine Sache der Einstellung, nicht bloß ein physisches Problem. Damit der Erfolg ein Leben lang anhält, müssen Sie sich stets in Erinnerung rufen, was Sie bewogen hatte, Ihr Leben in die Hand zu nehmen und schlank zu werden.

Viele von uns suchen in Zucker und stärkehaltigen Lebensmitteln Trost, obwohl in Wahrheit der Genuss gesunder, richtig ausgewählter Lebensmittel die physischen Auswirkungen von Stress mildert. Entwickeln Sie Strategien, wie Sie mit der Versuchung fertig werden können. Bekämpfen Sie Stress oder ein Stimmungstief nicht mit Essen. Suchen Sie nach anderen Möglichkeiten, sich etwas Gutes zu tun. Außerdem brauchen Sie Strategien für Urlaub, Feiertage und besondere Anlässe. Wer herausgefunden hat, wie er im Restaurant genau das bekommt, was er will, tut sich schon bedeutend leichter. Wenn Sie wissen, dass ein besonderer Anlass oder ein Urlaub bevorsteht, wo die Versuchung für Sie sehr groß wird, könnten Sie gewissermaßen zur Vorbereitung Ihren momentanen Kohlenhydratverzehr reduzieren, damit Sie dann am Tag X ein wenig mehr Freiheit haben.

**Gestrauchelt?**

Hat ein Feiertag oder ein Anlass Sie verführt, alle Grundsätze über Bord zu werfen – oder haben Sie einfach nur begonnen, wieder zu viele Kohlenhydrate zu essen? Warten Sie nicht, handeln Sie sofort! Ihre beste Chance ist jetzt – zögern bringt nichts!

- Geben Sie in erster Linie nicht entmutigt auf.
- Auch wenn Sie vorübergehend vom Kurs abkommen, trainieren Sie, und nehmen Sie weiterhin Ihre Nahrungsergänzungspräparate ein. Entscheidend ist, dass Sie die Kontrolle nicht ganz aus der Hand geben.
- Gehen Sie um zehn Gramm Nettokohlenhydrate zurück und warten Sie ab, ob Ihre Gewichtsabnahme wieder in Gang kommt. Wenn nicht, müssen Sie vielleicht weiter zurückgehen, um die Fettverbrennung anzukurbeln. Auf diese Weise können Sie Ihren Blutzucker stabilisieren, Heißhungerattacken mildern und die Lage wieder in den Griff bekommen.
- Wenn Sie nach einem Fehltritt intensiver Sport machen, hilft das auch, die Dinge wieder ins Lot zu bringen.

## *Die kluge Auswahl*

Sie wissen, dass die Natur für uns Dinge wie frischen Fisch, Geflügel, Fleisch und nährstoffreiche Kohlenhydrate, wie Gemüse, Nüsse, Samen und gelegentlich Früchte und Stärkelieferanten vorgesehen hat – nicht all das abgepackte, stark bearbeitete Zeug. Wenn Sie mit gesundem Essen glücklich und zufrieden sind, wird Ihre Zukunft, was die Ernährung angeht, ziemlich sicher eine gesunde sein. Probieren Sie neue Nahrungsmittel aus, um für Abwechslung zu sorgen und keine Langeweile aufkommen zu lassen. Damit verhindern Sie auch, dass Sie auf Nahrungsmittel von früher zurückfallen, die ihnen einfach nicht gut tun.

Schreiten Sie bei einer Gewichtszunahme sofort ein, und gehen Sie in Ihrer täglichen Nettokohlenhydratmenge um eine oder mehr Stufen zurück, bis Sie wieder abnehmen. Sobald Sie Ihr Zielgewicht wieder erreicht haben, halten Sie sich an Ihr Atkins-Kohlenhydratgleichgewicht (ACE).

### Ein veränderter Stoffwechsel

Wenn wir älter werden, arbeitet unser Stoffwechsel meist etwas langsamer – daher fällt es uns schwer, die schlanke Linie aus jungen Jahren zu behalten. Das bedeutet, dass das ACE in den Dreißigern nicht dem ACE in den Vierzigern entspricht und sich ziemlich sicher von dem ACE in den folgenden Jahrzehnten unterscheidet. Mit zunehmendem Alter müssen Sie vielleicht die Kohlenhydrate etwas mehr einschränken oder mehr Bewegung machen – vielleicht auch beides –, um Ihr Zielgewicht zu halten. Auch ein verändertes Ausmaß an körperlicher Betätigung, Umstellung des Hormonhaushalts oder bestimmte Medikamente können den Stoffwechsel langsamer arbeiten lassen und eine Reduktion des Kohlenhydratverzehrs erfordern.

## *Das Geheimnis eines lebenslangen Erfolgs*

Wer sich an die lebenslange Erhaltung hält, erreicht damit nicht nur ein gesundes Körpergewicht, sondern auch auf lange Sicht eine Reduktion des Krankheitsrisikos. Sie haben nur diesen einen Körper. Sorgen Sie dafür, dass er sich gut fühlt und gut aussieht. Traurigerweise nehmen die meisten Menschen nach einer Diät innerhalb von fünf Jahren alle oder den Großteil der mühsam abgenommen Kilos wieder zu – viele sogar noch etwas mehr. Lassen Sie es nicht so weit kommen. Wenn Sie Ihre Ernährung dauerhaft umstellen und dafür sorgen, dass Sie niemals mehr als zwei bis drei Kilo zunehmen, haben Sie die Schlacht gewonnen!

**Die Regeln für die lebenslange Erhaltung: Phase 4**

Erzielen Sie dauerhaften Erfolg mit diesen 15 Regeln:

1. Räumen Sie Ihrer Gesundheit und einem gesunden Körpergewicht in Ihrem Leben stets Priorität ein, wie Sie das mit anderen wichtigen Dingen in Ihrem Leben tun.
2. Essen Sie weiterhin naturbelassene, nährstoffdichte, kohlenhydratarme Lebensmittel.
3. Meiden Sie weiterhin Zucker, Maissirup, Honig, Weißmehl und Maisstärke. Studieren Sie die Nährwertangaben und Zutatenliste aller abgepackten Lebensmittel sorgfältig und meiden Sie alles, was diese Zutaten enthält.
4. Wenn Sie regelmäßig neue Nahrungsmittel und neue Rezepte ausprobieren, kann keine Langeweile aufkommen. Geeignete Rezepte für alle Atkins-Phasen finden Sie auch auf der Web-Site *atkins.com.*
5. Verwenden Sie kohlenhydratarme Alternativprodukte für kohlenhydratreiche Lebensmittel.
6. Machen Sie Ihr Atkins-Kohlenhydratgleichgewicht (ACE) ausfindig und halten Sie sich daran.

7. Nehmen Sie weiterhin Vitamin- und Mineralstoffpräparate sowie essenzielle Fettsäuren ein.
8. Trinken Sie weiterhin zumindest acht Viertellitergläser Wasser am Tag.
9. Trinken Sie koffeinhaltige und alkoholische Getränke nur in Maßen.
10. Lassen Sie niemals zu, dass Ihr Gewicht mehr als zwei bis drei Kilo über Ihr Zielgewicht hinaus ansteigt.
11. Verfallen Sie nicht in schlechte alte Gewohnheiten.
12. Entwickeln Sie Strategien für die Herausforderungen des Alltags, für Restaurantbesuche und Urlaube.
13. Machen Sie körperliche Betätigung und Bewegung zu einem regulären Bestandteil Ihres Lebens.
14. Entledigen Sie sich Ihrer Garderobe aus »dicken Zeiten«.
15. Steigen Sie mindestens einmal in der Woche auf die Waage.

Halten Sie sich an diese Regeln und Sie werden beinahe mit Sicherheit Ihre neue schlanke Linie ein Leben lang behalten!

# Teil V

# *101 Fragen zu Atkins und die Antworten*

## *Thema: Getränke*

**Darf ich beim Atkins-Programm Alkohol trinken?**
Während der Einleitung (Phase 1) sollten Sie keinen Alkohol trinken, mäßige Mengen sind jedoch während der Dauergewichtsabnahme (Phase 2), der Vor-Erhaltung (Phase 3) und der lebenslangen Erhaltung (Phase 4) der Atkins-Ernährungsweise durchaus gestattet. Wenn der Körper die Wahl hat, verbrennt er zur Deckung seines Energiebedarfs lieber Alkohol als Fett. Alkohol verhält sich jedoch nicht wie ein Kohlenhydrat und behindert daher die Fettverbrennung nicht im selben Ausmaß wie Zucker und andere Kohlenhydrate, kann allerdings die Gewichtsabnahme sehr wohl verhindern, wenn es mehr als nur ein bis zwei Gläser werden.

Der Alkoholkonsum kann auch hefebedingte Beschwerden verschlimmern, wie etwa Blähungen und Heißhunger auf Süßigkeiten, und daher bei Menschen, die auf Hefe reagieren, die Gewichtsabnahme beeinträchtigen. Bier, Whisky und andere Alkoholika auf Getreidebasis, die Hefe enthalten, schaffen häufiger Probleme.

Wenn es die Gewichtsabnahme nicht verzögert, ist ein Glas Wein oder Wodka ab und zu gestattet, sobald Sie die Einleitung abgeschlossen haben, wenn Sie den Kohlenhydratgehalt in die Tagesmenge einrechnen. Verwenden Sie für Longdrinks keine Fruchtsäfte, kein Tonic und keine Erfrischungsgetränke, da diese Zucker enthalten. Lediglich Mineralwasser, Diät-Tonic und Diät-Erfrischungsgetränke ohne Aspartam sind zum Mischen erlaubt. Wenn Sie Alkohol in Ihren Speiseplan aufgenommen haben und plötzlich nicht mehr abnehmen, hören Sie damit wieder auf.

**Ist kohlenhydratarmes Bier erlaubt?**
Wenn Sie Probleme mit Hefe haben, etwa Blähungen bekommen, eine belegte Zunge oder Heißhunger auf Süßes, sollten Sie Bier nur in kleinen Mengen oder gar nicht konsumieren. Ansonsten können Sie nach der Einleitung kohlenhydratarmes Bier trinken, wenn es nicht zum Stillstand in der Gewichtsabnahme oder zu Gewichtszunahme führt.

**Wie viele Kohlenhydrate enthält Alkohol?**
Das kommt auf die Art des Getränkes an. Kohlenhydratarmes Bier enthält maximal 7,5 Gramm Kohlenhydrate pro Liter. Ziehen Sie bei Wein und Spirituosen einen Carb Counter zurate. Ein Achtelliter Weißwein enthält üblicherweise etwa ein Gramm Kohlenhydrate. Während der Einleitung sollten Sie alle alkoholischen Getränke meiden.

**Darf ich beim Atkins-Programm Milch trinken?**
Nein. Milch ist während der Gewichtsabnahme-Phasen nicht erlaubt, weil sie zu viele Kohlenhydrate enthält, etwa Laktose, einen natürlichen Zucker. Wenn Sie Verlangen nach Milch haben, versuchen Sie, als Ersatz vollfette Sahne oder Kaffeesahne mit Wasser zu verdünnen. Sahne enthält zwar viel Fett, aber doch auch Laktose, daher dürfen die meisten Menschen nicht viel mehr als 100 Milliliter am Tag konsumieren, um weiterhin abzunehmen. (Vergessen Sie nicht, die Kohlenhydrate einzurechnen!) Wenn Ihnen die Gewichtsabnahme zu langsam erscheint, reduzieren Sie die Sahne auf 50 Milliliter am Tag.

**Sind Sojamilch, Mandelmilch oder Hafermilch erlaubt?**
Alle drei enthalten gewöhnlich viele Kohlenhydrate, zum Teil aufgrund des Zuckerzusatzes. Auf dem Markt befinden sich aber auch Sojadrinks mit geringerem Kohlenhydratgehalt – lesen Sie die Nährwertangaben und Zutatenliste der Hersteller, um entsprechende Marken zu finden.

**Darf ich beim Atkins-Programm Diät-Erfrischungsgetränke trinken?**
Quellwasser, Mineralwasser oder gefiltertes Leitungswasser sowie Kräutertee sind am besten geeignet. Wenn es ein Erfrischungsgetränk sein muss, dann greifen Sie zu einem Produkt, das mit Sucralose gesüßt ist, meiden Sie koffeinhaltige Cola-Getränke.

**Wie viel Wasser sollte ich trinken?**
Für jeden Menschen – mit oder ohne Diät – gilt die Empfehlung, täglich mindestens zwei Liter oder acht Viertellitergläser Wasser zu trinken. Viele Menschen, besonders Frauen, leiden unter Flüssigkeitsmangel. Achten Sie also sorgfältig darauf, den ganzen Tag über immer wieder Wasser zu trinken. Wer ausreichend trinkt, sorgt dafür, dass Giftstoffe aus dem Körper geschwemmt werden, keine Verstopfung auftritt und kein Mundgeruch entsteht. Beachten Sie, dass Kaffee, Schwarztee und Diät-Erfrischungsgetränke nicht zur täglichen Mindestmenge Flüssigkeit gezählt werden dürfen. Ausreichende Flüssigkeitsaufnahme erleichtert auch die Gewichtsabnahme.

**Warum ist Koffein bei der Atkins-Ernährungsweise nicht erlaubt?**
*Übermäßiger* Koffeinkonsum kann zu Blutzuckerabfall und Heißhunger auf Süßigkeiten führen. Wer koffeinsüchtig ist, muss seinen Koffeinkonsum möglichst gering halten. Am besten erreicht man das, indem man Schritt für Schritt den koffeinhaltigen durch koffeinfreien Kaffee ersetzt, bis man nur noch

koffeinfreien Kaffee – mit Sahne – trinkt. Kaffee, der mit Wasser entkoffeiniert wurde, wäre vorzuziehen, weil dabei keine Chemikalien verwendet werden. Wenn Sie nicht koffeinsüchtig sind, können Sie vermutlich weiterhin eine Tasse herkömmlichen Kaffee am Tag trinken, ohne Heißhungerattacken auszulösen. Vergessen Sie nicht, dass auch die meisten Cola-Getränke Koffein enthalten.

**Ist aromatisierter Kaffee erlaubt?**
Einige aromatisierte Kaffeesorten enthalten versteckte Kohlenhydrate in Form von Zucker oder Maissirup. Haselnuss, Mandel und andere Nuss- oder Getreidearomen (koffeinfrei) sind o.k., achten Sie jedoch auf den Kohlenhydratgehalt. Sie können auch zuckerfreien Schokolade-, Haselnuss- oder Vanille-Sirup (z.B. von Atkins™) in Ihren koffeinfreien Kaffee geben.

**Darf ich während der Einleitungsdiät Tomaten- und andere Gemüsesäfte trinken?**
Nein. Wenn die Ballaststoffe entfernt werden und das Gemüse in konzentrierter Form angeboten wird, wie es bei Säften der Fall ist, hat das stärkere Auswirkungen auf den Blutzucker, was während der Einleitung zu vermeiden ist. In späteren Phasen sind die meisten Gemüsesäfte erlaubt.

## *Thema: Kinder und Jugendliche*

**Dürfen Kinder und Jugendliche die Atkins-Diät machen?**
Die Zahl der krankhaft übergewichtigen bzw. adipösen Kinder und Jugendlichen nimmt allmählich epidemische Ausmaße an. Die Atkins-Ernährungsweise ist für Kinder und Jugendliche geeignet, wenn sie von einem Arzt empfohlen wird, der das Programm überwacht, um sicherzustellen, dass die richtigen Lebensmittel und Nahrungsergänzungspräparate konsumiert

werden und die Gewichtsabnahme nicht zu rasch erfolgt, damit das Wachstum nicht verzögert wird. Denken Sie stets daran, dass jüngere Kinder meist so essen wie ihre Eltern. Daher ist es lebenswichtig, dass die ganze Familie gesunde, ausgewogene Mahlzeiten isst. Wir empfehlen Ihnen, Zucker, stark bearbeitete Nahrungsmittel, Junkfood und andere raffinierte Kohlenhydrate nicht auf den Tisch zu bringen und nicht im Haus zu haben. Je früher Kinder Esskultur und gute Lebensweise erlernen, desto gesünder werden sie sein – jetzt und später. Sie können auch in Bezug auf die körperliche Fitness mit gutem Beispiel vorangehen.

## *Thema: Ballaststoffe*

**Wie kann ich, wenn ich Atkins mache, ausreichend Ballaststoffe aufnehmen?**

Ballaststoffe finden sich in pflanzlichen Nahrungsmitteln, wie Obst, Gemüse, Vollkorn, Nüssen und Samen. Ein oder zwei Esslöffel Weizenkleie, Flohsamenschalen oder gemahlener Leinsamen decken den Ballaststoffbedarf während der Einleitung, bei der der Kohlenhydratkonsum auf drei Tassen Gemüse am Tag beschränkt bleibt (das kann auch gegen Verstopfung helfen, die in dieser Phase manchmal auftritt). Sie müssen die Ballaststoffe nicht zu den Gramm Kohlenhydraten rechnen, weil sie sich so gut wie nicht auf den Blutzucker auswirken, sie sind nämlich unverdaulich. Vergessen Sie jedoch nicht, dass Ballaststoffpräparate mit reichlich Wasser eingenommen werden müssen. Sie können auch »Atkins Fiber Drops™« versuchen, ein Ballaststoffpräparat, das aussieht und schmeckt wie ein Orangenbonbon und mehr als zwei Gramm Ballaststoffe pro Stück enthält.

**Wie verfahre ich bei der Berechnung der Nettokohlenhydrate mit den Ballaststoffen?**
Ballaststoffe stören die Gewichtsabnahme nicht, weil ihre Auswirkungen auf den Blutzuckerspiegel minimal sind, sie sind nämlich unverdaulich. Für die Nettokohlenhydrate ziehen Sie daher einfach die Gramm Ballaststoffe von den Gramm Gesamtkohlenhydraten ab.

**Führt die Einschränkung der Gemüseportionen und das fehlende Obst beim Atkins-Programm nicht zu einem Mangel an Ballaststoffen?**
Die Einleitung des Atkins-Programms kommt nicht ganz an die Empfehlungen des United States Department of Agriculture* heran, wonach täglich mindestens 30 Gramm Ballaststoffe zugeführt werden sollten. Hier kann jedoch durch die ergänzende Einnahme von einem Esslöffel (oder mehr) Weizenkleie, Flohsamenschalen oder Leinsamen Abhilfe geschaffen werden. Sobald Sie mehr Gemüse, Beeren, Samen und Nüsse in Ihren Speiseplan aufnehmen, werden Sie ausreichend Ballaststoffe zu sich nehmen.

**Kann ich beim Atkins-Programm Metamucil® verwenden?**
Ja, aber nur zuckerfreies Metamucil.

## *Thema: Sport und Fitness*

**Wird sich das Atkins-Programm auf meine sportliche Ausdauerleistung auswirken?**
Es stimmt nicht, dass die Einlagerung von Kohlenhydraten, das so genannte »carb loading«, die beste Art ist, sich auf eine Ausdauerleistung vorzubereiten. Ein sehr hohes Angebot an Koh-

* Die deutsche Gesellschaft für Ernährung nennt dieselben Zahlen. Anm. d. Übers.

lenhydraten mag zwar einen anfänglichen Energieschub bewirken, wird aber auch zu einem starken Abfall des Blutzuckers führen – und der daraus folgenden Müdigkeit. Das soll nicht heißen, dass Sie alle Kohlenhydrate vom Speiseplan streichen sollen, sondern dass Ausdauersportler besser beraten sind, wenn sie mäßige Mengen nährstoffdichter, naturbelassener Kohlenhydrate zu sich nehmen, wie sie in Nahrungsmitteln wie Grünkohl, Spinat und Brokkoli, Nüssen und Samen und Früchten mit niedrigem glykämischem Index enthalten sind, um den Blutzuckerspiegel über einen langen Zeitraum hinweg stabil zu halten. Näheres zu den Themen Training und Ernährung lesen Sie auf der Web-Site *atkins.com.*

**Muss ich Sport treiben, um mit Atkins abzunehmen?**

Vielleicht können Sie abnehmen, ohne Sport zu treiben, dass ist jedoch nicht empfehlenswert. Bewegung beschleunigt nicht nur die Gewichtsabnahme, sie erleichtert das Halten eines gesunden Körpergewichts und verbessert den Muskeltonus, sie bietet auch eine ganze Reihe anderer gesundheitlicher Vorteile, etwa ein reduziertes Risiko für koronare Herzkrankheit, Schlaganfall, Bluthochdruck, Darmkrebs und Typ-2-Diabetes. Gewichttraining ist auch sehr wichtig, um die Knochendichte zu erhalten, das gilt für Frauen wie für Männer, besonders im Alter.

**Wie lange dauert es, bis sich die Wirkung eines Trainingsprogramms zeigt?**

Haben Sie Geduld! Ein Trainingsprogramm kann Ihren Körper nicht innerhalb von zwei Wochen verändern. Manche Menschen, vor allem die, die besonders viel Speck angesetzt haben, können zunächst sogar leicht zunehmen. In dem Maß, wie Sie kräftiger werden, wird Muskelgewebe aufgebaut, und Muskelgewebe ist dichter als Fett. Ab Dreißig beginnen wir, Muskelgewebe abzubauen. Das ist ein Grund dafür, dass der Stoffwechsel mit zunehmendem Alter langsamer arbeitet. Je mehr Muskelmasse Sie haben, desto mehr Sauerstoff nehmen Sie auf; Sauerstoff verbrennt Fett, also verbrennen Sie dadurch auch mehr Fett. Wenn Sie an fünf Tagen der Woche trainieren, sollten innerhalb eines Monats Ergebnisse sichtbar werden.

**Welche Art von Sport soll es sein, und wie beginne ich am besten?**

Sie brauchen eine Kombination aus aerobem Training für das Herz-Kreislauf-System und Gewichttraining, das die Knochen schützt und die Muskeln kräftigt, wenn wir älter werden. Aus diesem Grund ist es besonders wichtig, dass Frauen ein regelmäßiges Trainingsprogramm absolvieren.

Suchen Sie Ihren Arzt auf, bevor Sie ein neues Trainingsprogramm beginnen. Beginnen Sie dann mit aerobem Training auf einem Niveau, das für Sie machbar ist. (Wenn Sie übergewichtig sind, beginnen Sie nicht mit Laufen; es würde Ihren Körper zu sehr belasten.) Wenn Sie ganz aus der Form und stark übergewichtig sind, müssen Sie vielleicht mit zehn Minuten Bewegung am Tag beginnen. Geeignet wären zunächst Übungen im Sitzen oder Wasser-Aerobic. Sorgen Sie nur dafür, dass Sie diese zehn Minuten Training am Tag auch tatsächlich durchziehen. Normalerweise schafft der Körper eine Steigerung der Belastung um zehn Prozent pro Woche.

Es wäre auch vernünftig, etwas Abwechslung ins Training zu bringen, damit keine Langeweile aufkommt. Sie könnten etwa zweimal pro Woche Rad fahren und an den anderen Tagen gehen. Eine wichtige Motivation für das Training besteht auch darin, dass Sie umso mehr Fett verbrennen, je mehr Muskelmasse Sie haben. Das liegt daran, dass Muskeln Sauerstoff aufnehmen und Sauerstoff Fett verbrennt.

Im neuesten Bericht des amerikanischen Gesundheitsministers über körperliche Bewegung und Gesundheit werden mindestens 60 Minuten mäßig anstrengender körperlicher Bewegung pro Tag empfohlen, um Gewichtszunahme zu verhindern und eine möglichst große Wirkung für die Gesundheit zu erzielen. Und diese Stunde am Tag sollten Sie letztlich erreichen.

**Welche Art von Sport ist für extrem übergewichtige Menschen unbedenklich?**
Schwer übergewichtige Menschen sollten, egal, wie alt sie sind, niemals mit einem Sport beginnen, ohne vorher den Arzt konsultiert zu haben. Wenn der Arzt grünes Licht gibt, beginnen Sie nicht mit einem Sport, der Muskeln und Gelenke belastet, wie Laufen, Tennis oder Schifahren. Günstig sind Gehen, Fahrradergometer und Schwimmen. Sie können auch Übungen im Sitzen machen, vielleicht sogar mit Gymnastikbändern. Wenn Sie sich für Schwimmen entscheiden, könnten Sie sich auch einmal mit Hilfe einer Schwimmweste oder eines Schwimmgürtels an Wasser-Aerobic wagen.

Vergessen Sie nicht, beim Training stets reichlich Wasser zu trinken, auch wenn Sie keinen Durst haben und nicht merklich schwitzen, Sie brauchen dennoch mehr Flüssigkeit – auch bei kaltem Wetter im Freien. Abgesehen von den anderen schädlichen körperlichen Auswirkungen, Flüssigkeitsmangel führt auch zur vermehrten Ansammlung von Milchsäure und verstärktem Muskelkater.

Wichtig ist, dass Sie sich bewegen, auch wenn es am Anfang vielleicht nur ganz wenig ist. Wenn Bewegung Teil Ihres Tagesablaufs geworden ist, werden Sie sich besser fühlen und das Training immer mehr genießen.

## *Thema: Essen und Essverhalten*

**Mein Gewicht schwankt von Tag zu Tag. Wie kommt das?**
Es ist ganz natürlich, dass Ihr Gewicht schwankt. Das hängt mit dem Flüssigkeitshaushalt zusammen. Daher raten wir auch niemandem, täglich auf die Waage zu steigen. (Ihr Gewicht schwankt auch im Tagesverlauf, achten Sie also darauf, jeweils

zur gleichen Tageszeit auf die Waage zu steigen.) Im Wochenabstand sollten Sie jedoch einen Unterschied darin sehen, wie Ihre Kleider passen. Zusätzlichen Anreiz bieten Ihre Maße, gemessen vor Beginn der Schlankheitskur und dann alle zwei Wochen.

**Warum kann ich in der Phase 1, solange ich die 20 Gramm Nettokohlenhydrate am Tag nicht überschreite, nicht einige Kohlenhydrate in Form von Vollkornbrot oder Schokolade essen?**

Es gibt zwei Gründe, warum diese Methode nicht funktioniert. Erstens sind nicht alle Kohlenhydrate gleich. Die Atkins-Ernährungsweise ist darauf ausgelegt, Blutzuckerspitzen und übermäßige Insulinproduktion zu vermeiden – Insulin ist an der Umwandlung von Kohlenhydraten in Körperfett beteiligt. Die ersten Kohlenhydrate, die Sie wieder in Ihren Speiseplan einbauen müssen, wenn Sie die Einleitung (Phase 1) abschließen, sind Gemüse, dann Samen und Nüsse und dann Beeren, schließlich – wenn Sie dann noch abnehmen – Hülsenfrüchte und Getreide. Sogar Brot aus reinem Weizenvollkornmehl führt bei vielen Menschen zu einer Erhöhung der Insulinproduktion und der Fettspeicherung. Wenn Ihre Gewichtsabnahme gut vorankommt und Sie Ihre tägliche Kohlenhydratmenge bereits erhöht haben, können Sie später gelegentlich eine Scheibe Vollkornbrot essen.

Zweitens geht es bei Atkins nicht bloß um rasche Gewichtsabnahme – Sie sollen auch lernen, für den Rest Ihres Lebens nur nährstoffdichte Kohlenhydratträger zu essen. Dies sind Nahrungsmittel, die verglichen mit der Kohlenhydratmenge mehr antioxidative Vitamine und gesunde sekundäre Pflanzenstoffe enthalten. Sobald Sie Ihrem Zielgewicht und Ihrem persönlichen Kohlenhydratgleichgewicht (ACE) näher kommen, können Sie – zumindest ist das bei den meisten Menschen so – ein Stück Vollkornbrot, eine halbe Banane oder ab und zu eine Ofenkartoffel essen. Eine Scheibe kohlenhydratarmes Brot (zum Beispiel Atkins Bakery™ Ready-to-Eat Sliced Bread) können Sie jedoch bereits während der Einleitung genießen.

**Warum sind die Angaben zum Kohlenhydratanteil von Marke zu Marke und von Buch zu Buch verschieden?**

Hier kann es zu Ungereimtheiten kommen, weil Kohlenhydrate nicht so genau gemessen werden können wie Fett und Eiweiß. In den Nährwertangaben entspricht der Kohlenhydratgehalt im Grunde dem, was übrig bleibt, wenn man Fett und Eiweiß (sowie Wasser und Asche) gemessen (»gewogen«) und abgezogen hat. So können die Schwankungen, die in der Messung der anderen Komponenten zulässig sind, sich bei den Angaben für die Kohlenhydrate summieren. Außerdem erlaubt die amerikanische Nahrungsmittel- und Medikamentenbehörde FDA eine Schwankungsbreite von 20 Prozent bei Nährstoffen der Klasse II (zu der Kohlenhydrate gehören) auf den Produkt-Etiketten.

Was den in Büchern angegebenen Kohlenhydratgehalt angeht, sind noch einige weitere Faktoren zu berücksichtigen. Ein Faktor ist dabei ganz offensichtlich die Qualität der eingegebenen Daten, ebenso die Art und Weise, wie die Berechnungen erstellt werden. Bei natürlichen Lebensmitteln, zum Beispiel Brokkoli, können auch noch folgende Unterschiede eine Rolle spielen: Sind die Brokkoli roh oder gegart? Werden Röschen und Stiele verwendet? Ist die Messtasse locker oder dicht gefüllt? Darüber hinaus wird in manchen Büchern von Portionen gesprochen, ohne dass klargestellt wird, was eine Portion ist. Außerdem gibt es verschiedene Computerprogramme für die Analyse, von denen jedes ein wenig andere Wert liefern kann. Diese Systeme haben noch kleine »Macken«, die zu unterschiedlichen Ergebnissen führen können. Auch bei abgepackten Lebensmitteln kommen die erwähnten Ungereimtheiten zum Tragen.

Und schließlich tauchen auf den allermeisten Zutatenlisten

die Nettokohlenhydrate nicht auf – die einzigen Gramm Kohlenhydrate, auf die es bei Atkins ankommt. Ganz einfach ausgedrückt, entsprechen die Nettokohlenhydrate den Gesamtkohlenhydraten abzüglich der Ballaststoffe, die sich nur unwesentlich auf den Blutzuckerspiegel auswirken, weil sie unverdaulich sind.

**Was ist der Unterschied zwischen Sojapulver, Sojaproteinisolat, Sojamehl, Eiweißpulver und Molkenproteinisolat, und was ist davon kohlenhydratarm?**

Sojapulver und Sojamehl werden aus Sojabohnen hergestellt. Beide enthalten Eiweiß und einige Kohlenhydrate und sind für Atkins geeignet. Sojapulver ist feiner als Sojamehl und eignet sich daher gut für Mixgetränke; Sojamehl, das zum Backen verwendet wird, ist dichter als Sojapulver und enthält daher mehr Kohlenhydrate. Beste Resultate erzielen Sie, auch in der Einleitung, wenn Sie anstelle von Sojamehl die Backmischung Atkins Quick Quisine™ Bake Mix zum Backen verwenden, die einen sehr geringen Kohlenhydratgehalt hat.

Bei Sojaproteinisolat wird, wie der Name sagt, das Eiweiß vom Kohlenhydratanteil der Sojabohne getrennt, es enthält daher weniger Kohlenhydrate als Sojamehl und Sojapulver.

Eiweißpulver ist reines Eiweiß, es wird meist aus Eiern oder pflanzlichem Eiweiß hergestellt. Beachten Sie dabei, dass viele Eiweißpulver bestimmte kohlenhydratreiche Füllstoffe und versteckte Zucker enthalten. Lesen Sie stets die Nährwertangaben, und achten Sie auf den Zuckergehalt.

Molkenproteinisolat gilt als das hochwertigste Eiweiß überhaupt, was seine Verwertbarkeit für den menschlichen Körper angeht. Es ist extrem kohlenhydratarm, sehr eiweißreich und enthält praktisch kein Fett. Es hat sich gezeigt, dass Molkenproteinisolat die Immunabwehr steigert, weil es den Glutathion-Spiegel – ein wichtiges Antioxidans – in der Zelle erhöht. Atkins Advantage™ Mixgetränke (gibt es als Pulver zum

Anrühren und als trinkfertige Shakes) enthalten Molkenproteinisolat.

**Welche gesunden Snacks kann ich meinen Kindern anstelle des üblichen Junkfood anbieten?**

Versuchen Sie es mit Blaubeeren mit Schlagsahne oder mit dem beliebten »Studentenfutter« – einer Mischung aus Nüssen, Samen und Rosinen. Andere Möglichkeiten sind Vollkornbrot oder Knäckebrot mit Käse oder Erdnussbutter, Selleriesticks mit Erdnussbutter oder anderem Nussmus, Popcorn aus der Popcorn-Maschine (Heißluft), mit geschmolzener Butter beträufelt, Teufelseier, Putenbruströllchen oder Schinkenröllchen mit Käse.

Bieten Sie den Kindern anstelle von Erfrischungsgetränken und Fruchtsäften aromatisiertes Mineralwasser oder kalten Kräutertee an. Wenn sie auf Fruchtsaft bestehen, probieren Sie es mit ganzen Früchten – diese lassen den Blutzucker nicht so dramatisch ansteigen. Im Winter können Sie heiße Schokolade mit Süßstoff anstelle von Zucker machen. Lassen Sie sich auch von Rezeptideen auf der Web-Site *atkins.com* inspirieren.

**Seit ich das Atkins-Programm mache, habe ich Mundgeruch. Was kann ich dagegen tun?**

Wenn der Körper in erster Linie Fett und in zweiter Linie Glukose zur Deckung seines Energiebedarfs verbrennt, erzeugt er vermehrt Ketone (Azetessigsäure/Azeton) beziehungsweise Ketonkörper, die er in die Ausatemluft und den Harn ausscheidet. Das mag störend wirken, ist aber umgekehrt ein willkommener Beweis dafür, dass Sie Depotfett abbauen, verbrennen (»auflösen«). Je mehr Ketone Sie ausscheiden, desto mehr Fett haben Sie verbrannt (»aufgelöst«).

Wenn Sie reichlich Wasser trinken, sinkt die Ketonkonzentration. Ein natürliches Mittel gegen Mundgeruch ist Petersilie, ebenso zuckerfreie Pfefferminzbonbons (lesen Sie die Nährwertangaben!). Kauen Sie frische Petersilie, oder erkundigen Sie sich im Reformhaus, in der Drogerie oder Apotheke nach wirksamen Präparaten ohne Zucker. Wenn Sie ausreichend Wasser trinken, ist der Mundgeruch durch Ketose gewöhnlich nach wenigen Wochen weg.

**Wo finde ich einen umfassenden Carb Counter?**
Besuchen Sie uns auf der Web-Site *atkins.com*, Rubrik Food & Recipes.

**Was ist der Unterschied zwischen einem Carb Counter und einem glykämischen Index?**
Der Carb Counter gibt den Kohlenhydratgehalt eines Nahrungsmittels an. Bei Atkins spielen jedoch nur die Nettokohlenhydrate eine Rolle, sie werden in *Dr. Atkins' New Carbohydrate Gram Counter* angegeben. Der glykämische Index sagt aus, wie schnell ein kohlenhydrathaltiges Lebensmittel nach Genuss den Blutzuckerspiegel ansteigen lässt. Sie können den glykämischen Index verwenden, um Kohlenhydratträger ausfindig zu machen, die sich relativ schwach auf den Blutzucker auswirken. Denken Sie aber daran, dass beim Atkins-Programm die Menge der verzehrten Kohlenhydrate ausschlaggebend ist.

**Was kann ich, während ich die Einleitung mache, für die Mittagspause mitnehmen?**
Hart gekochte Eier, Hähnchenflügel oder -keulen, Käsestücke, Putenbruströllchen, Hähnchenbrust, Roastbeef, Räucherlachs (mit Doppelrahmkäse gefüllt) oder Emmentaler sind ideal zum Mitnehmen. Sie können auch köstliche Sandwiches aus kohlenhydratarmem Brot (zum Beispiel Atkins Bakery™ Ready-to-Eat Sliced Bread) mit Roastbeef, Putenbrust, Thunfisch, Lachs, Hähnchen- oder Eiersalat mit Mayonnaise und Sellerie mitnehmen. Während der Einleitung sollten es Open-face-(ohne Deckel)Sandwiches sein. Jeder grüne Salat kann mit Eiweißlieferanten garniert sein, ob sie nun von der Salatbar stammen

oder von zu Hause. Extras, wie Oliven und Avocados, machen Salate ansprechender. Schaffen Sie sich einen Isolierbehälter und eine Kühlpatrone an, oder lagern Sie die Lebensmittel im Kühlschrank im Büro.

**Warum habe ich solche Lust auf Süßigkeiten, Brot und Cracker?**

Wenn Sie erst vor kurzem mit Atkins begonnen haben, hat sich Ihr Blutzuckerspiegel wahrscheinlich noch nicht stabilisiert. Wenn Sie sich fünf Tage streng an die Einleitung (Phase 1) halten, sollte dieses Verlangen verschwinden. Gelegentlich treten bei Frauen kurz vor der Menstruation Heißhungerattacken auf. Je länger Sie das Atkins-Programm machen, desto seltener sollte so etwas vorkommen.

Ausgelassene Mahlzeiten oder zu große Abstände zwischen den Mahlzeiten können ebenfalls Heißhunger hervorrufen – das ist ein Grund, warum regelmäßige Mahlzeiten so wichtig sind. Eine andere mögliche Ursache wäre eine Allergie gegen bestimmte Nahrungsmittel oder eine Unverträglichkeit. Dabei tritt oft heftiges Verlangen nach genau dem Nahrungsmittel auf, das man meiden sollte – häufige Auslöser sind Milchprodukte, Erdnüsse, Weizen, Hefe und Mais. Sie werden während der Einleitung weder Erdnüsse noch Weizen oder Mais essen. Lassen Sie andere verdächtige Nahrungsmittel nacheinander weg, und beobachten Sie, ob die Heißhungerattacken dann verschwinden.

Auch Stress kann Heißhungerattacken auslösen. Unter Stress kann der Blutzuckerspiegel instabil werden, was wiederum zu Verlangen nach schnellen Kohlenhydraten führt, d. h. nach Lebensmitteln, aus denen Glukose rasch freigesetzt und damit rasch verfügbar ist. Übermäßiger Koffeinkonsum kann bei manchen Menschen zu Unterzuckerung oder schwankendem Blutzucker führen und Heißhunger auf Süßigkeiten auslösen. Ein Vitalstoff wie L-Glutamin kann Abhilfe schaffen, ebenso ein Präparat wie Atkins Dieters' Advantage™, das Nährstoffe und Nährstoffextrakte enthält, die den Appetit regeln, einschließlich Chrom, das den Blutzucker stabilisiert.

Fett zu essen kann Ihnen helfen, schneller gesättigt zu sein und Ihren Heißhunger zu mildern. Wenn Sie alles richtig machen und immer noch unter Heißhungerattacken leiden, greifen Sie zu einem der folgenden Dinge: einem halben Atkins Advantage™ Bar, einigen Oliven, etwas Käse, Avocados oder ein wenig Doppelrahmfrischkäse auf einem Selleriestick. Und vor allem – geben Sie dem heftigen Verlangen nicht nach. Das würde nur zu mehr Verlangen und mehr »Sünden« führen – und zwangsläufig zur Gewichtszunahme.

**Ich leide unter Entzugserscheinungen, weil ich keinen Zucker mehr esse. Was kann ich dagegen tun?**
In der Phase 1 hat ein kleiner Prozentsatz der Menschen mit Entzugserscheinungen zu kämpfen, die sich in Form von Kopfschmerzen, Übelkeit, Benommenheit, Müdigkeit, Muskelkrämpfen oder Reizbarkeit äußern können. Wenn Sie die Beschwerden aushalten, sollten sie nach vier oder fünf Tagen verschwunden sein. Wenn nicht, dann versuchen Sie, einige Tage lang mehr Gemüse zu essen. Sobald die Symptome abgeklungen sind, gehen Sie wieder auf nicht mehr als 20 Gramm Nettokohlenhydrate am Tag zurück. Trinken Sie unbedingt reichlich Wasser (denken Sie an die Regel!) und nehmen Sie ein Vitamin-/Mineralstoffpräparat ein, das Magnesium, Kalzium und Kalium enthält.

**Bei Atkins darf man viel Eier essen. Ist das viele Cholesterin nicht ungesund?**
Müssten wir ein perfektes Nahrungsmittel nennen, dann wäre es wohl das Ei. Während viele Nahrungsmittel einige wenige Vitamine und Mineralstoffe liefern, sind Eier schlicht und einfach vollkommen. Sie gehören zu den wenigen Nahrungsmitteln, die alle essenziellen (lebenswichtigen) Aminosäuren liefern, die Bausteine des Proteins im Körper (und des Cholins).

Da unser Körper diese essenziellen Aminosäuren nicht selbst herstellen kann, müssen wir sie mit der Nahrung oder mit Nahrungsergänzungsstoffen zu uns nehmen. Eidotter enthält beispielsweise viel wertvolles Protein, daher lässt man sich den nahrhaftesten Teil des Eies entgehen, wenn man etwa ein Omelett nur aus Eiweißen (Eiklar) zubereitet.

Menschen, die aus Angst vor Cholesterin seit Jahren kaum noch Eier essen, können trotzdem einen hohen Cholesterinspiegel haben. Wenn Sie sich kohlenhydratarm ernähren und unter Ihrer Kohlenhydratschwelle bleiben, verbrennen Sie in erster Linie Fett zur Deckung Ihres Energiebedarfs. Außerdem hat das Cholesterin im Ei bei einer kohlenhydratarmen Ernährungsweise keinerlei Auswirkungen auf Ihr Gesamtcholesterin.

**Wenn ich mein Zielgewicht erreicht habe, welche Nahrungsmittel kann ich dann in der Phase 4, während der lebenslangen Erhaltung essen?**

Wie Ihre lebenslange Erhaltung aussieht, hängt in hohem Maße von Ihrer persönlichen Kohlenhydratschwelle ab, die wiederum von Ihrem Stoffwechsel und vom Ausmaß der körperlichen Betätigung und Bewegung bestimmt wird. Jüngere Menschen und Männer haben im Allgemeinen eine höhere Stoffwechselrate als ältere Menschen und Frauen. Wenn Sie eine hohe Kohlenhydratschwelle haben und regelmäßig intensiv Sport treiben, können Sie vielleicht regelmäßig stärkehaltige Gemüse, Bohnen und andere Hülsenfrüchte, Vollkorngetreide und Obst in mäßigen Mengen essen. Wenn Sie dagegen eine niedrige Kohlenhydratschwelle haben und nicht besonders körperlich aktiv sind, werden Sie viele dieser Nahrungsmittel vielleicht meiden müssen oder nur gelegentlich essen können. In jedem Fall wird das Hauptgewicht bei Ihrer Ernährung weiterhin auf vollwertigen Nahrungsmitteln liegen, werden Zucker, Weißmehl, gehärtetes Fett und stark bearbeitete Nahrungsmittel ausgeschlossen bleiben.

**Warum hat Atkins gegenüber fettarmen Diätprogrammen einen Stoffwechselvorteil?**

Die Antwort lautet schlicht und einfach, weil Fett- und Eiweißverbrennung mehr Energie benötigen als Kohlenhydratverbrennung. Üblicherweise denkt man, dass die Anzahl der Kalorien, die wir zu uns nehmen (und verbrauchen), darüber entscheidet, was verbraucht oder gespeichert wird. Wer weniger Kalorien zu sich nimmt und mehr verbraucht, wird abnehmen. Fettarme (low-fat), kalorienarme Diäten sind jedoch nicht sättigend und schwer durchzuhalten. Ihr hoher Kohlenhydratanteil führt oft zu Heißhunger und »Fressanfällen«. Wenn man dagegen den Kohlenhydratverzehr einschränkt und Körperfett verbrennt (abbaut), um damit den Energiebedarf des Körpers zu decken, kann derjenige, der Atkins macht, fettreiche, sättigende Nahrungsmittel essen, die mehr Kalorien enthalten, und dabei dennoch abnehmen. Das bezeichnen wir als *Stoffwechselvorteil.*

**Warum muss ich Margarine weglassen?**

Natürliche Fette werden bei der Atkins-Ernährungsweise durchaus empfohlen, es gibt jedoch eine Kategorie von unnatürlichen Fetten mit Bestandteilen, die bei Körpertemperatur fest bleiben und zur Plaquebildung in den Blutgefäßen beitragen, also das Risiko für Schlaganfall und koronare Herzerkrankung erhöhen können. Diese künstlich veränderten Fette, die so genannten Transfette, sind in gehärteten Ölen – und darunter fallen die meisten Margarinen –, festen Pflanzenfetten, einigen Arten von Erdnussbutter und in vielen industriell hergestellten Backwaren, Keksen und in Knabbergebäck enthalten. Wir geben Butter den Vorzug vor Margarine; manche Margarinen sind jedoch nicht gehärtet und eine akzeptable Alternative. Achten Sie auf die Aufschrift »ungehärtet« oder »keine Transfettsäuren«. Gesunde Fette liefern außerdem Oliven und Olivenöl, Avocados, Nüsse und Nussöle, Leinsamen und Leinöl, Sonnenblumenkerne und deren Öl sowie fetter Fisch, wie

Lachs, Sardine und Makrele. Distel- und Maiskeimöl sind erlaubt, sollten aber nicht in großen Mengen verwendet werden. Wichtig ist, dass man alle Arten von Fetten, also einfach ungesättigte, mehrfach ungesättigte und gesättigte Fette, in einem ausgewogenen Verhältnis zu sich nimmt.

**Was sind Nitrate, und warum sind sie schädlich?**
Nitrate und Nitrite werden zur Konservierung von Fleischprodukten (wie in durchwachsenem Speck, rohem Schinken, Wurst, abgepackter Putenbrust, Gepökeltem usw.) und Fischprodukten eingesetzt, sie hemmen das Wachstum von Keimen und Giften und sorgen für eine appetitliche Farbe. Diese Substanzen selbst wirken nicht Krebs erregend, für bestimmte Nebenprodukte, wie zum Beispiel Nitrosamine, hat sich aber im Tierversuch sehr wohl eine größere Häufigkeit von Krebs – vor allem Darm- und Magenkrebs – gezeigt. Es wäre daher vernünftig, den Konsum nitrat- und nitrithaltiger Speisen einzuschränken und nitratfreie Alternativen vorzuziehen.

**Werde ich jemals wieder Nudeln essen können?**
Wenn Sie eine relativ hohe Kohlenhydratschwelle haben und ziemlich körperlich aktiv sind, können Sie vielleicht mäßige Portionen von Nudeln wieder in Ihren Speiseplan aufnehmen, sobald Sie die Phase 3 oder Phase 4 erreicht haben. Wenn Sie zu diesem Zeitpunkt gelegentlich Appetit auf Nudeln oder andere kohlenhydratreiche Nahrungsmittel haben, dann planen Sie voraus. Reduzieren Sie einen Tag lang Ihren Kohlenhydratverzehr, essen Sie dann am Abend dieses Tages Ihre Nudeln und reduzieren Sie am nächsten Tag nochmals Ihren Kohlenhydratverzehr. Wenn Sie regelmäßig Nudeln essen möchten, beschränken Sie sich auf eine kleine Portion (eine halbe Tasse), und essen Sie die Nudeln mit so viel Fett und Eiweiß, dass die Kohlenhydrate nur *langsam* ins Blut gelangen.
Entscheiden Sie sich, wenn möglich, für Vollkorn- oder Sojanudeln anstelle der herkömmlichen Nudeln aus Weißmehl.

**Schädigt das viele Eiweiß bei Atkins nicht Nieren und Leber?**

Es gibt keine Studien, die darauf hindeuten, dass Atkins bei gesunden Menschen Nieren- oder Lebererkrankungen verursachen könnte. Forschungen, die die Leber-, Nieren- und Herzfunktion von Probanden mit kohlenhydratarmer Ernährung, ähnlich dem Atkins-Programm, überwachten, fanden keine schädlichen Auswirkungen. Personen mit Nierenerkrankungen im fortgeschrittenen Stadium sind insgesamt strengen Einschränkungen unterworfen, sogar beim Wassertrinken, für sie wäre Atkins natürlich *nicht* geeignet.

**Ich vermisse das Obst. Welche Obstsorten enthalten relativ wenig Kohlenhydrate?**

In der Phase 1 sollten Sie den Genuss von Obst gänzlich meiden, weil seine Kohlenhydrate bei den meisten Menschen die Fettverbrennung behindern. Wenn Sie zur Dauergewichtsabnahme (Phase 2) übergehen, können Sie Beeren wieder einführen, da sie relativ arm an Kohlenhydraten sind, solange die Gewichtsabnahme nicht darunter leidet. Eine Dreivierteltasse frische Erdbeeren oder Himbeeren oder eine drittel Tasse frische Heidelbeeren enthält etwa fünf Gramm Nettokohlenhydrate.

In der Phase 3 können die meisten Menschen auch Früchte mit niedrigem glykämischem Index in mäßigen Mengen genießen, etwa Pflaumen, Nektarinen, Äpfel, Kirschen und Kiwi. Vergessen Sie nicht, die Kohlenhydrate einzurechnen, richten Sie sich dabei nach dem Carb Counter. Sie können auch jeden Tag bis zu einer Tasse Beeren essen. Essen Sie zuckerreiche Zitrusfrüchte nur gelegentlich – Grapefruit enthält den wenigsten Zucker – und Bananen nur selten. Meiden Sie Fruchtsäfte, die Zucker in großen Mengen enthalten (ein Spritzer Zitronensaft ins Mineralwasser geht in Ordnung). Greifen Sie lieber zu ganzen, ballaststoffreichen Früchten.

Beschränken Sie die Obstportionen ganz allgemein auf eine oder zwei am Tag. Wenn Sie wissen, wie Sie auf den Zucker in

Früchten reagieren, und wenn Sie dennoch langsam abnehmen oder Ihr Gewicht halten können, dürfen Sie – je nach Atkins-Phase – auch Früchte mit höherem glykämischem Index versuchen, wie etwa Birne, Mango, Melone, Ananas und so weiter. Werden Früchte mit Nüssen, Käse oder Schlagsahne kombiniert, verzögert sich der Eintritt des Zuckers in die Blutbahn.

**Ich dachte, bei Atkins hat man keinen Hunger? Ich bin aber hungrig! Woran liegt das?**

Wenn Sie hungrig sind, essen Sie! Wenn Sie am Verhungern sind, hätten Sie bereits vor 30 Minuten essen sollen. So wie das Zuviel die Gewichtsabnahme stört, kann das auch ein Zuwenig, weil der Stoffwechsel dann langsamer arbeitet. Essen Sie angemessene Mengen in regelmäßigen Abständen. Achten Sie auch darauf, dass Sie genug Fett essen (natürliche Fette wie Olivenöl, fetten Fisch und Avocados); Nahrungsmittel, die Fett und Eiweiß enthalten, sättigen am besten. Essen Sie zu wenig Fett, wird die Verbrennung von Körperfett, das Sie ja für die Energiegewinnung nutzen wollen, beeinträchtigt.

**Kann ich eine fettarme Version des Atkins-Programms machen?**

Fett ist der Mechanismus, der die Gewichtsabnahme durch den kontrollierten Genuss von Kohlenhydraten möglich macht. Mit der Atkins-Ernährungsweise lernen Sie, Fett zu Ihrem Vorteil einzusetzen. Beim Atkins-Programm ist Fett Ihr Verbündeter, nicht nur weil es sättigt, sondern auch weil es dafür sorgt, dass die Glukose langsamer ins Blut gelangt. Fett dämpft so die Schwankungen des Blutzuckers und beugt dem Heißhunger auf Kohlenhydrate vor. Nahrungsfett in Kombination mit kontrolliertem Kohlenhydratkonsum steigert die Verbrennung (»Auflösung«) von körpereigenen Fettbeständen. Diese Spaltung des Neutralfetts aus dem Fettgewebe bezeichnet man als *Lipolyse.* Bei Atkins findet eine gesteigerte Lipolyse statt.

Sie sollten sich jedoch auf »gute« Fette konzentrieren. Natürliche, gesunde Fette sind in Oliven und Olivenöl, Samen, Nüssen, deren Ölen, in Nussbutter, Avocados und fettem Fisch, wie Lachs, Sardine und Makrele, enthalten. Gesättigtes Fett, wie es in Fleisch, Butter und Kokosöl enthalten ist, stellt kein gesundheitliches Risiko dar, wenn gleichzeitig auch andere Fette verzehrt werden, nämlich mehrfach ungesättigte und einfach ungesättigte Fette. Wenn Sie den Kohlenhydratverzehr einschränken (kontrollieren) und unter Ihrer Kohlenhydratschwelle bleiben, werden Sie sowohl Nahrungsfett als auch Körperfett verbrennen. Meiden sollten Sie die chemisch veränderten Fette, die bereits erwähnten gehärteten (oder hydrierten) Öle, die auch Transfette genannt werden. Sie finden sich in den meisten Fertigprodukten. Industriell hergestellte Nahrungsmittel, wie Kekse, Cracker, Brezeln, Kartoffelchips, Tortilla-Chips, Zerealien und Backwaren, enthalten häufig Transfette. Nehmen Sie sich Zeit, die Zutaten zu studieren, und meiden Sie alles, was gehärtete (hydrierte) oder teilweise gehärtete (teil-hydrierte) Pflanzenöle enthält. Kaufen Sie kalt gepresste Öle und lagern Sie sie an einem dunklen, kühlen Ort, damit sie nicht oxidieren oder ranzig werden. Erhitzen verändert die Molekülstruktur der Zelle und kann sogar ein gutes Fett in ein gefährliches Fett verwandeln, achten Sie also darauf, dass Öl niemals anbrennt oder raucht.

Wer versucht, eine fettarme Version von Atkins durchzuziehen, wird dabei nicht nur hungrig sein, er wird auch feststellen, dass er nicht so viel abnimmt wie andere, die ausreichend gesunde Fette konsumieren.

**Sind Nüsse und Samen in der Phase 1 erlaubt, obwohl sie Kohlenhydrate enthalten?**

Unterschiedliche Nüsse und Samen haben unterschiedliche Anteile an Fett, Eiweiß und Kohlenhydraten. Wir empfehlen sie nicht für die ersten beiden Wochen der Phase 1. Danach können Sie es mit kleinen Mengen versuchen, wenn Sie weiterhin stetig abnehmen.

Man sollte noch erwähnen, dass Zurückhaltung bei Nüssen besonders schwer fällt. Man isst eine Nuss nach der anderen, bis es 100 Gramm oder mehr sind. Kaufen Sie Kleinstpackungen zu 30 oder 60 Gramm, dann haben Sie eine automatische Portionsbeschränkung und kommen nicht so leicht in Versuchung.

**Ich habe gehört, dass Menschen sich beim Atkins-Programm an fettige Nahrungsmittel wie durchwachsenen Speck mit Ei gewöhnen und dann nach Abschluss des Programms nur noch mehr zunehmen. Stimmt das?**
Nein. Für alle, die noch nicht Bescheid wissen: Atkins ist eine Ernährungsweise für das ganze Leben. Die meisten Menschen werden übergewichtig, weil sie süße und stark bearbeitete, raffinierte Lebensmittel essen und der Körper all die leeren Kalorien nicht verbrauchen kann. Fettreiche Nahrungsmittel wie Eier, Käse und einige Scheiben durchwachsenen Speck zu essen, ist nur dann in Ordnung, wenn man nicht übermäßig viele Kohlenhydrate und im Besonderen keine raffinierten Kohlenhydrate isst. In der Phase 1, wo die Kohlenhydrate am stärksten kontrolliert sind, können Sie tatsächlich reichlich Fett essen und dabei Gewicht abnehmen sowie Ihre Cholesterin- und Triglyzeridwerte verbessern. Sobald die Gewichtsabnahme langsamer vor sich geht und Sie nicht mehr in erster Linie Fett zur Energiegewinnung verbrennen, werden Sie ganz natürlich einen Teil des Fettes in Ihrem Speiseplan durch nährstoffdichte Kohlenhydrate ersetzen.

In allen Atkins-Phasen ist es günstig, einen Teil des Fettes in Form von fettem Fisch, wie Lachs, Thunfisch und Sardinen, sowie Nüssen, Samen und Olivenöl zu konsumieren, was wohldokumentierte gesundheitliche Vorteile hat. Wenn Sie durchwachsenen Speck essen, halten Sie Ausschau nach nitratfreien Produkten.

Außerdem wäre hier zu bemerken, dass jemand, der mit dem Atkins-Programm abnimmt und dann wieder zu seiner alten kohlenhydratreichen Ernährungsweise zurückkehrt, sehr wahrscheinlich wieder zunehmen wird, ob er nun Bacon mit Ei isst oder nicht. Und eine fettreiche und kohlenhydratreiche Kost, wie es die US-amerikanische vor allen anderen ist, ist ohnehin ein Fiasko für die Gesundheit. Entscheidend ist, dass Atkins eine lebenslange Ernährungsweise ist. Der langsame Lernprozess, mit dem Sie sich die neue Esskultur aneignen, lässt sie Ihnen bald zur zweiten Natur werden.

**Was muss ich über Studien wissen, die einen hohen Fettkonsum als gesundheitsschädlich ausweisen?**
Alle Studien, aus denen hervorgeht, dass ein hoher Fettkonsum gesundheitsschädlich ist, beziehen sich auf gemischte Diäten, die so viele Kohlenhydrate enthielten, dass der Körper Glukose (anstatt Fett) zur Deckung des Energiebedarfs benutzen konnte. Wenn Fett die primäre Energiequelle ist, wird es verstoffwechselt und nicht gespeichert und stellt daher kein Gesundheitsrisiko dar. Es gibt keine Studien, die kohlenhydratarme, fettreiche Ernährungsprogramme mit irgendwelchen gesundheitlichen Risken in Zusammenhang bringen.

**Stimmt es, dass Atkins einfach nur eine kalorienarme Kost ist?**
Nein. Es mag sein, dass manche Menschen mit der Atkins-Diät weniger Kalorien zu sich nehmen als vorher, das liegt aber nicht daran, dass das Programm so streng ist oder nur kleine Mengen zulässt. Sie essen vielleicht weniger, weil sie ganz allgemein weniger Hunger haben und nicht mehr ständig ans Essen denken. Andere Studien zeigen aber auch, dass Menschen, die Atkins machen, mehr Kalorien zu sich nehmen und dennoch mehr Gewicht verlieren können als Menschen mit fettarmen Diäten. So zeigte beispielsweise im Jahr 2001 eine Studie an übergewichtigen und adipösen Kindern in der Schneider-Kinderklinik in New Hyde Park, New York, dass Kinder mit einer eiweißreichen, fettreichen Diät und 1800 Kalorien am Tag im

Schnitt um 4,8 Kilogramm mehr abnahmen als Kinder mit einer typischen fettarmen Diät mit 1100 Kalorien. In der Gruppe mit der eiweißreichen Diät sanken Gesamtcholesterin und Triglyzeride, während das (»gute«) HDL-Cholesterin anstieg.

**Stimmt es, dass man bei Atkins starkes Verlangen nach Süßigkeiten bekommt?**

Nein. Wenn Sie süchtig nach Zucker sind, werden Sie sich mit Atkins dieser Sucht bewusst werden. Und die sicherste Methode, eine Sucht zu überwinden, ist Abstinenz. Atkins eliminiert Zucker aus der Nahrung und setzt der Sucht somit ein Ende. Gleichzeitig machen Fett und Eiweiß angenehm satt und stillen den Hunger für eine längere Zeitdauer. Die Nebenprodukte der Fettverbrennung sind Ketone (Ketonkörper), die einen appetitdämpfenden Effekt haben (im Urin als Azetessigsäure). Das Verlangen nach Süßem verschwindet gewöhnlich nach dem dritten oder vierten Tag Einleitung, viele Menschen haben dann das Gefühl, sie hätten ihr Essverhalten besser im Griff als zuvor. Zusätzliche Hilfe bei der Überwindung der Sucht nach Zucker bietet die ergänzende Einnahme der Vitalstoffe Chrom und L-Glutamin.

**Warum sind bei Atkins frittierte Speisen erlaubt? Sind sie nicht ungesund?**

Frittierte Speisen können eine Bereicherung des Speiseplans sein und wirken sich nicht negativ auf die Fettverbrennung aus. Grillen, Braten oder Dünsten wären als Zubereitungsarten jedoch vorzuziehen; dabei meidet man nämlich die schädlichen Fette, die durch die große Hitze beim Frittieren entstehen. Wenden Sie das Gargut niemals in Mehl oder Semmelbröseln, verwenden Sie stattdessen gemahlene Nüsse oder Samen.

**Kann ein Vegetarier nach der Atkins-Ernährungsweise leben?**

Während neueste wissenschaftliche Ergebnisse die Vorteile einer Ernährungsweise unterstreichen, die gesunde Mengen an Geflügel, Fisch, Schweine- und Rindfleisch enthält, haben sich viele Menschen aus unterschiedlichsten Gründen, die vom Philosophischen bis zum Kulinarischen reichen, dem Vegetarismus verschrieben. Atkins ist auch für Vegetarier ein gangbarer Weg – besonders für diejenigen, die zu viele Kohlenhydrate zu sich nehmen (ausgemahlenes Getreide, Teigwaren, Kartoffeln, Chips und andere Knabbereien). Durch eine kohlenhydratarme vegetarische Ernährung kommen sie in den Genuss einer besser sättigenden, nährstoffreichen Kost. Eiweiß in Form von Tofu, Tempeh, Seitan, Eiern, Käse, Nüssen und Samen ersetzt dabei Fleisch, Geflügel und Fisch. Neben Gemüse und Früchten mit niedrigem glykämischem Index werden Linsen und andere Hülsenfrüchte, Nüsse und Samen empfohlen, je nach der ganz persönlichen Kohlenhydratschwelle oder dem Atkins-Kohlenhydratgleichgewicht (ACE). In der Phase 1 sollten Vegetarier speziell auf ihren Fettkonsum achten, Öle und andere Fette in großzügigen Mengen verwenden und fettreiche Nahrungsmittel, wie Avocados und Oliven, verzehren, um ausreichend Kalorien zu sich zu nehmen. Vegetarier sollten sich auch das breite Angebot von Atkins Nutritionals an kohlenhydratarmen Produkten, wie Brot und Teigwaren aus Soja, zunutze machen.

**Warum kann ich bei der Atkins-Ernährungsweise nur begrenzte Mengen an Käse essen?**

Käse liefert zwar Eiweiß und Fett, im Gegensatz zu Fleisch jedoch auch Kohlenhydrate. Bei Atkins können Sie bis zu 110 Gramm Käse am Tag essen. Über den Daumen gepeilt, enthalten 30 Gramm reifer Käse – ein Würfel von etwa 2,5 Zentimetern Seitenlänge oder eine Vierteltasse geriebener Käse – ein Gramm Kohlenhydrate und keine Ballaststoffe. (Reife Käsesorten sind etwa Blauschimmelkäse, Brie, Cheddar, Edamer,

Emmentaler, Gouda, Greyerzer, Havarti, Jarlsberg, Parmesan, Pecorino, Provolone). Frischkäse, wie Hüttenkäse, Feta und Ricotta, enthalten mehr Kohlenhydrate pro Portion.

> **Anmerkung:** Käse enthält keine Ballaststoffe, daher gilt: Nettokohlenhydrate = Gesamtkohlenhydrate.

**Kann Tee die Gewichtsabnahme erleichtern?**

Einiges deutet darauf hin, dass Tee die Stoffwechselrate erhöhen und die Gewichtsabnahme geringfügig beschleunigen könnte. Eine Studie aus dem Jahr 1999 an zehn gesunden jungen Männern ergab, dass durch die Einnahme von Kapseln mit Extrakt aus grünem Tee der Energieverbrauch stärker anstieg als durch Kapseln, die Koffein oder nur Zucker enthielten. Mit anderen Worten, der Grüntee-Extrakt beschleunigte den Stoffwechsel und mobilisierte die Fettverbrennung.

Wenn grüner Tee auch nur minimale Auswirkungen auf den Stoffwechsel hat, kann er die Gewichtsabnahme doch auf andere Weise begünstigen. Eine Tasse heißer, koffeinfreier Tee und dazu ein kleiner, eiweißreicher Snack helfen sehr gut, wenn man zwischen den Mahlzeiten hungrig ist. Außerdem kann eine Tasse Tee, eine halbe Stunde vor dem Essen getrunken, den Appetit dämpfen – und damit die Gefahr verringern, dass Sie zu viel essen. Versuchen Sie Tee auch mal anstelle eines Desserts, eventuell leicht gesüßt. Um die Kohlenhydrate auf ein Minimum zu beschränken, verwenden Sie einen kalorienfreien Süßstoff und lassen die Milch weg.

## *Thema: Gesundheit und Medizin*

**Wie trägt Atkins zur Senkung des Cholesterinspiegels bei?**
Unserem Körper stehen zwei Energiequellen zur Verfügung: Glukose und Fett. Wenn Sie die Kohlenhydrate weit genug einschränken, erlauben Sie Ihrem Körper, in erster Linie Fett zur Energiegewinnung heranzuziehen. Wenn Sie Nahrungsfett verbrennen, wird es verstoffwechselt und nicht gespeichert und stellt daher keine ernsthafte gesundheitliche Bedrohung dar. Und das gespeicherte Fett wird auch verbrannt. Daher kommt es auch, dass relativ bald nach Ihrem Start mit Atkins ein Labortest einen gesunkenen Triglyzeridspiegel ergeben wird, der eine Senkung des Gesamtcholesterins und eine Erhöhung des (»guten«) HDL-Cholesterins nach sich zieht.

**Seit ich nach Atkins esse, leide ich oft unter Verstopfung. Wie kann ich das vermeiden?**
Ein gewisses Maß an Verstopfung tritt während der ersten Woche in der Phase 1 recht häufig auf. Das liegt an der Ernährungsumstellung, besonders an der Reduktion der Ballaststoffe aus Obst und Gemüse. Achten Sie sorgfältig darauf, zumindest drei Tassen Salatgemüse am Tag zu essen, und verwenden Sie Ihre tägliche Kohlenhydratmenge nicht für andere Nahrungsmittel. Vergessen Sie auch nicht, mindestens acht Gläser Wasser am Tag zu trinken. Nach den ersten zwei oder drei Wochen sollte sich der Körper umgestellt haben, Verstopfung sollte kein Thema mehr sein. Wenn Sie dann beginnen, mehr Kohlenhydrate hinzuzufügen, sollten Sie zunächst zu Gemüse, dann zu Nüssen und Beeren greifen. Wenn die Verstopfung anhält, gibt es mehrere Möglichkeiten. Prüfen Sie zunächst, ob Sie auch wirklich acht Viertellitergläser Wasser am Tag trinken. Wassermangel ist der häufigste Grund für Verstopfung. Die meisten Menschen, vor allem Frauen, trinken zu wenig Wasser und leiden die meiste Zeit über unter leichtem Wassermangel. Zwei-

tens, nehmen Sie zusätzliche Ballaststoffe ein, indem Sie Weizenkleie über Salat geben, Flohsamenschalen mit Wasser oder kaltem Kräutertee mischen oder gemahlenen Leinsamen in einen Eiweiß-Drink rühren. Wie viel Sie davon für einen regelmäßigen Stuhlgang benötigen, ist individuell verschieden. Beginnen Sie mit einem Esslöffel voll. Vielleicht dauert es einige Tage, bis Sie die richtige Menge herausgefunden haben. Achten Sie jedoch darauf, dass Sie nicht zu viele Ballaststoffe futtern, denn ein Übermaß kann Flüssigkeit binden und die Verstopfung verschlimmern. Sehr oft hilft auch mehr körperliche Bewegung.

**Ich bin Diabetiker. Kann ich das Atkins-Programm machen?**
Die Atkins-Ernährungsweise kann das Risiko für Insulinresistenz und Diabetes (Typ 2) sogar senken. Eine Beschränkung des Kohlenhydratverzehrs kann nachgewiesenermaßen den Blutzuckerspiegel und die Insulinproduktion regulieren und den Bedarf an Medikamenten senken. Natürlich ist bei einer Erkrankung wie dieser strenge ärztliche Überwachung unerlässlich, besonders wenn Sie bereits Diabetesmedikamente einnehmen müssen. Ihr Arzt wird die Dosis neu bestimmen müssen, wenn Sie Ihren Kohlenhydratverzehr einschränken. Gewichtsabnahme und verringerter Kohlenhydratkonsum können auch eine Insulinresistenz abklingen lassen oder mildern. Viele Menschen können Ihre Medikamente gänzlich absetzen (mit Ausnahme von Typ-1-Diabetikern); andere brauchen nur noch eine minimale Dosis.

**Seit ich Atkins mache, hatte ich bereits mehrmals Durchfall. Wie kann ich das vermeiden?**
Durchfall ist beim Atkins-Programm ausgesprochen selten. Verstopfung tritt während der Einleitung wesentlich häufiger auf. Manche Menschen vertragen jedoch keine Milchprodukte – bei ihnen führen Käse und Sahne dann zu Durchfall. Hier kann es hilfreich sein, alle Milchprodukte wegzulassen. Ungesüßte

Flohsamenschalen sind Füll- und Quellstoffe, sie nehmen Flüssigkeit auf und tragen zur Normalisierung des Stuhls bei. Bei manchen Menschen tritt Durchfall auf, wenn sie mehr Fett essen als gewohnt. Wer vor dem Atkins-Programm eine extrem fettarme (low-fat) Diät gemacht hat, wird vielleicht feststellen, dass der Körper eine Weile braucht, um sich umzustellen.

Wenn es nicht am Nahrungsfett liegt, könnte der Durchfall durch die empfohlenen Nahrungsergänzungsstoffe ausgelöst werden. Setzen Sie diese für eine Woche ab und führen Sie sie einzeln wieder ein, wenn der Durchfall abgeklungen ist. Solange Sie an Durchfall leiden, ist es ganz besonders wichtig, dass Sie mindestens acht Viertellitergläser Wasser am Tag trinken, damit der Körper ausreichend mit Flüssigkeit versorgt ist.

**Seit ich Atkins mache, fühle ich mich benommen. Woran liegt das, und was kann ich tun?**

Wenn Sie mit Atkins gerade begonnen haben, könnte es am Kohlenhydratentzug liegen, in diesem Fall sollten die Probleme nicht länger als vier, maximal fünf Tage existieren. Wenn Sie mehr Salat und anderes Gemüse essen, sollten die Beschwerden zurückgehen. Kehren Sie nach einigen Tagen wieder zur Nettokohlenhydratmenge für die Phase 1 zurück. Achten Sie auf regelmäßige Mahlzeiten, lassen Sie keine Mahlzeit aus, ignorieren Sie Ihren Hunger nicht. Und trinken Sie ausreichend. Wenn Sie zu rasch abgenommen haben, könnte ein übermäßiger Mineralstoffverlust eingetreten sein. Nehmen Sie unbedingt ein Multivitamin- und Mineralstoffpräparat ein. Wenn die Symptome anhalten, wenden Sie sich an Ihren Hausarzt.

**Man sagte mir, mit Atkins würde ich mehr Energie haben, seit ich damit begonnen habe, fühle ich mich jedoch schwach und teilnahmslos. Woran liegt das, und was kann ich tun?**
Wenn Sie gerade mit dem Atkins-Programm beginnen, sich in der ersten Woche befinden, leiden Sie vielleicht unter dem Kohlenhydratentzug. Kopfschmerzen, Reizbarkeit, Übelkeit, Benommenheit und Müdigkeit sind die häufigsten Entzugserscheinungen. Wenn Sie zu Migräneanfällen neigen, könnte der Kohlenhydratentzug ein Auslöser sein. Wenn sich Entzugserscheinungen bemerkbar machen, dann meist innerhalb von zwölf Stunden nach Ernährungsumstellung. Glücklicherweise dauern diese Beschwerden im Allgemeinen nicht länger als vier oder fünf Tage, in manchen Fällen bis zu einer Woche.

Wenn Sie noch kein Multivitamin-/Mineralstoffpräparat und keine essenziellen Fettsäuren einnehmen, ist die Einnahme solch eines Präparates in manchen Fällen alles, was Sie brauchen, um die Müdigkeit zu bekämpfen.

Sie müssen wissen, dass Ihr Körper Ihr ganzes Leben lang auf Glukose-(Zucker)Stoffwechsel »lief«. Glukose ist der zentrale Energieträger des menschlichen Stoffwechsels und die Quelle für schnelle Energie. Bei Atkins stellen Sie vom Zuckerstoffwechsel (Kohlenhydrate) auf den Konkurrenten bei der Energieversorgung unserer Zellen um, auf Energiegewinnung vorwiegend aus Fett. Entzugserscheinungen treten nur in der Adaptionsphase auf, in der die Umstellung stattfindet. Bis Ihr Organismus die neue Energiequelle, den neuen Kraftstoff, annimmt, können Sie müde sein, Kopfschmerzen haben oder an anderen Beschwerden leiden.

Wenn Ihr Körper sich an die (langsamere) Fettverbrennung und langsame, aber gleichbleibende Energieversorgung gewöhnt hat, sollten die Beschwerden abklingen. Mildern lassen sich die Beschwerden, indem Sie vorübergehend Ihren Kohlenhydratverzehr (für rasche Energie) ein wenig erhöhen. Essen Sie dafür mehr Gemüse, etwa grünen

Salat, Spinat, Brokkoli und grüne Bohnen. Stellt Ihr Körper sich einmal ein und die Symptome sind abgeklungen, reduzieren Sie Ihre Kohlenhydratmenge wieder auf 20 Gramm am Tag.

Ihre Leistungsfähigkeit können Sie erhalten, indem Sie den ganzen Tag über kleine Zwischenmahlzeiten mit reichlich Eiweiß und Fett essen. Versuchen Sie es zu Hause mit einer Scheibe Putenbrust oder etwas Doppelrahmfrischkäse auf Stangensellerie. Packen Sie für unterwegs einige Käsewürfel oder einen kohlenhydratarmen Riegel (zum Beispiel Atkins Advantage™ Bar oder Atkins Morning Start™ Breakfast Bar) ein. Nach den ersten beiden Wochen Einleitung, nach der Phase 1, sind auch Nüsse und Samen ausgezeichnete Zwischenmahlzeiten.

Manche Menschen probieren das Atkins-Programm drei oder vier Tage lang und geben dann auf, sodass ihr Körper niemals die Chance hat, seinen Stoffwechsel umzustellen. Sie beginnen erst am fünften Tag des Programms, Körperfett zu verbrennen. Schalten Sie einmal auf Fettstoffwechsel um und Ihr Körper stellt sich ein, müssen Sie voller Energie sein. Die meisten Menschen beobachten diesen »Schub« nach etwa vier Tagen. Sollten die Beschwerden jedoch anhalten, ziehen Sie Ihren Arzt zu Rate.

**Ist es gefährlich, sehr schnell Gewicht zu verlieren?**
Während der Einleitung (Phase 1) erleben Sie vielleicht zum ersten Mal in Ihrem Leben einen rapiden Gewichtsverlust. Der anfängliche Gewichtsverlust ist deshalb so dramatisch, weil Sie in der ersten Woche einiges an Wasser verlieren. Nach etwa vier Tagen bauen Sie jedoch auch Körperfett ab. Junge Männer und stark übergewichtige Menschen nehmen zu Beginn des Atkins-Programms rascher ab.

Schnelle Gewichtsabnahme ist nur dann Besorgnis erregend, wenn:

1. Sie nicht genug essen, denn dann könnte Muskelgewebe verloren gehen. Essen Sie regelmäßige Mahlzeiten mit ausreichend Kalorien, damit nur Körperfett abgebaut wird. Wenn Sie zu den Mahlzeiten nicht hungrig sind, essen Sie eine Kleinigkeit und nehmen Sie die Nahrungsergänzungspräparate ein. Trinken Sie außerdem mindestens zwei Liter Wasser am Tag.
2. Sie sich krank, schwach, benommen oder müde fühlen. Wenn die Kilos zu rasch purzeln, besonders zu Beginn des Programms, ist die entwässernde Wirkung vielleicht sehr stark. Das könnte dem Körper übermäßig viel Wasser und auch einige Elektrolyte entziehen, zu denen Natrium, Kalium, Kalzium und Magnesium gehören. Anzeichen eines Elektrolytverlustes sind Muskelkrämpfe und Schweregefühl in den Beinen beim Treppensteigen. Vielleicht müssen Sie mehr Gemüse in Ihre Mahlzeiten einbauen, um die Gewichtsabnahme zu verzögern, ein Mineralstoffpräparat einnehmen oder Mineralwasser beziehungsweise ein kohlenhydratarmes Sportgetränk trinken, um verloren gegangene Mineralstoffe zu ergänzen.

Wenn Sie sich gut fühlen und nicht hungern, nehmen Sie vermutlich nicht zu schnell ab. Wenn Sie nur einige wenige Kilos abnehmen müssen, könnten Sie die Gewichtsabnahme bewusst verlangsamen, um gutes Essverhalten zu erlernen, bevor Sie durch die anderen Phasen (Phase 2 und 3)zur lebenslangen Erhaltung (Phase 4) übergehen. Gehen Sie einfach zur Dauergewichtsabnahme weiter, und erhöhen Sie die tägliche Kohlenhydratmenge um fünf Gramm. Wenn Sie jedoch noch viel abnehmen müssen und voller Energie sind, entspannen Sie sich und genießen Sie die Tatsache, dass die Kilos so rasch abschmelzen! Wenn Sie sich dennoch nicht wohl fühlen, suchen Sie Ihren Arzt auf.

**Es gibt Produkte, die den Fettabbau anregen sollen und laut Werbung die Wirkung kohlenhydratarmer Diäten verstärken. Entsprechen diese den Atkins-Kriterien?**
Es gibt viele Produkte auf dem Markt, die Fett oder überschüssige Kalorien abbauen, Leistungsfähigkeit und Wohlbefinden erhöhen sollen. Diese Produkte basieren auf der Thermogenese, bei der die Körperzellen Kalorien zur Wärmeerzeugung und Energieproduktion verbrennen. Präparate, die den Wirkstoff Ephedrin enthalten, haben auch Nebenwirkungen, wie Sodbrennen, Übersäuerung des Magens, erhöhte Cholesterinwerte, erhöhten Blutzucker, Herzrhythmusstörungen und erhöhten Blutdruck. (Manche Produkte kombinieren sogar Aspirin mit Koffein und Ephedrin, um die Thermogenese zu fördern.)

Ephedrin, der in *Ephedra sinica* (dt. Meerträubchen) enthaltene Stoff, regt die Nebennieren zur Adrenalinausschüttung an, was zum vermehrten Zerfall von Triglyzeriden und in Folge zu mehr Fettsäuren in den Blutgefäßen führt, die der Atherosklerose den Weg bereiten. Ephedrin kann den Puls und die Pumpleistung des Herzens erhöhen, und durch diese zusätzliche Belastung des Herz-Gefäß-Systems kann es zu einem Herzinfarkt kommen, es kann Nervosität, Reizbarkeit, sogar Wahnvorstellungen auslösen – besonders in höheren Dosen.

**Anmerkung:** Wir raten dringend davon ab, Ephedrin in irgendeiner Form zu verwenden.

Eine weitere Substanz, die in Zusammenhang mit kohlenhydratarmen Schlankheitskuren beworben wird, ist Phaseolamin, ein Extrakt aus weißen Bohnen, der angeblich als Stärkeblocker fungiert, also die Aufnahme von Kohlenhydraten hemmen soll. Es macht keinen Sinn, das Menschen zu empfehlen, die ohnehin nur wenig Kohlenhydrate konsumieren. Außerdem gibt es Berichte über Beschwerden des Magen-Darm-

Trakts in Zusammenhang mit dieser Substanz. Dass einige Bestandteile Trypsin, ein Enzym der Bauchspeicheldrüse, hemmen, gibt ebenfalls Anlass zu Besorgnis. In Tierversuchen haben Trypsinhemmer zu einer Vergrößerung der Bauchspeicheldrüse geführt, ob eine ähnliche Wirkung beim Menschen eintritt, ist noch nicht geklärt.

**Ist für Menschen mit erhöhten Harnsäurewerten im Blut (Gicht) das Atkins-Programm empfehlenswert?**

Wenn jemand erhöhte Harnsäurewerte aufweist oder in der Vergangenheit bereits mit Gicht zu kämpfen hatte, muss er darauf achten, dass er zu allen Zeiten ausreichende Mengen trinkt. Jede rasche Gewichtsabnahme, auch durch das Atkins-Programm, kann Gicht verschlimmern.

Bereits bestehende Gichtleiden können durch Atkins verschlimmert werden. In solchen Fällen verzögert man die Gewichtsabnahme in der Regel auf unter ein Kilo pro Woche und nimmt 300 Milligramm von dem Arzneimittel Allopurinol ein. Bleibt die Harnsäure niedrig, kann Allopurinol nach einem Monat reduziert und schließlich abgesetzt werden – beides unter ärztlicher Aufsicht.

**Nachdem ich mit Atkins begonnen hatte, machte sich Haarausfall bemerkbar. Ist das auf meine neue Kost zurückzuführen?**

Periodischer Haarausfall ist natürlich. Hält der Haarausfall an, achten Sie darauf, dass Sie genügend Kalorien zu sich nehmen und keine Mahlzeiten auslassen. Jedes kalorienarme Diätprogramm kann ihre Stoffwechselrate vermindern und zu Haarausfall führen. Bei Atkins ist, im Gegensatz zu kalorienarmen Diäten, die Wahrscheinlichkeit für Haarausfall sehr gering, weil die höhere Kalorienmenge verhindert, dass der Körper sich verhält, als wäre er im Hungermodus. In diesem Fall würde der Stoffwechsel heruntergefahren, um das Überleben zu sichern.

Sie könnten allerdings einen Mangel an bestimmten Nährstoffen haben und deswegen unter Haarausfall leiden. Manchen Menschen hilft es, wenn sie die Vitalstoffe N-Acetylcystein, Glutathion und Lezithin einnehmen. Ist der Haarausfall stark, suchen Sie Ihren Arzt auf.

**Warum habe ich bei Atkins schreckliche Kopfschmerzen?**
Ihre Kopfschmerzen könnten mit Ihrer Ernährungsumstellung zusammenhängen. Die häufigste Ursache für Kopfschmerzen ist der Koffeinentzug. Wenn Sie vorher viel Kaffee oder viele koffeinhaltige Erfrischungsgetränke konsumiert haben, wird das sehr wahrscheinlich der Grund für Ihre Kopfschmerzen sein. Aspirin oder Ibuprofen können Linderung bringen. Der Entzug von Zucker und anderen Kohlenhydraten kann auch Kopfschmerzen verursachen. Sind Entzugserscheinungen der Grund, sollten die Kopfschmerzen nach wenigen Tagen aufhören.

Eine weitere häufige Ursache für Kopfschmerzen sind Unverträglichkeitsreaktionen. Essen Sie nun mehr von einem Nahrungsmittel, das Sie vielleicht nicht vertragen? Häufig unverträgliche Nahrungsmittel und -bestandteile sind Milchprodukte, Nitrate (in Fleischprodukten) und alles, was fermentiert, gepökelt oder geräuchert wurde. Ist dies der Fall, dann eliminieren Sie alle potenziellen Verursacher, indem Sie sich drei bis vier Tage auf naturbelassene, vollwertige Nahrungsmittel, wie frisches Fleisch, Geflügel, Fisch und Gemüse, beschränken. Erweitern Sie danach die Palette alle 48 Stunden um ein anderes Lebensmittel. Führen Sie ein Ernährungstagebuch, tragen Sie neue Lebensmittel und Ihre Reaktion darauf ein, und Sie werden feststellen, welches Lebensmittel der Verursacher Ihrer Kopfschmerzen sein könnte.

Ein weiterer Grund für Ihre Schmerzen könnte das Weglassen einer Mahlzeit sein. Das Weglassen kann zu Blutzuckerabfall führen, was wiederum zu Kopfschmerzen führen kann. Wenn die Schmerzen frühmorgens auftreten oder durch Essen besser werden, sieht die Sache nach Blutzuckerabfall aus. Sie sollten ein Multivitamin-/Mineralstoffpräparat und essenzielle Fettsäuren einnehmen. Essenzielle Fettsäuren wirken nicht nur entzündungshemmend, sie beugen auch Kopfschmerzen vor. (Kopfschmerzen können durch Entzündungen im Bereich des Kopfes oder Nackens oder durch Nährstoffmangel ausgelöst werden.) Außerdem können Kopfschmerzen eines der ersten Anzeichen für Flüssigkeitsmangel sein. Achten Sie darauf, dass Sie mindestens acht Viertellitergläser Wasser am Tag trinken. Wenn keine dieser Maßnahmen eine Besserung bewirkt, suchen Sie einen Chiropraktiker oder Osteopathen auf, um Probleme des Stützapparates, wie eine schlechte Haltung oder einen eingeklemmten Nerv, auszuschließen.

**Ist Atkins nicht schlecht für das Herz?**

Sie haben vielleicht gehört, dass der üppige Verzehr von gesättigten Fetten koronare Herzkrankheit und Atherosklerose (krankhafte Veränderungen der Arterien [Innenwände] durch Cholesterin-Plaques) verursacht. Der wahre Verursacher ist allerdings eine *Kombination* aus reichlich Zucker und anderen raffinierten Kohlenhydraten und Fett. Sobald Sie aufhören, Weißmehl, Zucker und andere Kohlenhydrate ohne Nährstoffe zu essen, wird das Fett im Fleisch und das anderer Träger zur Deckung des Energiebedarfs des Körpers verbrannt (Lipolyse = Abbau von Fetten) und nicht in Cholesterin und andere schädliche Blutfette umgewandelt. Unabhängige klinische Studien zeigen, dass LDL-Cholesterin- und Triglyzeridwerte bei Atkins deutlich sinken, während das (»gute«) HDL-Cholesterin oft drastisch ansteigt.

Atkins ist jedoch kein Freibrief für Völlerei – es bedeutet nicht, dass Sie Berge von gut marmorierten Steaks oder pfundweise Käse auf einmal verdrücken dürfen. Gesunde Fette, die Sie essen sollten, sind die einfach ungesättigten Fettsäuren aus Oliven und Olivenöl, Nüssen und Nussölen sowie aus Avocados und die alles entscheidenden Omega-3-Fettsäuren aus fettem

Fisch, wie Lachs, Hering und Thunfisch. Meiden Sie Transfette (auf den Zutatenlisten erscheinen sie als gehärtete, teilweise gehärtete oder hydrierte, teilweise hydrierte Öle). Diese sind in Industrieprodukten, wie Backwaren und Feingebäck, in den meisten Margarinen und Erdnussbutter sowie in Snacks und Knabbergebäck enthalten. Forschungen haben ergeben, dass diese Fette ein ernsthaftes Risiko für Herz- und Gefäßerkrankungen darstellen.

**Seit ich Atkins mache, leide ich unter schrecklichen Krämpfen in den Beinen. Was kann ich dagegen tun?**
Während der ersten Woche der Phase 1 wirkt Atkins bei manchen Menschen stark entwässernd. Wenn Sie viel Wasser verlieren, wie das am Beginn vieler Reduktionsdiäten der Fall ist, können Elektrolyte verloren gehen, die Mineralstoffe Natrium, Kalium, Magnesium und Kalzium. Das kann zu Krämpfen in den Beinen führen. Um diese Vitalstoffe zuzuführen, salzen Sie Ihre Speisen nach Geschmack und nehmen Sie ein Mineralstoffpräparat zu sich, das Kalzium, Magnesium und Kalium enthält.

**Welche Erkrankungen bedürfen während des Atkins-Programms ärztlicher Überwachung?**
Ärztlicher Überwachung bedürfen alle Erkrankungen, die mit verschreibungspflichtigen Medikamenten behandelt werden, sowie einige, die keine erfordern, wie etwa der diätkontrollierte Diabetes mellitus. Diese Überwachung ist nötig, da die Atkins-Ernährungsweise und die Einnahme der Nahrungsergänzungspräparate viele Erkrankungen lindern, den Zustand verbessern, sodass sich verschriebene Medikamente dann als zu stark erweisen oder es zu einer Überdosierung kommt. Vor Beginn des Atkins-Programms (und jedes anderen Diätprogramms zur Abnahme des Körpergewichts) sollte man sich in jedem Fall gründlich ärztlich untersuchen lassen. Die Laborwerte sollte man nach einigen Monaten Atkins überprüfen lassen, um zu sehen, wie sich die Blutfette verbessert haben.

**Gibt es Erkrankungen, bei denen Atkins nicht angezeigt ist?**
Sie sollten sich vor jeder Diät zur Abnahme des Körpergewichts einer ärztlichen Untersuchung mit Laborbestimmungen unterziehen, damit Sie Vergleichswerte für die Zeit während und nach der Gewichtsabnahme haben.

> **Achtung:** Menschen mit schwerem Nierenleiden sollten keine der Atkins-Phasen durchmachen, wenn sie nicht ausdrücklich von ihrem Arzt angeordnet wurde. Schwangere und stillende Frauen können die Phase 4, nicht aber die Reduktionsphasen (Phase 1 bis 3) des Atkins-Programms durchmachen.

Wenn Sie an einer Erkrankung leiden, für die die Einhaltung einer bestimmten Kost erforderlich ist, dann bauen Sie diese Diätvorschriften mit Hilfe Ihres Arztes in das Atkins-Programm ein.

**Kann man Atkins machen, wenn man Gallensteine hat?**
Wissenschaftliche Ergebnisse deuten darauf hin, dass sich Gallensteine (die für über 90 Prozent aller Gallenleiden verantwortlich sind) dann bilden, wenn der Fettkonsum gering ist. Die Gallenblase braucht Arbeit – nur wenn man Fett isst, zieht sich die Gallenblase zusammen. Muss die Gallenblase kein Fett verarbeiten, kristallisieren die Gallensalze zu Steinen. Menschen mit bereits bestehenden Gallensteinen könnten mit fettreichen Mahlzeiten Probleme haben. Wenn dies der Fall ist, können Sie Ihr Atkins-Programm fettärmer gestalten. Ziehen Sie Fisch, Geflügel, mageres Fleisch, mageren Käse (in Maßen) vor und essen Sie reichlich Gemüse. Meiden Sie Salat-Dressings mit Sahne; verwenden Sie stattdessen Olivenöl und Essig oder Senf-Dressing. Essen Sie Nüsse nur in mäßigen Mengen. Ver-

wenden Sie magere Fleischstücke und frittieren Sie die Speisen nicht. Meiden Sie Fleischprodukte, wie durchwachsenen Speck und Wurst. Sie verlieren dadurch wahrscheinlich langsamer an Gewicht als Menschen, die das Atkins-Programm mit höherem Fettanteil machen.

**Welche Medikamente wirken sich störend auf das Atkins-Programm aus, wo muss die Dosis angepasst werden?**
*Unnötige,* frei verkäufliche Arzneimittel, wie Hustensirup und Hustenbonbons mit Zuckerzusatz, müssen abgesetzt werden. Viele rezeptpflichtige Arzneien können die Gewichtsabnahme hemmen, darunter die Antibabypille, Hormonersatzpräparate, Steroide und Arthritismedikamente, Betablocker und Antidepressiva.

**Achtung:** Setzen Sie Medikamente niemals ohne Erlaubnis Ihres Arztes ab, verändern Sie nicht eigenmächtig die Dosis.

Fragen Sie Ihren Arzt nach alternativen Behandlungsmöglichkeiten.

Es gibt auch einige Arten von Medikamenten, die während einer kohlenhydratarmen Ernährung schädliche Auswirkungen haben könnten. In erster Linie sind das Diuretika, weil allein schon die Reduktion des Kohlenhydratverzehrs stark entwässernd wirken kann. Da Atkins den hohen Blutzucker so wirkungsvoll senkt, sind an zweiter Stelle Insulin und orale Diabetesmittel zu nennen – ihre Einnahme könnte bei Atkins zu gefährlich niedrigen Blutzuckerwerten führen. Hier bedarf es enger ärztlicher Überwachung zur Anpassung der Dosis, da die Reduktionsphasen des Atkins-Programms den Blutzuckerspiegel auf natürliche Weise normalisieren. Zusammen mit den Medikamenten könnte sich so die Gefahr einer Unterzuckerung ergeben. Drittens wirkt Atkins stark blutdrucksenkend, sodass die Dosis eines Blutdruckmedikaments leicht zu hoch werden kann. Sollten Sie gegenwärtig eines der genannten Medikamente einnehmen, werden Sie die Dosis mit Hilfe Ihres Arztes anpassen müssen. Bedenken Sie, dass es vielleicht nicht sofort zu einer Überdosierung kommt. Der Blutdruck sinkt vielleicht erst, wenn Sie einiges an Gewicht verloren haben. Messen Sie Ihren Blutdruck regelmäßig selbst, sodass Sie Ihrem Arzt sofort mitteilen können, wenn er zu weit absinkt.

**Stören Aspirin und andere Schmerzmittel die Gewichtsabnahme?**
Aspirin und Paracetamol stören die Gewichtsabnahme nicht, einige rezeptpflichtige Arzneimittel könnten jedoch störend wirken. Kortison kann beispielsweise zu Gewichtszunahme führen. Man sollte Pharmazeutika zwar immer nur einnehmen, wenn es unbedingt sein muss, wenn Sie aber wirklich ein Schmerzmittel einnehmen müssen, sprechen Sie mit Ihrem Arzt über dessen Nebenwirkungen und mögliche Auswirkungen auf Ihr Körpergewicht.

**Kann ich während einer Schwangerschaft bei der Atkins-Ernährungsweise bleiben?**
Eine Gewichtsabnahme, egal mit welcher Methode, ist während einer Schwangerschaft oder Stillperiode nicht zu empfehlen, daher ist die lebenslange Erhaltung (Phase 4) des Atkins-Programms am besten für diesen Zeitraum geeignet. Wie bei allen Atkins-Phasen bedeutet das, dass Sie Ihren Speiseplan auf Eiweiß, also Fleisch, Geflügel und Meeresfrüchten, und gesunden natürlichen Fetten, wie Oliven- und Leinöl sowie Avocados, aufbauen. Reichlich Gemüse und eine Portion Obst am Tag, zum Beispiel Erdbeeren, Heidelbeeren oder Grapefruits, sind ebenfalls vorgesehen. Gehärtete Pflanzenöle werden gegen gesunde Fette, Samen und Nüsse eingetauscht. Achten Sie auch stets darauf, ausreichend Wasser zu trinken.

Das Gewicht, das Sie in den neun Monaten zunehmen, geht auf das Gewicht von Baby, Plazenta und Flüssigkeit zurück. Es wäre ratsam, eine übermäßige Gewichtszunahme durch qualitativ minderwertige Lebensmittel, wie Zucker und Weißmehlprodukte, zu vermeiden. Dies ist besonders wichtig, weil auch die Gefahr eines Schwangerschaftsdiabetes besteht.

**Ich kann schwer abnehmen, kann das an einer Schilddrüsenunterfunktion liegen?**

Die wichtigste Aufgabe der Schilddrüse ist die Regulierung des Stoffwechsels. Im Falle einer Unterfunktion erschwert der langsamer arbeitende Stoffwechsel die Gewichtsabnahme.

Um festzustellen, ob eine Schilddrüsenunterfunktion vorliegt, nimmt der Arzt Blut ab und lässt die Schilddrüsenhormone $T_4$ (auch als Thyroxin bezeichnet) und $T_3$ (Trijodthyronin; der Körper verwandelt $T_4$ in $T_3$) bestimmen sowie das Hormon TSH (Thyreotropin oder thyroideastimulierendes Hormon). Mit diesen klinischen Tests findet man jedoch nicht alle Betroffenen. Überlegen Sie zunächst, ob Sie irgendwelche Anzeichen einer Schilddrüsenunterfunktion aufweisen. Dazu gehören Kälteempfindlichkeit, Gewichtszunahme, Haarausfall, Müdigkeit und Teilnahmslosigkeit, Depression, Hauttrockenheit, chronische Verstopfung, brüchige Nägel, schlechtes Gedächtnis und erhöhter Cholesterinspiegel.

**Der Arzt hat mir Diuretika (Wassertabletten) verschrieben, weil ich Wasser einlagere, besonders vor der Menstruation. Kann ich diese Tabletten absetzen?**

Wenn die Wassertabletten nur verschrieben wurden, weil Sie Wasser einlagern, und nicht wegen eines Herzleidens oder gegen Bluthochdruck, sollten Sie sie mit Hilfe Ihres Arztes nach und nach absetzen können. Es gibt mehrere Vitalstoffe, die ein unbedenkliches Absetzen dieser Medikamente möglich machen. Zu ihnen gehören Taurin, ein Abbauprodukt von Cystein, und pflanzliche Mittel. Außerdem wirkt allein eine kohlenhydratarme Ernährung stark entwässernd. Dienen Diuretika jedoch der Behandlung eines Herzleidens oder eines hohen Blutdrucks, darf jegliche Dosisveränderung oder ein Absetzen nur unter ärztlicher Aufsicht erfolgen.

**Ich habe Nierensteine. Wird Atkins eine Nierenkolik auslösen?**
Es gibt keinerlei Hinweise darauf, dass Menschen mit Nierensteinen, die das Atkins-Programm machen, häufiger Koliken erleiden würden als Menschen mit anderen Kostformen. Wenn Sie Nierensteine haben, müssen Sie *unbedingt* acht Gläser Wasser oder mehr am Tag trinken. Denken Sie an die Regel! Suchen Sie weiterhin regelmäßig Ihren Arzt auf und lassen Sie Ihr Leiden überwachen.

**Erhöht Atkins nicht das Risiko für Osteoporose, weil es Kalzium aus dem Körper spült?**
Kritiker der Atkins-Ernährungsweise verbreiten das Gerücht, eine Beschränkung der Kohlenhydratzufuhr würde zur Entstehung von Osteoporose beitragen. Sie zitieren dann gewöhnlich einige Kurzzeitstudien, bei denen Menschen sehr viel Eiweiß und wenig Kalorien zu sich nahmen, bei denen Mahlzeiten durch Eiweißpulver ersetzt wurden und bei denen eine erhöhte Kalziumausscheidung im Harn festgestellt wurde. Studien, die sich mit der Atkins-Ernährungsweise auseinander setzten, stellten fest, dass während der ersten Woche (in Phase 1) mit dem Harn etwas mehr Kalzium ausgeschieden wurde, die Werte dann aber wieder normal waren. Eingehendere Untersuchungen, die auch die Knochendichte berücksichtigen, stellten keinerlei Verluste fest. Epidemiologische Studien an älteren Frauen ergaben sogar, dass jene mit dem höchsten Eiweißanteil in der Nahrung eine höhere Knochendichte aufwiesen als diejenigen, die weniger Eiweiß zu sich nahmen. Wichtig ist dabei, dass Atkins keine extrem eiweißreiche Ernährungsform ist. Das Verhältnis der Hauptnährstoffe beträgt in der Phase 1 60 Prozent Fett zu 30 Prozent Eiweiß und 10 Prozent Kohlenhydraten.

Richtiger wäre es, das als fettreiche Kost zu bezeichnen. Während der folgenden Phasen des Programms sinkt der Fettanteil ganz natürlich, während der Kohlenhydratanteil steigt.

Bedenklich ist, dass die westliche, vor allem US-amerikanische Kost sehr kalziumarm ist. Und selbst dann, wenn Sie kalziumreiche Nahrungsmittel zu sich nehmen, sollten Sie Kalzium einnehmen, besonders mit fortschreitendem Alter, weil ein Verlust an Knochendichte unvermeidlich ist. Die meisten Frauen nehmen nur die Hälfte der Menge zu sich, die sie brauchen würden, um ihre Knochen gesund zu erhalten, Knochenbrüche als Folge der Osteoporose sind bei älteren Frauen daher ziemlich häufig. Auch bei Männern können die Knochendichte abnehmen und Osteoporose auftreten. Das Atkins-Programm sieht kalziumreiche Nahrungsmittel vor, wie etwa grüne Blattgemüse, Käse, Sardinen (mit Gräten), Samen, Nüsse und Fleischsuppen (mit Knochen gekocht). Wir empfehlen aber auch – Männern wie Frauen – die Einnahme von Kalziumpräparaten.

**Immer wenn ich Nahrungsergänzungsstoffe einnehme, wird mir übel. Was kann ich tun?**

Setzen Sie die Mittel nicht ab, ändern Sie die Art der Einnahme. Die Übelkeit ist ziemlich sicher auf Resorptionsprobleme zurückzuführen. Nahrungsergänzungsstoffe haben selten Nebenwirkungen. Wenn Vitalstoffe Nebenwirkungen haben, dann gewöhnlich, bevor sie in die Blutbahn gelangen. Bei den klassischen Pharmazeutika treten die Nebenwirkungen dagegen meist erst auf, wenn die Stoffe bereits im Blut sind.

Achten Sie darauf, dass Sie die Mittel immer zu einer Mahlzeit einnehmen. Bewährt hat sich die Einname während der Mahlzeit, weil die Stoffe sich dann am besten mit der Nahrung mischen. Wenn das nicht hilft, versuchen Sie Folgendes:

Die Lösung liegt in der Einnahmeform und im richtigen Zeitpunkt. Legen Sie alle Nahrungsergänzungspräparate, die Sie gewöhnlich an einem Tag einnehmen, auf einen Haufen und zerkleinern Sie sie in der Küchenmaschine oder im

Mixer zu Pulver. Sind Steckkapseln darunter, öffnen Sie sie. Teilen Sie das Pulver in zwei oder vier Portionen. Nehmen Sie diese Portionen im Verlauf eines Tages jeweils während des Essens, möglichst mittenddrin, nie zu Beginn ein. Das ist wichtig, weil Essen im Magen sein muss, damit die Magensaftproduktion angeregt wird und die Nährstoffe besser verdaut werden können.

Sie können das Pulver auch in Speisen oder Getränke rühren – in eine Schale Suppe oder ein Glas Wasser beispielsweise. Wir empfehlen meist, das Pulver in ein kohlenhydratarmes Mixgetränk, zum Beispiel in ein Atkins Advantage™ Shake Mix, zu rühren. Diese Methode funktioniert bei den meisten Menschen. Wenn nicht, versuchen Sie, die Pulvermenge in noch kleinere Portionen zu teilen.

Es besteht aber auch die Möglichkeit, dass nur eine bestimmte Marke die Übelkeit verursacht. Durch Weglassen können Sie den Übeltäter vermutlich ausfindig machen. Und dann steigen Sie auf eine andere Marke um.

## *Thema: Lipolyse und Ketose*

**Was ist Ketose?**

Ketose ist eigentlich ein Kürzel für Lipolyse/Ketose. Lipolyse (wörtlich: Fett lösen, auflösen) bedeutet, dass Sie Fett, vor allem Ihr Depotfett, Ihre Fettreserven (von Bauch, Hüfte und Oberschenkel), verbrennen und als Energiequelle nutzen, wofür sie gedacht sind. Nebenprodukte dieser Verbrennung sind Ketone (Ketonkörper), daher ist die Ketose (vermehrte Bildung von Ketonen) ein Sekundärvorgang der Lipolyse. Wenn Ihr Körper vermehrt Ketone in den Harn ausscheidet, ist das ein chemischer Beweis dafür, dass Sie Speicherfett, körpereigenes Fett (aus dem Fettgewebe) verbrauchen. Je mehr Ketone Sie ausscheiden, desto mehr Fett haben Sie »aufgelöst«.

Wenn Sie den Kohlenhydratverzehr einschränken, also kaum

Kohlenhydrate im Nahrungsangebot zur Verfügung stehen, der Körper aber zur Aufrechterhaltung seiner Funktionen Energie braucht, greift er auf Fett als alternative Energiequelle zurück. Die Lipolyse/Ketose ersetzt also praktisch die Energiegewinnung aus Glukose (siehe dazu auch die Frage auf Seite 275). Beide sind völlig normale Vorgänge. Mitunter wird (manchmal sogar von schlecht informierten Ärzten) die Ketose, die ein ganz normaler Stoffwechselvorgang ist, mit der Ketoazidose verwechselt, die ein lebensgefährlicher Zustand ist. Eine Ketoazidose tritt ein, wenn bei Insulinmangel der Blutzuckerspiegel außer Kontrolle gerät, und kann auch bei Alkoholikern und Menschen in extremem Hungerzustand vorkommen. Die Wörter Ketose und Ketoazidose klingen zwar entfernt ähnlich, bezeichnen aber im Grunde genau das Gegenteil – man kann Sie immer unterscheiden, wenn man daran denkt, dass der Diabetiker (Typ 1) mit Ketoazidose zu viele Kohlenhydrate zu sich genommen und einen erhöhten Blutzucker hat, während bei demjenigen, der Atkins macht, genau das Gegenteil der Fall ist.

**Warum funktioniert die Lipolyse/Ketose?**

Eine der Aufgaben des Insulins ist es, nicht benötigte Kohlenhydrate in Speicherfett umzuwandeln. In einem normal funktionierenden Körper stehen Fettsäuren und Ketone aus dem Fettgewebe jederzeit als Energie zur Verfügung. Bei übergewichtigen Menschen wird das jedoch von einem hohen Insulinspiegel verhindert.

Die meisten Menschen mit schwerem Übergewicht schütten so viel Insulin aus, dass praktisch immer Insulin im Blut ist und die Fettspeicher niemals aufgebraucht werden können. Wenn in erster Linie Fett anstelle von Kohlenhydraten verbrannt wird, unterbricht die Lipolyse diesen Teufelskreis aus übermäßiger Insulinausschüttung und daraus resultierender Fettspeicherung. Wenn Sie eine fettreiche, kohlenhydratarme Diät halten, vermeiden Sie, dass große Mengen von Kohlenhydraten in Glukose umgewandelt werden. Ist der Kohlenhydratverzehr so niedrig, dass die Fettverbrennung (Speicherfett) einsetzt, normalisiert sich auch der Insulinspiegel – vielleicht zum ersten Mal seit Jahren oder Jahrzehnten.

**Wie lange dauert es gewöhnlich, bis die Ketose einsetzt?**

Der Körper kann nur für zwei Tage Glukose in Form von Glykogen speichern, bei den meisten Menschen setzt daher die Lipolyse/Ketose ein, wenn sie zwei Tage nicht mehr als 20 Gramm Nettokohlenhydrate zu sich nehmen. Wir empfehlen Ihnen, vier Tage zu warten, bevor Sie mit Teststreifen (siehe nächste Frage) die Ketone im Harn messen.

**Was sind das für Teststreifen*, mit denen man die Ketone nachweist?**

Mit Teststreifen lässt sich das Vorhandensein und die Konzentration von Ketonen (Azetessigsäure) im Harn nachweisen – jene Marker, die Ihnen zeigen, dass der Körper in der Lipolyse und folglich in der Ketose ist. Die Testfelder auf den Streifen, die in Deutschland unter dem Handelsnamen »Ketostix« geführt werden, ändern ihre Farbe in Rosa bis Purpurviolett, je nachdem wie viele Ketone im Harn sind. Je mehr Ketone Sie ausscheiden und je stärker die Ketose ist, desto tiefer wird der Farbton des Testfelds. Sie müssen keine Teststreifen verwenden, sie können aber sehr nützlich sein. (Lesen Sie bitte nach 15 Sekunden ab.)

* Diese Teststreifen-Methode entwickelte Emmo Legal, Arzt aus Breslau (1859–1922) und wird nach ihm »Legal-Probe« genannt. Sie ist allgemein als wichtiges Hilfsmittel für den Diabetiker bekannt. Die Teststreifen gibt es in der Apotheke. Anm. d. Red.

**Welchen Rotton sollten die Testfelder der Streifen annehmen? Werden sie zu unterschiedlichen Tageszeiten unterschiedliche Nuancen haben?**

Da jeder Mensch einen individuellen Stoffwechsel hat, nehmen die Testfelder auch unterschiedliche Rottöne an. Die Farbreaktion schwankt auch im Tagesverlauf, abhängig davon, ob Sie Sport getrieben haben oder nicht, oder was Sie zuletzt gegessen haben. Es spielt keine Rolle, ob das Rot hell (rosa) oder dunkel (purpurviolett) ist, die dunkelste Färbung ist der höchste Grad. Bei manchen Menschen setzt gar keine Ketose ein, und sie nehmen trotzdem mühelos ab. Machen Sie sich also keine Gedanken über den Grad der Ketose, den der Teststreifen nun anzeigt; wichtiger ist, wie die Kleider passen, was die Waage sagt und wie Sie sich fühlen. Und für Frauen gilt: Ketone werden auch durch hormonelle Umstellung beeinflusst und können vor der Menstruation verschwinden.

**Wie lese ich den Teststreifen ab?**

Auf der Verpackung findet sich eine Farbtabelle; die einzelnen Farbblöcke stellen bestimmte Werte dar: negativ, Spuren, mittel und hoch. Zerbrechen Sie sich aber nicht den Kopf darüber, welches Ausmaß an Ketose der Streifen nun anzeigt. Die Messstreifen sind besonders in der Phase 1 hilfreich, wenn Sie mit dem Atkins-Programm beginnen. Während der späteren Phasen, wenn der Kohlenhydratverzehr steigt, brauchen Sie keine Messstreifen mehr. Solange Sie an Gewicht und Umfang abnehmen, Ihren Appetit im Griff haben und keine der alten Beschwerden verspüren, verbrennen Sie eindeutig Fett, Ihr Fett. Außerdem werden sich die Teststreifen in den meisten Fällen nicht mehr verfärben, wenn Sie mehr als 50 Gramm Nettokohlenhydrate am Tag zu sich nehmen, sie bringen also in dieser Phase nichts mehr.

**Es gelingt mir nicht, die Ketose in Gang zu bringen – nicht einmal, wenn ich gar keine Kohlenhydrate zu mir nehme. Was soll ich tun?**

Manche Menschen produzieren nicht so viele Ketone, dass sie im Harn nachzuweisen wären. Wenn Sie feststellen, dass Ihr Appetit zurückgeht, Ihr Wohlbefinden steigt, Ihr Gewicht fällt und Ihre Kleider lockerer sitzen, besteht kein Grund, etwas anders zu machen. Sie wissen, die Teststreifen sind Hilfsmittel; die Farbreaktion ist nicht das einzige Ziel dieses Programms.

Wenn Sie kein Gewicht verlieren, haben Sie entweder einen sehr hohen Stoffwechselwiderstand gegen die Gewichtsabnahme, oder Sie nehmen »versteckte« Kohlenhydrate in Form von gesüßten Salat-Dressings, Panaden usw. zu sich. Halten Sie sich in diesem Fall fünf Tage lang streng an die Einleitung (Phase 1). Wenn sich auf dem Teststreifen so gut wie nichts tut, achten Sie darauf, dass Sie nicht zu viel Eiweiß zu sich nehmen, und messen Sie Ihre Salatmenge genau ab, um sicherzugehen, dass Sie nicht zu viel Gemüse essen. Immer noch nichts? Lassen Sie versuchsweise Tomaten und Zwiebeln weg, die einen relativ hohen glykämischen Index haben. Vielleicht profitieren Sie auch von Nahrungsergänzungsstoffen wie L-Carnitin, Hydroxy-Zitronensäure und Chrom, die alle den Appetit hemmen oder die Gewichtsabnahme erleichtern. Vielleicht müssen Sie auch öfter und intensiver Sport treiben.

**Hinweis:** Manche Medikamente können den Stoffwechselwiderstand erhöhen. Auch für Menschen mit starker Insulinresistenz ist der Anfang oft mühsam; hier ist mitunter Geduld nötig.

**Wie lange kann ich die Einleitung machen?**
Je länger Sie nicht mehr als 20 Gramm Nettokohlenhydrate am Tag essen, desto mehr Körperfett werden Sie verbrennen (abbauen). Je nachdem, wie viel Sie abnehmen müssen, können Sie die Einleitung bedenkenlos länger ausdehnen, solange die folgenden vier Bedingungen erfüllt sind:

1. Sie müssen noch Körperfett abbauen und sind mehr als 4,5 Kilogramm von Ihrem Zielgewicht entfernt.
2. Ihre Laborwerte, Blutfette, Blutzucker oder Blutdruck verbessern sich weiterhin oder liegen stabil im Normalbereich.
3. Sie fühlen sich gut, sind sehr leistungsfähig, schlafen gut und leiden nicht an Stimmungsschwankungen.
4. Sie sind nicht gelangweilt. Langeweile könnte dazu führen, dass Sie sich nicht an das Programm halten und Ihre Bemühungen zunichte machen.

Es ist jedoch wichtig, dass Sie das Gesamtprogramm der Atkins Ernährungsweise (Atkins Nutritional Approach™) kennen lernen. Oberstes Ziel ist es, sich von der Einleitung (Phase 1) über die Dauergewichtsabnahme (Phase 2) und die Vor-Erhaltung (Phase 3) bis zur lebenslangen Erhaltung (Phase 4) vorzuarbeiten, dem krönenden Abschluss. Wenn Sie sich an diese Schritte halten, ermitteln Sie Ihre kritische Kohlenhydratschwelle für die Gewichtsabnahme (KKSG) und letztlich Ihr Atkins Kohlenhydratgleichgewicht (ACE), die Schwelle für das Halten des Körpergewichts. Wenn Sie diese Phasen nacheinander durchmachen, können Sie letztendlich ein gesundes Körpergewicht halten, sich gut fühlen und Ihr Risiko für chronische Erkrankungen wie koronare Herzkrankheit, Bluthochdruck und Diabetes (Typ 2) reduzieren.

Wenn wir das vorausschicken, können Sie, wenn Sie viel Gewicht loswerden müssen, sicher sechs Monate oder länger bei der Einleitung bleiben. Wenn Sie zur Dauergewichtsabnahme übergehen, wird die Gewichtsabnahme sich natürlich verlangsamen. Wenn Sie jedoch nicht allzu viel abnehmen müssen, nur etwa neun Kilo insgesamt, und die ersten Kilos relativ rasch weg sind, müssen Sie unbedingt noch die anderen, großzügigeren Phasen durchmachen, damit Sie sich jene Esskultur aneignen, die dann zu einem Teil Ihres Lebensstils wird und den Jo-Jo-Diäten ein Ende setzen soll.

**Führt Ketose nicht zu einem Verlust an Muskelmasse?**
Die Annahme, dass die Atkins-Ernährungsweise – die reich an Eiweiß ist, das Muskelgewebe aufbaut, und an Fett, das den Körper mit Energie verorgt – zum Abbau von Muskelmasse führt, ist falsch. Nur bei sehr kalorienarmen Diäten kann Muskelgewebe abgebaut werden, weil die Eiweißaufnahme nicht ausreichend ist. Bei Atkins sind jedoch die Kalorien nicht eingeschränkt (das ist keine Aufforderung zum »Fressen«, sondern die Empfehlung zu essen, bis Sie keinen Hunger mehr haben), und der hohe Eiweißkonsum gleicht jeden potenziellen Verlust von Körpermasse aus.

## *Thema: Nahrungsergänzungspräparate*

**Was für einen Vorteil haben Atkins-Präparate gegenüber anderen Marken?**
Für Präparate der Marke Atkins werden nur Zutaten höchster Qualität verwendet. Wir verwenden keine billigen Füll- und Zusatzstoffe, wie Kunststoffe, Wachs und künstliche Farb- und Aromastoffe. Unsere Präparate enthalten weder gehärtete Öle noch Hefe, Mais, Weizen, Salz, Zucker, Stärke oder Gluten. Unsere Produkte beruhen auf 30 Jahre klinischer Beobachtung und Erfahrung in Dr. Atkins' Arztpraxis.

## *Thema: Die Phasen der Atkins-Ernährungsweise*

**Wie weiß ich, wann ich von einer Atkins-Phase zur nächsten übergehen soll?**
Sie können die Einleitung (Phase 1) frühestens nach 14 Tagen beenden. Wenn Sie viel abnehmen müssen, können Sie bei der Einleitung bleiben, bis Sie zumindest 30 Prozent Ihres Solls abgenommen haben. Vielleicht langweilt Sie jedoch die Angebotspalette der Einleitung und Sie würden gerne eine langsamere Gewichtsabnahme in Kauf nehmen, um mehr Auswahl zu haben. Die nächste Phase ist die Dauergewichtsabnahme (DGA), in der Sie Ihre täglichen Nettokohlenhydrate um fünf Gramm pro Woche aus nährstoffdichten Nahrungsmitteln, wie Gemüse, Samen und Nüssen und Früchten mit niedrigem glykämischem Index, erhöhen. Das heißt, in der ersten Woche der DGA (Phase 2) erhöhen Sie von 20 auf 25 Gramm am Tag; in der zweiten Woche erhöhen Sie auf 30 Gramm am Tag und so weiter. Erhöhen Sie die Menge wöchentlich, bis sich die Gewichtsabnahme auf ein halbes bis ein Kilo pro Woche verlangsamt hat. Wenn Sie die Kohlenhydratmenge langsam erhöhen, kann der Körper weiterhin gespeichertes Fett zur Energieversorgung heranziehen.

Wenn Sie bis auf vier bis neun Kilo an Ihr Zielgewicht herangekommen sind, ist es Zeit, zur Vor-Erhaltung (Phase 3) überzugehen. Sie erweitern nun die Palette der Nahrungsmittel und lernen dabei, was Sie essen können, ohne zuzunehmen; in dieser Phase erhöhen Sie die täglichen Nettokohlenhydrate um zehn Gramm pro Woche. Solange Sie dabei weiterhin langsam, beinahe unmerklich abnehmen, können Sie auch stärkehaltige Gemüse und Vollkorn, etwa Vollkornreis und Vollkornbrot, einführen. Führen diese Nahrungsmittel jedoch zu Heißhungerattacken oder Gewichtszunahme, sollten Sie sofort wieder damit aufhören.

Wenn Sie Ihr Gewicht vier Wochen lang gehalten haben,

haben Sie den Übergang in die lebenslange Erhaltung (Phase 4) geschafft, in der Sie sich vollwertig ernähren werden. Vielleicht können Sie sich zu seltenen Anlässen ein Stück Torte oder ein anderes Dessert gestatten, im Allgemeinen werden Sie jedoch weiterhin Produkte aus Zucker und Weißmehl meiden, um Ihr Gewicht zu halten.

**Darf ich in der Phase 1 kohlenhydratarme Riegel essen?**

Kohlenhydratarme Riegel, wie zum Beispiel Atkins Advantage™ Bars, können zwischendurch gegessen werden und *gelegentlich* eine Mahlzeit ersetzen. Sie dürfen sie in der Phase 1 essen, solange Sie weiter abnehmen. (Wir empfehlen in der Regel nicht mehr als einen Riegel oder ein Mixgetränk pro Tag während der ersten beiden Wochen Einleitung.) Vergessen Sie dabei nicht, dass weder die Atkins-Mixgetränke noch die Riegel als Ersatz für eine vollständige Mahlzeit konzipiert sind. Bei Atkins wird empfohlen, maximal eine Mahlzeit am Tag durch solche Alternativen zu ersetzen; es kommt vielmehr darauf an, vollwertige, naturbelassene Nahrungsmittel zu essen und eine gesunde Essweise zu erlernen.

**Warum darf ich, wenn ich die Einleitung mache, keine Atkins-Endulge™ Bars essen?**

Es wäre vernünftiger, Endulge-Produkte während der ersten beiden Wochen Einleitung (Phase 1) zu meiden, bis Sie sicher sein können, dass Sie Ihre Heißhungerattacken überwunden haben und der Stoffwechsel stabil im Fettverbrennungsmodus arbeitet.

**Ich bin gewohnt, Kalorien zu zählen. Wie viele sind in der Phase 1 erlaubt?**

Bei der Atkins-Ernährungsweise werden anstelle von Kalorien die Gramm Kohlenhydrate gezählt. In der Phase 1 sind 20 Gramm Nettokohlenhydrate am Tag erlaubt. Wenn Sie zur Dauergewichtsabnahme (Phase 2) übergehen, fügen Sie allmählich mehr Kohlenhydrate in Schritten von fünf Gramm pro Woche hinzu, bis die Vor-Erhaltung (Phase 3) erreicht ist, dann geht es weiter in Schritten von zehn Gramm pro Woche bis zur lebenslangen Erhaltung (Phase 4). Auch wenn Sie keine Kalorien zählen müssen, besteht sicher die Möglichkeit, dass Sie zu viele Kalorien zu sich nehmen, auch wenn Sie die Kohlenhydratmenge nicht überschreiten. Wenn Sie abnehmen, müssen Sie sich nicht mit Kalorienzählen abgeben. Wenn Sie jedoch nichts abnehmen oder sogar wieder zunehmen, könnte eine Erklärung darin bestehen, dass Sie mehr Kalorien aufnehmen, als Sie durch Bewegung, Thermogenese (die körpereigene Wärmeproduktion) und andere Stoffwechselfunktionen verbrauchen. Ein Übermaß an Eiweiß kann in Glukose umgewandelt werden. Wenn mehr Glukose verfügbar ist, wird weniger Fett verbrannt. Wir empfehlen Ihnen zu essen, bis Sie satt, nicht randvoll sind.

Forschungen zeigen, dass bei einer kohlenhydratarmen Diät mehr Kalorien verbrannt werden als bei einer fettarmen, kohlenhydratreichen Diät. Die kohlenhydratarme Methode hat daher einen gewissen Stoffwechselvorteil. Bedenken Sie jedoch, dass das kein »Freibrief zum Fressen« ist.

Wenn Sie gewohnt sind, Kalorien zu zählen, und sich dabei wohler fühlen, könnte man als Faustregel sagen, dass Sie Ihr derzeitiges Körpergewicht etwa mit 22 bis 26,5 multiplizieren müssen, um jenen Kalorienbereich zu errechnen, in dem Sie abnehmen sollten. Wiegt eine Frau beispielsweise 68 Kilogramm, sollte sie weiterhin abnehmen, wenn sie zwischen 1500 und 1800 Kalorien am Tag isst.

Das echte Ziel besteht beim Atkins-Programm jedoch darin, ein Essverhalten zu entwickeln, mit dem Sie dauerhaft ein gesundes Körpergewicht und einen gesunden Lebensstil erhalten können. Dazu gehört auch, dass Sie alte Gewohnheiten, wie Überessen, ablegen, die zur Entstehung Ihrer Gewichtsprobleme beigetragen haben.

**Sie verwenden den Ausdruck »Atkins-Diät« nicht mehr. Warum?**
Das Wort »Diät« hat mehrere Bedeutungen, kommt aus dem Griechischen, wo es »Lebensweise« heißt. In unserer Zeit wird eine auf Kranke oder Übergewichtige abgestimmte Ernährungsweise darunter verstanden. Mittlerweile verbindet man in unserer Kultur mit dem Wort nur noch Gewichtsabnahme und impliziert einen begrenzten Zeitraum der Nahrungseinschränkung zum Zwecke der Gewichtsabnahme. Egal, wie erfolgreich die Bemühungen waren, die meisten Menschen beenden ihre »Diät« irgendwann und kehren zu ihren alten Essgewohnheiten zurück – und nehmen wieder zu, was sie mühsam abgenommen hatten.

Im Gegensatz dazu bezieht sich die Bezeichnung »Atkins-Ernährungsweise« (Atkins Nutritional Approach™) auf einen Lebensstil. Sie umfasst vier Stufen, die auf Gewichtsabnahme und -erhaltung sowie auf Gesundheit und Wohlbefinden und die Reduktion der Risikofaktoren für Herz- und Gefäßkrankheiten, Diabetes (Typ 2) und anderer Erkrankungen abzielen. Je nach Körpergewicht und Gesundheitszustand kann das Atkins-Programm individuellen Bedürfnissen angepasst werden, der Übergang von einer Atkins-Phase zur nächsten erfolgt nach Bedarf. Atkins ist mehr als eine Diät – es ist eine gesunde Form der Ernährung, die Ihnen ein Leben lang gute Dienste leisten wird.

**Was sind schleichende Kohlenhydrate, und wie meide ich sie?**
Manche Menschen verlieren, wenn sie nach der Einleitung auf großzügigere Atkins-Phasen umsteigen und mehr Kohlenhydrate hinzufügen, den Überblick, wie viele Nettokohlenhydrate es nun tatsächlich sind. Wenn das passiert, wird die Gewichtsabnahme wahrscheinlich zum Stillstand kommen, möglicherweise werden Sie sogar die verlorenen Kilos wieder draufpacken. Daher ist es sehr wichtig, dass Sie den täglichen Kohlenhydratverzehr um nicht mehr als fünf Gramm pro Wo-

che erhöhen und jeweils nur ein neues Nahrungsmittel einführen. Auf diese Weise merken Sie auch sofort, wenn ein neues Nahrungsmittel Heißhungerattacken auslöst und zu Überessen führt. Eine gute Methode besteht darin, ein Ernährungstagebuch zu führen, denn dann können Sie problematische Speisen rasch ausfindig machen, bevor ein Teufelskreis aus Heißhunger und Fressanfall entsteht. Wenn Sie beispielsweise merken, dass Sie nach wenigen Stunden wieder hungrig sind, wenn Sie Nüsse gegessen haben, streichen Sie die Nüsse und warten Sie ab, ob der Hunger wieder verschwindet.

**Nach mehreren Monaten Atkins habe ich zu mogeln begonnen. Wie komme ich wieder auf Kurs?**

Wenn jemand »mogelt«, entsteht oft ein starkes Verlangen nach Kohlenhydraten, weil der Blutzucker schwankt. Das Erste, was Sie tun müssen, ist, für etwa eine Woche zur Einleitung (Phase 1) zurückzukehren, um den Blutzuckerspiegel zu stabilisieren. Wenn Sie kein Verlangen nach kohlenhydratreichen Speisen mehr haben und Ihre Leistungsfähigkeit nicht länger schwankt, können Sie wieder zur nächsten Atkins-Phase übergehen. Überlegen Sie genau, was passiert ist, warum Sie vom Kurs abgekommen sind, und sorgen Sie dafür, dass es nicht wieder passiert. So eine Erfahrung kann ganz nützlich sein, wenn Sie daraus lernen. Diese Erfahrung hilft Ihnen vielleicht, solche Episoden zukünftig nach Möglichkeit zu vermeiden – Sie haben damit ein nützliches Hilfsmittel für die lebenslange Erhaltung (Phase 4) gewonnen. Verfallen Sie aber auch nicht in den Fehler, das Programm zu streng auszulegen und sich alle Genüsse zu versagen; das könnte zu weiteren »Sünden« führen. Ein besonderer Leckerbissen ab und zu – innerhalb der erlaubten Kohlenhydratmenge – ist Teil der Atkins-Methode.

**Welche Kohlenhydratmenge wird für die Phase 4 maximal empfohlen?**
Damit Sie Ihr Gewicht halten können, müssen Sie unbedingt das so genannte Atkins-Kohlenhydratgleichgewicht (Atkins Carbohydrate Equilibrium, ACE) kennen, jene Menge an Nettokohlenhydraten am Tag, bei der Sie weder zu- noch abnehmen. Sie müssen herausfinden, wie viele Kohlenhydrate Sie maximal essen dürfen, ohne dass Sie wieder zunehmen, Hunger und Heißhungerattacken bekommen. Je nach Alter, körperlicher Aktivität, Hormonstatus und genetischer Anlage ist dieses Kohlenhydratgleichgewicht (ACE) bei jedem Menschen anders, vielleicht ist auch ein wenig Versuch und Irrtum erforderlich, bis Sie Ihr persönliches ACE gefunden haben.

## *Thema: Langsame Gewichtsabnahme und Plateaus*

**Könnten kohlenhydratarme Riegel (zum Beispiel Atkins Advantage™ Bars) meine Gewichtsabnahme hemmen?**
Das ist individuell verschieden. Wenn Sie alles richtig machen, aber nichts abnehmen, versuchen Sie, die Riegel wegzulassen, bis die Gewichtsabnahme wieder einsetzt. Sie könnten auch mehr Sport treiben, um die zusätzlichen Kalorien abzuarbeiten, oder versuchsweise nur einen halben Riegel essen. Sie wissen, jeder Riegel enthält etwa 220 Kalorien, diese könnten die Gewichtsabnahme insgesamt beeinträchtigen. Die kohlenhydratarme Ernährung hat gegenüber fettarmen Kostformen einen Vorteil: Man kann dabei mehr Kalorien zu sich nehmen und immer noch mehr abnehmen; betrachten Sie das aber nicht als Freibrief zum Überessen.

**Meine Schwester und ich machen gemeinsam das Atkins-Programm. Sie nimmt aber wesentlich schneller ab als ich. Wo liegt mein Problem?**

Zunächst müssen Sie sich klar machen, dass gar kein besonderes Problem vorliegt – immer vorausgesetzt, dass Sie das Atkins-Programm korrekt durchführen. Die Menschen sprechen verschieden auf das Atkins-Programm an; manche nehmen konstant ab, andere in Etappen. Vergleichen Sie sich nicht mit anderen, machen Sie sich nicht zu viele Gedanken über kurzfristige Erfolge. Bestimmte verschreibungspflichtige Medikamente, das Ausmaß an körperlicher Bewegung, Hormonstatus und Alter können Unterschiede in der Gewichtsabnahme bewirken. Prüfen Sie auch, ob Ihre Erwartungen bezüglich Gewichtsabnahme realistisch sind. Mit Atkins sollen Sie Ihr natürliches Körpergewicht finden. Bei vielen Menschen ist das mehr, als sie gerne wiegen würden. Wir empfehlen Ihnen dringend, Ihre Erwartungen auf ein realistisches, gesundes Maß zurückzuschrauben.

Dann dürfen Sie nicht vergessen, dass sich der Erfolg bei Atkins nicht nur auf die Gewichtsabnahme beschränkt. Beantworten Sie die folgenden Fragen, und überlegen Sie, was auf Ihre Erfahrungen mit Atkins zutrifft:

- Fühlen Sie sich den ganzen Tag über leistungsfähiger und vitaler?
- Passen Ihre Kleider besser?
- Haben Sie zwischen den Mahlzeiten weniger Heißhunger und Hunger?
- Haben sich Ihre Blutfette verbessert?
- Nehmen Sie ab, wenn auch langsam?
- Haben Sie an Umfang verloren?

Wenn Sie auch nur eine der genannten Fragen mit »Ja« beantworten konnten, haben Sie das richtige Programm fürs ganze Leben gefunden. Bleiben Sie dabei, passen Sie es immer wieder neuen Bedürfnissen an und Sie werden auch weiterhin angemessene, gesundheitsfördernde Erfolge erzielen.

## *Thema: Süßstoffe*

**Welche Art von Süßstoffen empfehlen Sie?**
Hauptziel der Atkins-Ernährungsweise ist die Stabilisierung des Blutzuckers und des Insulinspiegels durch Beschränkung der Kohlenhydrate. Zucker ist ein Kohlenhydrat und daher streng eingeschränkt. Eine Beschränkung der Kohlenhydrate reduziert auf natürliche Weise das Verlangen nach Zucker. Wenn Sie jedoch immer noch Verlangen nach Süßem haben, empfehlen wir Ihnen, Süßstoffe zu verwenden. Gegen eine vorsichtige, mäßige Verwendung von künstlichen Süßstoffen ist gewöhnlich nichts einzuwenden. Doch natürlich sind nicht alle Süßstoffe gleich. Wir empfehlen bestimmte Süßstoffe, die unbedenklich sind und die Gewichtsabnahme nicht stören. Manche Menschen vertragen bestimmte Süßstoffe nicht gut, die Gefahr steigt, je mehr Süßstoff verwendet wird. Bei allen künstlichen Süßstoffen gilt, je weniger Sie verwenden, desto besser.

Wir geben dem Süßstoff Sucralose den Vorzug, der unter der Marke Splenda® im Handel ist. Er wird aus Zucker hergestellt, liefert keine Kalorien, enthält weniger als ein Gramm Kohlenhydrate pro Päckchen und wirkt sich nicht auf den Blutzuckerspiegel aus. Er wird in Kanada seit 1991 verwendet und wurde gründlich auf Nebenwirkungen und Süßkraft getestet. Sucralose süßt etwa 600-mal stärker als Zucker. Sie ist im Verdauungssystem unseres Körpers inert, passiert rasch, ohne sich in Geweben anzusammeln. Außerdem verliert sie durch Erhitzen nicht an Süßkraft, kann daher zum Kochen und Backen verwendet werden.

1998 wurde Sucralose von der US-amerikanischen Nahrungsmittel- und Medikamentenbehörde FDA auf Basis von über 100, über einen Zeitraum von 20 Jahren durchgeführten Studien für den Verkauf in den USA freigegeben.

Wo Splenda® nicht erhältlich ist, ist Saccharin die nächstbeste Lösung. Auch die FDA hat Saccharin nun wieder von der Liste der Krebs erregenden Stoffe genommen, und zwar nach Durchsicht der medizinischen Literatur und auf der Basis einer Erklärung des National Institute of Environmental Health Sciences, wonach es »keinen klaren Zusammenhang zwischen Saccharin und Krebserkrankungen beim Menschen« gäbe. Es ist in mäßigen Mengen unbedenklich – nicht mehr als drei Päckchen am Tag. Zucker stellt eine größere Gefahr für die Gesundheit dar als Saccharin.

Acesulfam K, ein weiterer nichtkalorischer Süßstoff, süßt etwa 200-mal stärker als Zucker. Auch er passiert den Körper unverändert und erhöht den Blutzucker nicht. Er wurde ebenso gründlich getestet und für unbedenklich befunden.

Meiden Sie natürliche Süßungsmittel wie Fruktose, Laktose und Maltose.

**Was sind Zuckeralkohole?**

Während die meisten Kohlenhydrate – das beste Beispiel ist Zucker – verdaut und in Blutzucker (Blut-Glukose) umgewandelt werden, verhalten sich andere nicht so. Manche werden verdaut, aber nicht in Glukose umgewandelt, manche Kohlenhydrate – wie Ballaststoffe – werden gar nicht verdaut, sondern wieder ausgeschieden. Zuckeralkohole sind durch Reduktion von »einfachen Zuckern« (Untergruppe der Kohlenhydrate) entstandene mehrwertige Alkohole. Diese Verbindungen schmecken süß und dienen als Zuckeraustauschstoffe. Zuckeralkohole, wie Maltitol, werden oft zum Süßen von kohlenhydratarmen Produkten verwendet, weil sie sich nur minimal auf den Blutzucker auswirken.

**Woher weiß ich, durch wie viel Süßstoff ich den Zucker in herkömmlichen Rezepten ersetzen muss?**
Im Allgemeinen hat ein Päckchen Süßstoff die Süßkraft von zwei Teelöffeln Zucker. Splenda®-Päckchen, eine Mischung aus Sucralose und Maltodextrin, sind ideal zum Süßen von koffeinfreiem Tee oder Kaffee. Splenda® ist auch als Streusüße erhältlich und entspricht vom Volumen her der Zuckermenge – ein Teelöffel Splenda® entspricht einem Teelöffel Zucker. 120 Gramm Splenda® entsprechen einem Kilo Zucker. (Splenda® ist leichter als Zucker.) Ersetzen Sie den Zucker in Ihren Lieblingsrezepten einfach durch Splenda®. Bedenken Sie, dass alle Süßstoffe pro Päckchen etwa 0,9 Gramm Kohlenhydrate enthalten, die Sie als ein Gramm berechnen sollten. Vergessen Sie nicht, den beim Kochen und Backen verwendeten Süßstoff in Ihre tägliche Kohlenhydratmenge einzurechnen.

**Ich habe in einem Rezept künstlichen Süßstoff verwendet, und das fertige Gericht schmeckte bitter. Was habe ich falsch gemacht?**
Manche Süßstoffe verlieren beim Erhitzen ihre Süßkraft. Das gilt besonders für Aspartam. Versuchen Sie es mit einem hitzebeständigen Süßstoff, zum Beispiel mit Splenda®.

## *Thema: Gewichtsmanagement*

**Ich bin normalgewichtig und möchte das Atkins-Programm aus gesundheitlichen Gründen machen. Kann ich die Kohlenhydrate einschränken, ohne Gewicht zu verlieren?**
Die Atkins-Ernährungsweise ist keineswegs nur für eine Gewichtsabnahme gut. Beinahe jeder Mensch kann durch die Beschränkung der Kohlenhydrate gesundheitliche Vorteile erzielen. Der Durchschnittsamerikaner isst etwa 300 Gramm Kohlenhydrate am Tag, die Hälfte davon in Form von Zucker.

Und so können Sie Atkins an Ihre Bedürfnisse anpassen: Beginnen Sie mit der Dauergewichtsabnahme (Phase 2), wo Sie neben Eiweiß, Fett und Gemüse auch Samen, Nüsse und Beeren essen werden. Wenn Sie feststellen, dass Sie abnehmen, fügen Sie Gemüse mit höherem Kohlenhydratanteil, wie Süßkartoffeln, weiße Rüben und Winterkürbis, hinzu. Es gibt auch einige Hülsenfrüchte mit niedrigem glykämischem Index, wie Linsen und Sojabohnen, sowie Früchte mit niedrigem glykämischem Index, etwa Melonen und Aprikosen, die Sie vielleicht einbauen können. Und fügen Sie Vollkorn hinzu. Essen Sie einfach Ihre normale Eiweißmenge und ergänzen Sie diese mit der gewünschten Menge der genannten Nahrungsmittel, solange Sie Ihr normales Gewicht halten. Jeder, egal, wie schlank er ist, sollte leere Kohlenhydrate in Form von Weißmehl und Zucker sowie die meisten Fertigprodukte meiden. Unabhängig vom Gewicht sollten Sie auch ergänzend Vitamine, Mineralstoffe und essenzielle Fettsäuren einnehmen und regelmäßig Sport treiben.

## *Thema: Die Gesundheit der Frau*

**Wird die Atkins-Ernährungsweise die Wirksamkeit der Antibabypille beinträchtigen oder stört die Pille die Gewichtsabnahme?**

Es gibt keine Forschungen darüber, wie sich Diätprogramme generell auf die Wirkung oraler Kontrazeptiva auswirken. Da die Antibabypille Östrogen enthält, kann sie jedoch Ihre Gewichtsabnahme mit dem Atkins-Programm erschweren. Östrogen sorgt dafür, dass mehr Fett im Gewebe gespeichert und nicht zur Energieversorgung verbrannt wird. Das verstärkt die Insulinresistenz und macht das Abnehmen schwerer. Östrogen setzt auch die Schilddrüsenfunktion herab, die den Stoffwechsel aktiv hält. Wenn Sie keine andere Wahl haben, als die Antibabypille zu nehmen, stellen Sie sich darauf ein, dass

Ihre Kohlenhydratschwelle niedriger sein könnte als ohne Pille, sodass Sie mit Kohlenhydraten besonders vorsichtig umgehen müssen.

**Ich leide am polyzystischen Ovarialsyndrom. Kann das Atkins-Programm helfen?**

Das polyzystische Ovarialsyndrom ist eine Störung des Hormonhaushalts, die schmerzhafte, unregelmäßige Regelblutungen, Unfruchtbarkeit, Gewichtszunahme, übermäßige Körperbehaarung und sogar Symptome von Diabetes auslösen kann. Wahrscheinlich spielen eine abnorme Insulinproduktion und/oder Insulinresistenz eine Rolle bei der Entstehung dieses Syndroms. Es hat sich gezeigt, dass eine kohlenhydratarme Ernährung die Beschwerden reduziert und langfristigen Komplikationen vorbeugt.

# Anhang

# Carb Counter – Die Kohlenhydrattabelle

| *Menge* | *Nahrungsmittel* | *Kohlenhydrate (insgesamt)* | *Davon »verdaulich«** |
|---|---|---|---|
| ALKOHOLISCHE GETRÄNKE | | | |
| 330 ml | Bier | 12,8 | 12,1 |
| 20 ml | Weinbrand, 43 % | 0,0 | 0,0 |
| 125 ml | Rotwein | 2,3 | 2,3 |
| 20 ml | Rum, 40 % | 0,0 | 0,0 |
| 20 ml | Tequila, 40 % | 0,0 | 0,0 |
| 20 ml | Wodka, 40 % | 0,0 | 0,0 |
| 125 ml | Weißwein | 1,0 | 1,0 |
| BACKZUTATEN | | | |
| 2 EL | Universalmehl | 11,9 | 11,5 |
| ¼ Tasse** | Atkins™ Backmischung | 6,0 | 3,0 |
| 30 g | Kochschokolade, ungesüßt | 8,5 | 3,9 |
| 2 EL | Schokotropfen, halbsüß | 13,3 | 12,0 |
| ½ TL | Zimt | 0,9 | 0,3 |
| ½ TL | Kakaopulver, ungesüßt | 0,5 | 0,2 |
| 2 EL | Kokosraspel, ungesüßt | 2,4 | 0,8 |
| 2 EL | Kokosmilch, aus der Dose | 0,8 | 0,5 |
| 1 TL | Zucker, braun | 4,5 | 4,5 |

* Engl. *»Digestible« Carbs.* Zählen Sie nur diese Kohlenhydrate, wenn Sie Atkins machen.

** Hier handelt es sich um Messtassen, die aussehen wie große Messlöffel und die es in Größen von ¼, ⅓, ½ Tasse usw. gibt. Diese »measuring cups« sind problemlos über das Internet zu beziehen (auch aus England). Anm. d. Übers.

| *Menge* | *Nahrungsmittel* | *Kohlenhydrate (insgesamt)* | *Davon »verdaulich«** |
|---|---|---|---|
| 1 TL | Zucker, weiß | 4,2 | 4,2 |
| 1 TL | ThickenThin Not/Starch® | 1,5 | 0,0 |
| HÜLSENFRÜCHTE | | | |
| ½ Tasse | Baby-Mondbohnen | 21,2 | 14,2 |
| ½ Tasse | Bohnen, schwarz | 20,4 | 12,9 |
| ½ Tasse | Kidneybohnen, rot | 19,8 | 11,6 |
| ½ Tasse | Kichererbsen | 22,5 | 16,2 |
| ½ Tasse | Bohnen, groß, weiß | 18,7 | 12,5 |
| 2 EL | Hummus | 6,2 | 4,6 |
| ½ Tasse | Linsen | 19,9 | 14,2 |
| ½ Tasse | Bohnen, weiß | 23,9 | 18,1 |
| ½ Tasse | Pintobohnen | 18,0 | 11,0 |
| ½ Tasse | Sojabohnen | 9,9 | 6,2 |
| RIND- UND KALBFLEISCH | | | |
| 200 g | Alle Arten, wenn nicht anders angegeben | 0,0 | 0,0 |
| 30 g | Beef Jerky | 3,3 | 2,8 |
| 200 g | Kalbsleber | 12,2 | 12,2 |
| 200 g | Roastbeef | 2,7 | 2,7 |
| BROT, CRACKER UND GEBÄCK | | | |
| 1 | Bagel, 70 g | 38,0 | 36,3 |
| 1 | Biscuit, 57 g | 27,6 | 26,6 |
| 1 | Blaubeermuffin, 57 g | 27,4 | 25,9 |
| 1 | Kleiemuffin, 57 g | 23,8 | 19,8 |
| 1 | Brotgebäckstange, mit Sesam, klein | 2,2 | 2,1 |
| 1 Stück | Maisbrot, 6 cm x 6 cm x 4 cm | 22,7 | 20,7 |
| 1 | Maismuffin, 57 g | 29,0 | 27,1 |
| 5 | Cracker, Butter- | 51,4 | 49,8 |
| 5 | Cracker, Roggen-, dünn | 44,2 | 31,6 |
| 1 | Croissant | 27,0 | 27,0 |
| 1 | Muffin, englisches (Hefeteig) | 26,0 | 24,5 |
| 1 Scheibe | Brot, italienisches | 15,0 | 14,2 |
| 1 | Pitabrot, 16,5 cm Durchmesser | 33,4 | 32,1 |

| *Menge* | *Nahrungsmittel* | *Kohlenhydrate (insgesamt)* | *Davon »verdaulich«** |
|---|---|---|---|
| 1 Scheibe | Rosinenbrot | 13,6 | 12,5 |
| 1 Scheibe | Roggenbrot | 15,5 | 13,6 |
| 1 | Tortilla, Mais- | 12,1 | 10,8 |
| 1 | Tortilla, Weizen-, 20 cm Durchmesser | 25,3 | 25,3 |
| 1 Scheibe | Weißbrot | 14,9 | 14,2 |
| 100 g | Weizenbrötchen | 52,6 | 50,4 |
| 1 Scheibe | Vollkornbrot | 11,8 | 10,7 |
| ZEREALIEN | | | |
| 1 Tasse | Cornflakes | 24,2 | 23,4 |
| ½ Tasse | Cream of Rice, gegart | 13,9 | 13,8 |
| ½ Tasse | Weizengrieß, gegart | 15,8 | 14,3 |
| ½ Tasse | Haferflocken, gegart | 12,6 | 14,3 |
| 1 Tasse | Weizenpops | 11,1 | 10,5 |
| 1 Tasse | Kleieflocken mit Rosinen | 47,1 | 38,9 |
| 1 Tasse | Rice Crispies | 22,8 | 22,5 |
| KÄSE | | | |
| 1 Stück | Scheiblettenkäse (à 18 g) | 0,3 | 0,3 |
| 2 EL | Blauschimmelkäse, zerkrümelt | 0,4 | 0,4 |
| 2 EL | Cheddar, gerieben | 0,2 | 0,2 |
| 2 EL | Doppelrahmfrischkäse | 0,8 | 0,8 |
| ½ Tasse | Hüttenkäse | 2,8 | 2,8 |
| 2 EL | Feta, zerkrümelt | 0,8 | 0,8 |
| 2 EL | Fontina, gerieben | 0,2 | 0,2 |
| 2 EL | Ziegenweichkäse | 0,3 | 0,3 |
| 30 g | Mascarpone | 0,6 | 0,6 |
| 2 EL | Monterey Jack Cheese, gerieben | 0,1 | 0,1 |
| 2 EL | Mozzarella, Vollmilch-, gerieben | 0,3 | 0,3 |
| 2 EL | Münster, gerieben | 0,2 | 0,2 |
| 2 EL | Parmesan, gerieben | 0,3 | 0,3 |
| 30 g | Provolone | 0,6 | 0,6 |
| ¼ Tasse | Ricotta, Vollmilch- | 1,9 | 1,9 |
| 2 EL | Schweizer Käse, gerieben | 0,5 | 0,5 |

| *Menge* | *Nahrungsmittel* | *Kohlenhydrate (insgesamt)* | *Davon »verdaulich«** |
|---|---|---|---|
| EXTRAS | | | |
| 1 EL | Ahornsirup | 13,4 | 13,4 |
| 1 EL | Apfelessig | 0,9 | 0,9 |
| 1 EL | Balsamico-Essig | 2,3 | 2,3 |
| 1 TL | Chilipulver | 1,4 | 0,5 |
| 2 EL | Cranberry-Sauce | 13,5 | 13,1 |
| 1 TL | Dijonsenf | 0,6 | 0,5 |
| 1 TL | Honig | 5,8 | 5,8 |
| 1 EL | Ingwer, in Scheiben | 0,9 | 0,8 |
| 1 EL | Kapern | 0,4 | 0,4 |
| 1 EL | Ketchup | 4,2 | 4,0 |
| 1 Stück | Knoblauchzehe | 1,0 | 0,9 |
| 1 TL | Konfitüre | 4,6 | 4,5 |
| 1 TL | Konfitüre, ohne Zuckerzusatz | 0,3 | 0,3 |
| 1 TL | Meerrettich, fertig | 0,6 | 0,4 |
| 5 Stück | Oliven, grün | 2,5 | 2,5 |
| 5 Stück | Oliven, schwarz | 1,4 | 0,7 |
| 1 EL | Pesto | 1,0 | 0,6 |
| 1 EL | Reisweinessig, gewürzt | 3,0 | 3,0 |
| 1 EL | Rotweinessig | 0,0 | 0,0 |
| 1 EL | Salsa, rot | 0,8 | 0,7 |
| 1 EL | Sojasauce | 1,0 | 1,0 |
| 1 EL | Tahini | 3,2 | 2,5 |
| 1 EL | Weißweinessig | 1,5 | 1,5 |
| 1 TL | Worcestershire-Sauce | 0,9 | 0,9 |
| SÜSSSPEISEN UND FEINGEBÄCK | | | |
| 1 Stück | Apple-Pie, ⅛ bei 23 cm Durchmesser | 57,5 | 55,3 |
| 1 Stück | Biskuittorte (1/12) | 29,4 | 29,2 |
| 1 Stück | Doughnut, glasiert | 26,6 | 25,9 |
| 1 Stück | Gleichgewichtskuchen, 30 g | 13,8 | 13,7 |
| 1 Stück | Hafer-Cookie, 15 g | 12,4 | 11,9 |
| 1 Stück | Pumpkin-Pie, ⅛ bei 23 cm Durchmesser | 40,9 | 36,7 |
| 30 g | Schokolade, dunkel | 17,9 | 16,2 |
| ⅛ l | Schokoladeneis | 18,6 | 17,8 |

| *Menge* | *Nahrungsmittel* | *Kohlenhydrate (insgesamt)* | *Davon »verdaulich«** |
|---|---|---|---|
| 1 Stück | Schokoladentorte | 38,0 | 36,0 |
| 1 Stück | Schoko-Stückchen-Cookie, 15 g | 13,3 | 10,0 |
| ⅛ l | Vanilleeis | 15,6 | 15,6 |
| 1 Stück | Zucker-Cookie, 15 g | 10,2 | 10,1 |
| EIER | | | |
| 1 | Ei, ganz | 0,6 | 0,6 |
| FETTE, ÖLE UND DRESSINGS | | | |
| 2 EL | Italienisches Dressing | 3,0 | 3,0 |
| 1 TL | Maiskeimöl | 0,0 | 0,0 |
| 1 TL | Mayonnaise | 0,1 | 0,1 |
| 1 TL | Olivenöl | 0,0 | 0,0 |
| 1 TL | Sesamöl | 0,0 | 0,0 |
| 2 EL | Thousand Island Dressing | 4,8 | 4,8 |
| FRÜCHTE UND FRUCHTSÄFTE | | | |
| ¼ Tasse | Ananas | 4,8 | 4,3 |
| 1 | Apfel, mittelgroß | 21,0 | 17,3 |
| 1/16 l | Apfelmus | 6,9 | 6,2 |
| ⅛ l | Apfelsaft | 14,5 | 14,4 |
| 1 | Aprikose, frisch | 3,9 | 3,1 |
| ¼ Tasse | Aprikosen, getrocknet | 24,9 | 21,3 |
| 1 | Avocado | 14,9 | 4,8 |
| 1 | Banane, klein | 23,7 | 21,2 |
| 1 | Birne, mittelgroß | 25,1 | 21,1 |
| ¼ Tasse | Blaubeeren | 5,1 | 4,1 |
| ¼ Tasse | Brombeeren | 4,6 | 2,7 |
| ¼ Tasse | Cranberries, roh | 3,0 | 2,0 |
| ¼ Tasse | Erdbeeren | 2,7 | 1,8 |
| 1 | Feige, frisch | 9,6 | 7,9 |
| ⅛ l | Grapefruitsaft | 11,1 | 10,9 |
| ¼ Tasse | Himbeeren | 3,6 | 1,5 |
| ¼ Tasse | Honigmelone | 3,9 | 3,6 |
| ¼ Tasse | Kantalupmelone | 3,3 | 3,0 |
| ¼ Tasse | Kirschen | 4,8 | 4,2 |
| 1 | Kiwi | 11,3 | 8,7 |

| *Menge* | *Nahrungsmittel* | *Kohlenhydrate (insgesamt)* | *Davon »verdaulich«** |
|---|---|---|---|
| 1 | Mandarine | 7,8 | 6,2 |
| ¼ Tasse | Mango | 7,0 | 6,3 |
| 1 | Nektarine | 16,0 | 13,8 |
| 1 | Orange | 16,3 | 12,9 |
| ⅛ l | Orangensaft | 13,4 | 13,2 |
| ¼ Tasse | Papaya | 3,4 | 2,8 |
| 1 | Pfirsich, mittelgroß | 10,9 | 8,9 |
| 1 | Pflaume | 8,6 | 7,6 |
| ⅛ l | Tomatensaft | 5,1 | 4,7 |
| ¼ Tasse | Wassermelone | 2,8 | 2,6 |
| ¼ Tasse | Weintrauben | 7,1 | 6,7 |
| 1 EL | Zitronensaft | 1,3 | 1,3 |
| GETREIDE | | | |
| ½ Tasse | Bulgur, gegart | 16,9 | 12,8 |
| ½ Tasse | Graupen, gegart | 22,2 | 19,2 |
| ½ Tasse | Hominy, gegart | 11,8 | 9,7 |
| ½ Tasse | Kuskus, gegart | 18,2 | 17,1 |
| 2 EL | Maismehl | 11,7 | 10,6 |
| ½ Tasse | Reis, Vollkorn-, gegart | 22,4 | 20,6 |
| ½ Tasse | Reis, weiß, gegart | 22,3 | 21,9 |
| 2 EL | Weizenkeime, geröstet | 7,0 | 5,2 |
| ½ Tasse | Wildreis, gegart | 17,5 | 16,0 |
| SAUCEN | | | |
| 2 EL | Barbecue-Sauce | 4,0 | 3,6 |
| 1/16 l | Bratensaft aus der Dose | 3,2 | 3,0 |
| 1/16 l | Gemüsesugo | 5,1 | 4,1 |
| 2 EL | Sauce Hollandaise | 0,3 | 0,3 |
| 1/16 l | Sauce süß-sauer | 15,1 | 15,1 |
| 2 EL | Sauce Tartare | 1,2 | 1,1 |
| 2 EL | Teriyaki-Sauce | 5,7 | 5,7 |
| 1/16 l | Tomatensauce | 4,4 | 3,5 |
| KRÄUTER | | | |
| 1 EL | Alle Sorten | 0,1 | 0,1 |

| Menge | Nahrungsmittel | Kohlenhydrate (insgesamt) | Davon »verdaulich«* |
|---|---|---|---|
| LAMMFLEISCH | | | |
| 200 g | Alle Arten | 0,0 | 0,0 |
| AUFSCHNITT | | | |
| 100 g | Putenbrust | 0,0 | 0,0 |
| 100 g | Rindfleisch-Mortadella | 0,7 | 0,7 |
| 100 g | Rindfleisch-Salami | 2,4 | 2,4 |
| 100 g | Schinken | 1,5 | 1,5 |
| 100 g | Schweinefleisch-Mortadella | 0,6 | 0,6 |
| MILCH, SAHNE UND BUTTER | | | |
| 1 TL | Butter | 0,0 | 0,0 |
| ¼ l | Buttermilch, 1 % Fett | 13,0 | 13,0 |
| ¼ l | Joghurt, Vollmilch-, Natur- | 11,4 | 11,4 |
| 2 EL | Kaffeesahne | 1,0 | 1,0 |
| ¼ l | Milch, 2 % Fett | 11,7 | 11,7 |
| 2 EL | Sauerrahm | 1,2 | 1,2 |
| 2 EL | Schlagsahne | 0,8 | 0,8 |
| ¼ l | Vollmilch | 11,4 | 11,4 |
| DIVERSE | | | |
| 2 EL | Hühnerleberaufstrich, Dose | 1,7 | 1,7 |
| 1 | Tortilla, kohlenhydratarm | 12,0 | 3,0 |
| NÜSSE UND SAMEN | | | |
| 2 EL | Erdnussbutter, natürlich, ohne Zuckerzusatz | 6,9 | 4,8 |
| 2 EL | Erdnüsse | 3,4 | 1,8 |
| 2 EL | Haselnüsse, ganz | 2,8 | 1,2 |
| 2 EL | Kürbiskerne | 3,1 | 2,4 |
| 2 EL | Macadamianüsse | 2,3 | 0,9 |
| 2 EL | Mandelcreme | 6,8 | 5,6 |
| 2 EL | Mandeln, ganz | 3,6 | 1,4 |
| 2 EL | Pekannüsse, gehackt | 2,1 | 0,6 |
| 2 EL | Pinienkerne | 2,4 | 1,7 |
| 2 EL | Pistazien | 4,7 | 3,1 |
| 2 EL | Sonnenblumenkerne | 3,4 | 1,5 |
| 2 EL | Walnusshälften | 1,7 | 0,9 |

| *Menge* | *Nahrungsmittel* | *Kohlenhydrate (insgesamt)* | *Davon »verdaulich«** |
|---|---|---|---|
| PFANNKUCHEN, WAFFELN | | | |
| 1 | Pfannkuchen, hausgemacht, 15 cm Durchmesser | 21,8 | 20,7 |
| 1 | Waffel, hausgemacht, 18 cm Durchmesser | 24,7 | 23,6 |
| TEIGWAREN | | | |
| ½ Tasse | Eiernudeln, gekocht | 19,9 | 19,0 |
| ½ Tasse | Nudeln aus Hartweizengrieß, gekocht | 19,8 | 18,6 |
| ½ Tasse | Spinatnudeln, gekocht | 18,3 | 15,9 |
| ½ Tasse | Vollkornnudeln, gekocht | 18,6 | 16,6 |
| SCHWEINEFLEISCH | | | |
| 100 g | Frankfurter aus Schweinefleisch | 2,5 | 2,5 |
| 3 Scheiben | Bacon, kanadischer | 0,9 | 0,9 |
| 100 g | Kielbasa (polnische Wurst) | 1,4 | 1,4 |
| 200 g | Prosciutto crudo (luftgetrockneter Schinken) | 1,1 | 1,1 |
| 200 g | Schinken ohne Knochen | 0,0 | 0,0 |
| 200 g | Schweinefleisch, gehackt | 0,0 | 0,0 |
| 200 g | Schweinekotelett, Mittelstück | 0,0 | 0,0 |
| 200 g | Schweinelende | 0,0 | 0,0 |
| 200 g | Schweinerücken ohne Knochen | 0,0 | 0,0 |
| 200 g | Spareribs | 0,0 | 0,0 |
| 3 Scheiben | Frühstücksspeck | 0,1 | 0,1 |
| 1 Paar | Würste aus Schweinefleisch | 2,0 | 2,0 |
| GEFLÜGEL | | | |
| 200 g | Alle Arten, wenn nicht anders angegeben | 0,0 | 0,0 |
| 100 g | Hähnchen/Putenwurst | 0,5 | 0,5 |
| MEERESTIERE | | | |
| 200 g | Alle Arten, wenn nicht anders angegeben | 0,0 | 0,0 |

| *Menge* | *Nahrungsmittel* | *Kohlenhydrate (insgesamt)* | *Davon »verdaulich«** |
|---|---|---|---|
| 30 g | Anchovis in Öl, abgetropft | 0,0 | 0,0 |
| 200 g | Austern | 14,7 | 14,7 |
| 200 g | Hummer, ganz | 2,6 | 2,6 |
| 200 g | Jakobsmuscheln | 4,6 | 4,6 |
| 200 g | Kalmar | 8,2 | 8,2 |
| 200 g | Miesmuscheln | 9,9 | 9,9 |
| 200 g | Venusmuscheln, Dose | 10,2 | 10,2 |
| SNACKS | | | |
| 10 Stück | Kartoffelchips | 10,6 | 9,7 |
| 60 g | Salzbrezeln | 47,5 | 45,6 |
| 15 g | Sojanüsse | 4,5 | 2,0 |
| 10 Stück | Tortilla-Chips | 11,3 | 10,2 |
| SUPPEN | | | |
| ¼ l | Bohnensuppe, schwarze | 19,8 | 15,4 |
| ¼ l | Gemüsesuppe | 19,0 | 17,8 |
| ¼ l | Hühnerbrühe | 1,5 | 1,5 |
| ¼ l | Hühnersuppe mit Nudeln | 9,4 | 8,6 |
| ¼ l | Minestrone | 11,2 | 10,3 |
| ¼ l | Rinderbrühe | 1,0 | 1,0 |
| ¼ l | Tomatencremesuppe | 22,3 | 19,6 |
| ¼ l | Zwiebelsuppe | 8,2 | 7,2 |
| TOFU | | | |
| ¼ l | Sojadrink | 4,6 | 1,3 |
| 100 g | Tofu, fest | 4,3 | 1,9 |
| 100 g | Tofu, Seiden- | 2,9 | 2,8 |
| GEMÜSE | | | |
| 1 | Artischocke | 13,4 | 6,9 |
| ½ Tasse | Aubergine | 3,3 | 2,0 |
| 6 | Blumenkohlröschen | 4,4 | 1,5 |
| ½ Tasse | Champignons, braun (Portobello) | 1,4 | 1,0 |
| ½ Tasse | Brokkoli | 3,9 | 1,7 |

| *Menge* | *Nahrungsmittel* | *Kohlenhydrate (insgesamt)* | *Davon »verdaulich«** |
|---|---|---|---|
| ½ Tasse | Brunnenkresse | 0,2 | 0,0 |
| 1 Tasse | Kopfsalat | 1,3 | 0,7 |
| 1 | Chilischote | 0,0 | 0,0 |
| ½ Tasse | Endivie | 1,8 | 0,4 |
| ½ Tasse | Eskariol (Winterendivie) | 0,8 | 0,1 |
| ½ Tasse | Fenchel | 3,2 | 1,8 |
| ¼ Tasse | Frühlingszwiebel | 1,8 | 1,2 |
| 1 Tasse | Blattsalate, grüne, gemischt | 1,6 | 0,4 |
| ½ Tasse | Bohnen, grün | 4,9 | 2,9 |
| ½ Tasse | Erbsen, grün | 9,9 | 6,5 |
| ½ Tasse | Paprikaschote, grün | 4,8 | 3,4 |
| 100 g | Grünkohl | 6,4 | 2,8 |
| ½ | Gurke, klein | 2,5 | 1,8 |
| ½ Tasse | Rettich, japanischer | 1,8 | 1,1 |
| ½ Tasse | Kartoffeln, weißschalig | 15,4 | 13,9 |
| 6 | Rosenkohlröschen | 10,9 | 7,6 |
| 1 | Lauch | 12,6 | 11,0 |
| ½ Tasse | Mais | 16,0 | 14,1 |
| ½ Tasse | Mangold | 0,7 | 0,4 |
| 1 | Möhre, mittelgroß | 7,3 | 5,1 |
| 100 g | Okra | 6,6 | 4,4 |
| ½ Tasse | Radicchio | 0,9 | 0,7 |
| 6 | Radieschen | 1,0 | 0,5 |
| ½ Tasse | Rhabarber | 2,8 | 1,7 |
| 1 Tasse | Romana Salat | 1,3 | 0,4 |
| ½ Tasse | Paprikaschote, rot | 4,8 | 3,3 |
| ½ Tasse | Schwarzkohl | 3,7 | 2,4 |
| 1 | Selleriestange | 1,5 | 0,8 |
| ½ Tasse | Sommerkürbis | 2,5 | 1,4 |
| ½ Tasse | Spaghettikürbis | 5,0 | 3,9 |
| 6 | Spargelstangen | 3,8 | 2,4 |
| ½ Tasse | Speisekürbis | 9,9 | 6,3 |
| 1 Tasse | Spinat, roh | 1,1 | 0,2 |
| 1 | Süßkartoffel | 22,4 | 19,2 |
| 1 | Tomate, klein | 4,2 | 3,2 |
| ½ Tasse | Tomaten, Dose | 5,4 | 4,0 |
| ½ Tasse | Rüben, weiß | 3,8 | 2,3 |

| *Menge* | *Nahrungsmittel* | *Kohlenhydrate (insgesamt)* | *Davon »verdaulich«** |
|---|---|---|---|
| ½ Tasse | Weißkohl | 1,9 | 1,1 |
| ½ Tasse | Winterkürbis, Butternut-Sorte | 10,8 | 7,9 |
| ½ Tasse | Yamsbohne | 5,7 | 2,5 |
| 1 | Zucchino | 5,7 | 3,3 |
| 1 | Zwiebel | 9,5 | 7,5 |

# Glossar

## A

**Adipositas:** Auch Fettleibigkeit oder Fettsucht. Ein abnormer Anstieg des Anteils der Fettzellen (im Vergleich zur Muskelmasse) in den Körpergeweben. Von Adipositas spricht man, wenn das Gewicht um 20 Prozent (bei Frauen um 25 Prozent) oder mehr über dem Sollgewicht liegt, das der Körpergröße entspricht. Wenn das Übergewicht lebenswichtige Funktionen, zum Beispiel die Atmung, beeinträchtigt, wird das als morbide Adipositas bezeichnet. Adipositas erhöht das Risiko, an Diabetes, Schlaganfall, koronarer Herzkrankheit, Nieren- und Gallenleiden zu erkranken und zu sterben. Je übergewichtiger jemand ist, desto höher wird das Risiko. Adipositas wird mit einem vermehrten Auftreten bestimmter Krebsarten in Zusammenhang gebracht.
**Allergische Reaktion (Allergie):** Tritt ein, wenn das Immunsystem unseres Körpers auf Dinge reagiert, die es als Fremdstoffe erkannt hat.
**Aminosäuren:** Eine Gruppe von organischen Verbindungen, die die Endprodukte des Eiweißstoffwechsels darstellen und vom Körper wiederum zum Aufbau von Eiweißen verwendet werden. Neun Aminosäuren sind für die Aufrechterhaltung des Lebens (im Erwachsenenalter) unerlässlich (im Säuglingsalter zwei mehr; siehe essenzielle Aminosäuren).
**Antidepressivum:** Mittel zur Vorbeugung oder Behandlung einer Depression.

**Antihistaminikum:** Ein Arzneimittel, rezeptpflichtig oder frei verkäuflich, oder ein natürlicher Wirkstoff, der dem Histamin entgegenwirkt, das der Körper bei einer allergischen Reaktion ausschüttet und das zu einer Erweiterung der Kapillargefäße, Blutdruckabfall, erhöhter Magensaftproduktion und einer Verengung der Bronchien führt.
**Antioxidans:** Ein chemischer oder anderer leicht oxidierbarer Stoff, der andere Stoffe vor unerwünschter Oxidation schützt, sie hemmt oder verzögert, deren Nebenprodukte vorzeitige Alterung, Krebs, koronare Herzkrankheit, Arthritis und andere Erkrankungen verursachen können. Man weiß, dass Antioxidantien Schäden, die durch diese Freien Radikale, entstehen, reparieren, verhindern oder einschränken.
**Arthritis:** Eine entzündliche Gelenkerkrankung mit Schmerzen, Schwellungen, Überwärmung, Rötung der Gelenke und eingeschränkter Beweglichkeit. Es gibt verschiedene Arten von Arthritis, darunter die rheumatoide Arthritis und die Osteoarthritis. Weltweit leiden etwa 350 Millionen Menschen an Arthritis.
**Atherosklerose:** Die langsame, progressive Entstehung von herdförmigen Veränderungen der Innenwand der Arterien, so genannten Plaques, mit Verhärtung, Verdickung und dem Verlust der Elastizität der Wand, die die Versorgung des Herzens mit Sauerstoff und Nährstoffen reduzieren. Die Athero- bzw. Arteriosklerose ist die Hauptursache für die koronare Herzerkrankung. Plaques (frz. Fleck, Platte) sind Einlagerungen fettiger Massen, wie Fettsäuren, Cholesterin, Kalk und Zellmüll, die im Blut zirkulieren. (Man spricht auch von »Kalkplaques«.) Atherosklerose ist eine typische Folge einer ungesunden Lebensweise. Wenn der Cholesterinspiegel im Blut hoch ist, ist die Gefahr größer, dass sich Cholesterin in die Arterienwand einlagert. Bluthochdruck, hoher Insulinspiegel, Rauchen, Adipositas und mangelnde körperliche Bewegung erhöhen das Risiko für Atherosklerose und damit auch für eine Koronarsklerose, der Arteriosklerose der Herzkranzgefäße, die Ursache der koronaren

Herzkrankheit. Einige Forschungsergebnisse deuten auch darauf hin, dass bestimmte Arten von Bakterien, etwa *Chlamydia pneumoniae*, eine Rolle bei Verengung oder Verschluss der Koronararterien spielen könnten. Anfällig für Atherosklerose sind auch die Gefäße (Halsschlagadern/Carotis-Arterien), die das Gehirn mit Blut versorgen, was das Risiko für einen Schlaganfall erhöht.

**Atkins Kohlenhydratgleichgewicht (Atkins Carbohydrate Equilibrium, ACE):** Die Anzahl der Nettokohlenhydrate, die Sie essen können, ohne dabei Gewicht zu verlieren oder zuzunehmen.

**Ausscheidung:** Die Entfernung von Stoffwechselabfällen aus dem Körper.

## B

**Ballaststoffe:** Nicht verdauliche Pflanzenbestandteile, alle unverdaulichen, d. h. durch die natürlichen Verdauungsenzyme nicht aufschließbaren Bestandteile der menschlichen Nahrung. Ballaststoffe werden auch als Faserstoffe bezeichnet. Zu den Ballaststoffen gehören Zellulose, Pektine, Gummen, Lignine, Cutine und Tannine.

**Bearbeitete Lebensmittel:** Lebensmittel, die im Gegensatz zu vollwertigen Lebensmitteln Zusatzstoffe enthalten können und oft in irgendeiner Form behandelt wurden, um Aussehen, Geschmack oder Haltbarkeit zu verbessern. Häufig werden Nährstoffe zugesetzt, um die im Herstellungsprozess verloren gegangenen zu ersetzen.

**Blutdruck:** Der vom Herzmuskel erzeugte Druck, unter welchem die Blutmasse des ganzen Körpers durch die Adern getrieben wird. Er ist abhängig von der Schlagkraft des Herzens, von der Elastizität der Gefäßwände und dem Widerstand der Kapillaren. Er ist am höchsten in der so genannten Systole, wenn sich die Herzkammern zusammenziehen, und am niedrigsten in der so genannten Diastole, wenn der Herzmuskel erschlafft. Der Blutdruck kann beträchtlich schwanken und hängt von Faktoren wie Ernährung und Stress ab. Im Allgemeinen liegt ein gesunder systolischer Wert unter 120 und ein gesunder diastolischer Wert unter 80; man sagt »120 zu 80«.

**Blutfette:** Unter diesen versteht man die Werte (Laborbefunde) von Gesamtcholesterin, Triglyzeriden und verschiedenen Lipoproteinen (HDL, LDL, Lipoprotein [a]). Die Bestimmung bringt nur im Nüchternzustand genaue Ergebnisse, d. h. vor der Blutabnahme sollten Sie zwölf Stunden nichts gegessen haben. Lipoprotein (a), u.a. aus LDL bestehend, ist ein Indikator für ein erhöhtes Risiko, eine koronare Herzkrankheit zu erleiden.

**Bluthochdruck:** Ist eine Blutdruckerhöhung (*Hypertonie*), und anhaltender Bluthochdruck ist ein bedeutender Risikofaktor für Herzinfarkt und Schlaganfall. Hypertonie ist die Folge eines vermehrten Strömungswiderstands und kann eintreten, wenn die Gefäße verengt sind (siehe dazu: *Atherosklerose*). Ein gesteigertes Herzminutenvolumen verursacht keine anhaltende Hypertonie (siehe dazu: *Blutdruck*). Die muskelartigen Wände der Arterien reagieren auf eine anhaltende Drucksteigerung mit Verdickung und verfrühter Verkalkung (siehe dazu: *Atherosklerose*).

**Blutwerte:** Unter diesen versteht man die Messwerte (Laborbefunde) für verschiedene Stoffe, die in gelöstem Zustand im Blut zirkulieren, etwa Elektrolyte, Proteine und Glukose, sowie die Anzahl der roten und weißen Blutkörperchen pro Kubikmillimeter Blut. Ein vollständiges Blutbild (die qualitative und quantitative Zusammensetzung des Blutes) ist die am meisten durchgeführte Untersuchung in einem Labor und eine der wertvollsten Methoden zur Diagnostik und Bewertung des Gesundheitszustandes.

**Blutzucker:** Die Glukosemenge, die bei Bluttests im Blut gemessen wird. Normale Blutzuckerwerte liegen zwischen 70 und 109 mg/dl.

**Body Mass Index (BMI):** Die Körpermassenzahl, eine Verhältniszahl, errechnet sich aus Gewicht, geteilt durch die Größe in Meter zum Quadrat. Der Wert gilt als Indikator für den Anteil an Körperfett und das gesundheitliche Risiko. Ein BMI zwischen 19 und 24 gilt als gesund; ein Wert zwischen 25 und 29,9 ist als Übergewicht zu betrachten; Werte über 30 bezeichnen Adipositas.

## C

**Cholesterin:** Eine weiche, wachsartige Substanz, die in allen Teilen des Körpers vorkommt, etwa im Nervensystem, der Haut, den Muskeln, der Leber, dem Darm und dem Herz. Sie wird vom Körper selbst hergestellt und mit fetten Nahrungsbestandteilen aufgenommen. Cholesterin wird für normale Körperfunktionen, etwa die Produktion von Hormonen, von Galle und von Vitamin D, in der Leber hergestellt. Es wird im Blut überall dorthin transportiert, wo es benötigt wird.

## D

**Dauergewichtsabnahme** oder **Phase 2:** Kurz als DGA bezeichnet. Jene Phase, die in der Atkins-Ernährungsweise (Atkins Nutritional Approach™) auf die strengere Einleitung (Phase 1) folgt. Dabei stellt der Einzelne fest, wie viele Kohlenhydrate er maximal verzehren kann, um weiterhin abzunehmen.

**Diabetes:** Eine Störung, die sich durch einen hohen Nüchternblutzucker (über 125 mg/dl) auszeichnet – der Körper kann die Glukose nicht mehr in die Zellen transportieren. (Siehe *Typ-1-Diabetes* und *Typ-2-Diabetes.*)

**Diuretikum:** Mittel zur Erhöhung der Harnmenge. Diuretika werden zur Behandlung von Ödemen (Wasseransammlungen im Körpergewebe) verschrieben, die bei Erkrankungen der Nieren, Leber, Lunge oder des Herzens (zum Beispiel Herzinsuffizienz) entstehen können. Wasseransammlungen im Körper können auch die Folge einer salzreichen Ernährung, einer überschüssigen Insulinproduktion, einer Störung des Hormonhaushalts oder von Nahrungsmittelallergien sein. Diuretika werden auch zur Behandlung von Bluthochdruck und grünem Star eingesetzt. Sie wirken auf die Nieren, beeinflussen die Aufnahme und Ausscheidung von Wasser und Elektrolyten wie Natrium und Kalium.

## E

**Einfach ungesättigte Fettsäuren:** Fettsäuren mit nur einer Zwei- oder Dreifachbindung pro Molekül; sind in Nahrungsmitteln wie Geflügel, Mandeln, Pekannüssen, Cashewkernen, Erdnüssen, Avocados sowie Oliven- und Rapsöl enthalten.
**Einleitung** oder **Phase 1:** Die erste Phase der Atkins-Ernährungsweise (Atkins Nutritional Approach™); sie dauert mindestens 14 Tage. Während dieser Zeit sollte die Menge der Nettokohlenhydrate am Tag 20 Gramm nicht übersteigen, damit die Lipolyse/Ketose in Gang kommt, bei der der Körper sein eigenes Fett (Speicherfett, Depotfett) zur Energieversorgung verbrennt. Nach dieser Phase werden schrittweise mehr Kohlenhydrate und eine größere Bandbreite an Nahrungsmitteln eingeführt, die Gewichtsabnahme wird bewusst verlangsamt.
**Elektrolyte:** Salze wie Natrium, Kalzium, Kalium, Chlorid, Magnesium, Bikarbonat in Blut, Gewebe und anderen Zellen. Elektrolyte sind verschiedene Stoffe, die eine elektrische Ladung aufweisen können. Ausreichende Mengen an Elektrolyten und ein gesundes Gleichgewicht sind Voraussetzung für einen normal funktionierenden Stoffwechsel. Diuretika können einen Elektrolytverlust bewirken, der zu Beinkrämpfen und anderen Beschwerden führt.
**Enzyme:** Proteine, die als Katalysator für eine biologische Reak-

tion fungieren. Verdauungsenzyme erleichtern beispielsweise die Zerlegung der Nahrung während der Verdauung.
**Essenzielle Aminosäuren:** Neun Aminosäuren (im Erwachsenenalter), die der Körper nicht synthetisieren kann, die lebensnotwendig sind und mit der Nahrung aufgenommen werden müssen (im Säuglingsalter zwei mehr).
**Essenzielle Fettsäuren:** Mehrfach ungesättigte Fettsäuren, die stoffwechselnotwendig sind und mit der Nahrung zugeführt werden müssen. Dazu gehören Linolen-(Omega-3)- und Linol-(Omega-6)-Säure. Essenzielle Fettsäuren liefern Samen (etwa Leinsamen), Öle (Distel-, Sonnenblumenkern-, Maiskeimöl) und Tiefseefisch. Sie sind für eine normale Funktion des endokrinen und des Fortpflanzungssystems notwendig sowie für den Abbau von Cholesterinablagerungen an den Arterienwänden. Essenzielle Fettsäuren sind wichtig für den Fetttransport und -stoffwechsel und für die Erhaltung der Zellmembranen und deren Funktion. Ein Mangel an essenziellen Fettsäuren führt zu Veränderungen in der Zellstruktur und Enzymfunktion, zu verzögertem Wachstum, brüchigem, stumpfen Haar, brüchigen Nägeln, Kopfschuppen, allergischen Erkrankungen und Hautproblemen. Die ergänzende Einnahme von essenziellen Fettsäuren hat sich in der Behandlung eines hohen Cholesterinspiegels, bei neurologischen Störungen und anderen Erkrankungen als hilfreich erwiesen. Sie wirkt sich auch positiv auf die Gewichtsabnahme aus.
**Essenzielles Fett:** Jene Art von Fett, das für die Aufrechterhaltung der Körperfunktionen unerlässlich ist, das der Körper aber nicht selbst herstellen kann. Beispiele sind Omega-3- und Omega-6-Fettsäuren.

## F

**Fettproduzierendes Hormon:** Siehe *Insulin*
**Fett:** Eine wasserunlösliche, feste oder halbfeste Substanz, die zu den drei Hauptnährstoffen (die Kalorien liefern) in der Nahrung gehört und lebenswichtig ist. Fett isoliert den Körper, ermöglicht die Erhaltung der Körpertemperatur, liefert Fettsäuren und transportiert die fettlöslichen Vitamine A, D, E und K. Ein Gramm Fett liefert etwa neun Kilokalorien, wenn es vollständig zerlegt ist. Gesamtfett bezieht sich auf die Gesamtmenge an gesättigtem, einfach und mehrfach gesättigtem Fett in dem Nahrungsmittel.
**Fettsäuren:** Säuren, die von Fett stammen, wie zum Beispiel Ölsäure, Stearinsäure und Palmitinsäure.
**Flohsamenschalen:** Ein löslicher pflanzlicher Ballaststoff. Bei gleichzeitiger Zufuhr einer entsprechenden Wassermenge bewirkt er ein Aufquellen des Stuhls und fördert den regelmäßigen Stuhlgang. Lösliche Ballaststoffe können auch hilfreich für die Senkung des Cholesterinspiegels im Blut sein.
**Fruktose:** Ein Einfachzucker, der in Früchten, Honig, Mais und Säften enthalten ist. Fruktose hat die gleiche chemische Formel wie Glukose und kann daher ebenso wie Glukose als Energielieferant verwendet oder in Glykogen umgewandelt und im Körper gespeichert werden.

## G

**Gallenblase:** Ein birnenförmiges Hohlorgan unterhalb der Leber, lagert und konzentriert die Galle, die das Nahrungsfett emulgiert.
**Gallensteine:** Steine in der Gallenblase, die Größe variiert von einem winzigen Samenkorn bis zu Zitronengröße; sie verzögern oder blockieren den Gallenfluss und können ein Gallenleiden verursachen.

**Gehärtete Pflanzenöle:** Ein künstliches Produkt (ungesättigtes Fett erhält ein zusätzliches Wasserstoffmolekül). Flüssige Pflanzenöle werden durch die Härtung bei Raumtemperatur fester (je nach Grad der Härtung). Gehärtetes Fett zählt zu den gesättigten Fetten und wird in der Nahrungsmittelherstellung zur Verlängerung der Haltbarkeit von Fertigprodukten verwendet, zum Beispiel für geschnittenes Brot, Margarine, Pflanzenfett, Suppen, Chips, Cracker, Kekse, Feingebäck und sogar für manche Nudel- und Reisgerichte.
**Gesättigtes Fett:** Eine Art von Fettsäure, die in Fleisch, Eidotter, Milchprodukten und Fisch sowie in Kokosnuss und Palmöl enthalten ist. Gesättigte Fette sind bei Raumtemperatur fest.
**Gewichttraining:** Auch Krafttraining. Training mit freien Gewichten oder Geräten zur Erhöhung der Muskelkraft und Ausdauer. Bei Übungen wie Klappmesser, Liegestütz, Sit-up und Crunch wird das eigene Körpergewicht zur Kräftigung eingesetzt.
**Gicht:** Eine Art von Arthritis oder Gelenkentzündung, die durch zu viel Harnsäure im Blut verursacht wird. Die Anfälle treten plötzlich auf und sind mit starken Schmerzen und Druckschmerz verbunden. Häufig ist die große Zehe betroffen. In der Vergangenheit assoziierte man diese Krankheit mit schwer übergewichtigen älteren Männern, die zu üppig aßen. Heute weiß man, dass jeder von Gicht betroffen sein kann. In Amerika sind es zwei Millionen Menschen. Männer erkranken häufiger an Gicht, Frauen werden allerdings nach der Menopause ebenfalls anfälliger.
**Glukose:** Ein Einfachzucker, der auch als Traubenzucker oder Dextrose bezeichnet wird; auch der Blutzucker ist Glukose.
**Glycerol:** Siehe *Glyzerin*
**Glykämischer Index (GI):** Ein einfaches Maß für die relative Auswirkung von Kohlenhydraten aus bestimmten Nahrungsmitteln auf den Blutzuckerspiegel im Vergleich zur Wirkung einer entsprechenden Menge reiner Glukose, die fast sofort in den Blutstrom eintritt. Anders gesagt: Ein Maß für die Ge-

schwindigkeit, mit der Glukose aus der Nahrung freigesetzt wird. Je niedriger der glykämische Index ist, desto langsamer gelangt die Glukose ins Blut, und desto weniger Insulin muss die Bauchspeicheldrüse ausschütten, um die Glukose in die Zellen zu befördern. Je weniger Insulin ausgeschüttet wird, desto geringer ist die Wahrscheinlichkeit, dass Ihr Körper Fett speichern wird. Der GI berücksichtigt jedoch nicht die durchschnittliche Größe einer Portion.

**Glykogen:** Ein komplexer Zucker, bestehend aus Glukose, wird in der Leber produziert und dort sowie im Muskel gespeichert und kann jederzeit in andere Körperteile abgegeben werden (die Speicherform der Glukose).

**Glykolyse:** Energiegewinnung durch Abbau von Glukose zu Brenztraubensäure und Milchsäure.

**Glyzerin:** Oft auch unter der Bezeichnung Glycerol; dieser dickflüssige Zuckeralkohol wird in der Nahrungsmittelindustrie zur Geschmacksverbesserung, Feuchthaltung und zum Süßen eingesetzt. Glyzerin wird zu den Kohlenhydraten gezählt, wirkt sich aber im Gegensatz zu Haushaltszucker kaum auf den Blutzuckerspiegel aus. Daher kann es als Zuckerersatz verwendet werden; Glyzerin hat die 0,6-fache Süßkraft von Zucker. Chemisch handelt es sich um ein Molekül mit drei Kohlenstoffatomen und drei Hydroxylgruppen, also einen dreiwertigen Alkohol, der einer der häufigsten im menschlichen Stoffwechsel ist. Glyzerin kommt auch natürlich in tierischen und pflanzlichen Produkten vor und ist maßgeblicher Baustein von Triglyzeriden (Neutralfetten) und Phosphatiden.

## H

**Harnanalyse-Teststreifen:** (In Deutschland unter dem Handelsnamen »Ketostix« in Apotheken erhältlich.): Chemisch behandelte Papierstreifchen, deren Testfelder beim Kontakt mit Urin ihre Farbe entsprechend der im Harn vorliegenden Menge von

Ketonen ändern. Ist infolge eines unvollständigen Abbaus von Fettsäuren und Aminosäuren Azetessigsäure (Keton, auch als Ketonkörper bezeichnet) im Harn, kann diese anhand der Farbreaktion auf dem Testfeld der Streifen bei Eintauchen in den Urin nachgewiesen werden und damit eine Ketose. Ketose setzt ein, wenn infolge einer kohlenhydratarmen Ernährungsweise viel Fett und Eiweiß zu Energie verbrannt werden und sich dabei viele Ketonkörper bilden.
**Harnsäure:** Eine geruchlose Substanz, die im Körper als Abfallprodukt des Purinstoffwechsels gebildet wird. Sie macht einen geringen Anteil im menschlichen Harn aus; ein höherer Anteil kann zu Nierensteinen und Gicht führen.
**HDL (Lipoproteine hoher Dichte):** HDL-Cholesterin wird als »gutes« Cholesterin angesehen. HDL sind Vehikel, die Cholesterin im Blut transportieren. Dabei sind die HDL für den Rücktransport von (überschüssigem) Cholesterin und Triglyzeriden (Neutralfetten) aus den Zellen und Gefäßen zur Leber zuständig. Ein hoher HDL-Spiegel im Blut ist mit einem geringeren Herzinfarktrisiko assoziiert.
**HDL/LDL-Verhältnis:** Das Verhältnis von HDL-Cholesterin zu LDL-Cholesterin im Blutstrom.
**Herzerkrankung, koronare** (engl. *coronary heart disease, coronary artery disease, ischemic heart disease*, kurz: *heart disease*): Häufigste Ursache ist eine Arteriosklerose der großen Herzkranzgefäße oder Verdickung und Verengung der kleinen Koronararterienäste (siehe auch *Atherosklerose, Koronare Herzkrankheit*).
**Herzkrankheiten:** Siehe *Herzerkrankung* und *Koronare Herzkrankheit*
**Herz- und Gefäßkrankheiten:** Siehe *Koronare Herzkrankheit*
**Hoher Blutzucker:** Siehe *Hyperglykämie*
**Hormonzyklus:** Komplexer Monatsrhythmus im Hormonhaushalt der Frau, steuert Regelblutung und Eisprung. Hypothalamus, Hypophyse, Östrogen, Progesteron, luteinisierendes Hormon und follikelstimulierendes Hormon spielen dabei eine Rolle.

**Hyperglykämie:** Von Hyperglykämie spricht man, wenn sich mehr als die normale Menge Zucker im Blut befindet; sie kann zu ernsten Erkrankungen, wie etwa Typ-2-Diabetes, führen.
**Hyperinsulinämie:** Entsteht, wenn die Bauchspeicheldrüse zu viel Insulin ausschüttet, meist als Reaktion auf einen hohen Blutzucker. Sie kann ein Vorläufer des Diabetes sein und stellt einen eigenen Risikofaktor für eine koronare Herzkrankheit dar. Hyperinsulinämie wird mit vielen Erkrankungen assoziiert, etwa mit dem metabolischen Syndrom oder Syndrom X sowie mit Bluthochdruck. Charakteristika einer Hyperinsulinämie sind Natriumretention, verdickte, verengte Arterienwände und ein erhöhtes Risiko für bestimmte Krebsarten.
**Hyperinsulinismus:** Reaktion des Körpers auf einen übermäßigen Kohlenhydratverzehr, der den Blutzucker ansteigen und in Folge den Insulinspiegel in die Höhe schnellen lässt.
**Hypertonie:** Siehe *Bluthochdruck*
**Hypoglykämie:** Ist das Absinken (Verminderung) des Blutzuckers unter Normalwert. Zu einer Hyploglykämie kann es kommen, wenn die Glukose zu rasch aufgebraucht wird, langsamer ins Blut gelangt, als der Körper sie benötigt, oder bei Insulinüberproduktion (Insulin ist ein Hormon, das von der Bauchspeicheldrüse produziert und in den Blutstrom abgesondert wird, wenn der Blutzuckerspiegel ansteigt). Hypoglykämien sind im prädiabetischen Stadium relativ häufig. Kurz: Ein Übermaß an Insulin führt zu Hypoglykämie.
**Hypothyreose** oder **Schilddrüsenunterfunktion:** Eine Unterfunktion der Schilddrüse und unzureichende Versorgung der Zellen mit Schilddrüsenhormonen im Erwachsenenalter können die verschiedensten Symptome hervorrufen. Der Stoffwechsel verlangsamt sich, was u. a. zu geistiger und körperlicher Trägheit, Abgeschlagenheit, Übergewicht, Wassereinlagerung, Verstopfung, Depression, hohem Cholesterinspiegel, trockener Haut, brüchigen Fingernägeln und Haarausfall führt.

## I

**Insulin:** Ein natürliches Hormon, das von der Bauchspeicheldrüse produziert und ausgeschüttet wird und hilft, Glukose in Muskelzellen und andere Gewebe zu transportieren, wo sie zur Energieversorgung gespeichert wird (als Glykogen). Insulin wird mitunter auch als Fett produzierendes Hormon bezeichnet (Insulin hemmt die Lipolyse).
**Insulinresistenz:** Vermindertes Ansprechen (Empfindlichkeit) unseres Körpers auf die Wirkung des Insulins auf den Blutzucker. Bei einer andauernden übermäßigen Kohlenhydratzufuhr kommt es zu einer entsprechenden Steigerung von Insulinantworten (Steigerung der Insulinsekretion); mit der Zeit werden die Insulinrezeptoren (Bindestellen für das Insulin = Glykoprotein) an den Zielzellen (Leber-, Muskel-, Fettzellen) gegen das im Blutstrom vorhandene Insulin weniger empfindlich und können die übermäßige Glukose nicht mehr (in die Zellen) transportieren, was zu Fetteinlagerung, Insulinresistenz und letztlich Typ-2-Diabetes führt (siehe auch das letzte Stichwort).

## K

**Kalium:** Ein Mineralstoff, der für die Muskelbildung, ein normales Körperwachstum und die Glykogenbildung wichtig ist sowie die Eiweißsynthese aus Aminosäuren und den Kohlenhydratstoffwechsel unterstützt. Fisch, wie Lachs, Kabeljau, Flunder und Sardinen, liefert viel Kalium. Auch verschiedene Arten von Fleisch enthalten Kalium, ebenso pflanzliche Nahrungsmittel, wie Brokkoli, Erbsen, Mondbohnen, Tomaten, Kartoffeln (besonders die Schalen) und grüne Blattgemüse, wie Spinat, Blattsalat und Petersilie. Obstsorten mit nennenswertem Kaliumanteil sind Zitrusfrüchte, Äpfel, Bananen und Aprikosen (besonders getrocknete Aprikosen).

**Kalorie:** Eine Maßeinheit für Energie. In der Ernährungslehre wird/wurde der Energiegehalt von Nahrungsmitteln in Kilokalorien (1000 Kalorien = 1 Kilokalorie) angegeben bzw. Kilojoule, das Zeichen ist kcal. bzw. kJ.
**Kalt gepresste Öle:** Öle, die durch Pressen gewonnen werden. Diese Methode unterscheidet sich von der herkömmlichen Ölgewinnung, bei der Dampferhitzung zur Vorkonditionierung und das Lösungsmittel Hexan zur weiteren Extraktion verwendet werden. Durch die Kaltpressung wird sichergestellt, dass das Öl keine Hexanmoleküle und keine schädlichen Transfettsäuren (siehe dazu *Transfettsäuren*) enthält.
**Kalzium:** Ein Mineralstoff, der für den Aufbau und die Erhaltung von Knochen und Zähnen benötigt wird und für Blutgerinnung und Reizleitung unerlässlich ist. Es gibt verschiedene Formen von Kalziumpräparaten, am besten aufgenommen werden Kalzium-Hydroxyapatit, -Orotat und -Zitrat.
**Kardiales Risiko:** Die Wahrscheinlichkeit, eine koronare Herzerkrankung zu erleiden. Aus Gesamtcholesterin, Triglyzeriden, HDL-Cholesterin und LDL-Cholesterin wird errechnet, ob das Risiko hoch oder gering ist. Weitere Risikofaktoren sind Rauchen, Adipositas, Diabetes, Stress, Mangel an körperlicher Bewegung, Alter und familiäre Neigung.
**Ketoazidose:** Ein Zustand, in dem es zu einer abnormen Ansammlung von Ketonen (siehe unten) im Blut kommt und der arterielle pH-Wert abfällt, das Säure-Basen-Gleichgewicht zugunsten der sauren Valenzen (Wertigkeiten) gestört ist. Das geschieht in der Regel bei Diabetikern, deren Blutzucker außer Kontrolle gerät, bei Alkoholikern und bei Menschen im Hungerzustand. Die Ketoazidose ist nicht mit der Ketose (siehe unten) zu verwechseln, einem vollkommen natürlichen Vorgang, bei dem Fett (einschließlich Speicherfett) zur Energiegewinnung verbrannt wird.
**Ketone (Ketonkörper** oder **Azetonkörper):** Die normalen Produkte des Fettstoffwechsels, wenn nicht genug Kohlenhydrate als Energiequelle zur Verfügung stehen. Wenn Menschen ihren

Kohlenhydratverzehr einschränken, sind Ketone im Harn der Nachweis dafür, dass die Verbrennung von Körperfett (Speicherfett) eingesetzt hat, die zur Gewichtsabnahme führen wird.

**Ketose:** Kurz für benigne, ernährungsbedingte Ketose; ein biologischer Vorgang, der einsetzt, wenn nicht ausreichend Glukose (aus Kohlenhydraten) als Energie zugeführt wird und der Körper zur Deckung seines Energiebedarfs weitgehend auf Verbrennung von Körperfett umsteigt. Fettsäuren werden aus dem Fettgewebe in die Blutbahn freigesetzt und in Ketone umgewandelt, die von Muskeln und Organen als Energielieferanten verwendet werden können. Überschüssige Ketone werden in den Harn ausgeschieden.

**Koffein:** Ein natürliches Stimulans für den Kreislauf, das in vielen Nahrungsmitteln und Getränken enthalten ist, etwa Kaffee, Tee, Colagetränken und Schokolade. Es kann die sportliche Ausdauer erhöhen, indem es die Freisetzung der freien Fettsäuren ins Blut bewirkt, führt aber auch zu Flüssigkeitsverlust. Ein Übermaß an Koffein kann Kopfschmerzen, Zittern, Herzrasen und andere unerwünschte Nebenwirkungen auslösen. Zu viel Koffein kann auch Blutzuckerschwankungen verursachen und so zu gestörtem Essverhalten und Heißhungerattacken führen.

**Kohlenhydrat:** Einer der drei Grundnahrungsstoffe (Eiweiß, Fett und Kohlenhydrate), die den Körper mit Energie (die Maßeinheit sind Kilokalorien bzw. Kilojoule) versorgen. Verbindungen, die aus Kohlenstoff, Sauerstoff und Wasserstoff bestehen und in Monosaccharide (Einfachzucker) oder Polysaccharide (Mehrfachzucker) gegliedert sind. Kohlenhydratquellen sind Getreide, Früchte, Gemüse, Nüsse, Hülsenfrüchte und andere pflanzliche Nahrungsmittel. Ein Gramm Kohlenhydrate liefert, wenn es vollständig zerlegt ist, etwa vier Kilokalorien (Energiegehalt). Kohlenhydrate und Fette können sich als Nahrungsstoffe weitgehend gegenseitig vertreten.

**Kohlenhydratarme Ernährung:** Eine Lebensweise, bei der der Kohlenhydratverzehr eingeschränkt wird, um Gewicht dauer-

haft abzunehmen, und bei der das Hauptgewicht auf vollwertigen, nährstoffdichten Nahrungsmitteln liegt.
**Komplexe Kohlenhydrate:** Polysaccharide aus geraden oder verzweigten Ketten von Monosacchariden (Einfachzuckern).
**Koronare Herzkrankheit:** Der Begriff beschreibt Krankheiten des Herzens und des Kreislaufs (= Gefäße), bei denen überwiegend die Koronarsklerose (Arteriosklerose der Herzkranzgefäße) die eigentliche Krankheitsursache ist. So Angina pectoris, Herzinfarkt, Herzrhythmusstörungen, Herzinsuffizienz, Koronarinsuffizienz (siehe *Herzerkrankung* und *Atherosklerose*).
**Krebs:** Dabei handelt es sich um mehr als 100 unterschiedliche, eigenständige Erkrankungen, bei denen es zu einem abnormen, unkontrollierten Wachstum von Zellen kommt. Solche Tumoren können gutartig sein (dann breiten sie sich nicht in andere Teile des Körpers aus und sind nicht lebensgefährlich) oder bösartig (wenn die Zellen in nahe liegende Gewebe und Organe eindringen und Schäden anrichten; der bösartige Tumor kann auch andere Bereiche des Körpers erfassen, dort so genannte Metastasen bilden).
**Kritische Kohlenhydratschwelle für die Gewichtsabnahme (KKSG):** Jene Kohlenhydratmenge, die einem Übergewichtigen beim Atkins-Programm eine Gewichtsabnahme ermöglicht. Die tägliche Menge an Nettokohlenhydraten, bei der eine Gewichtsabnahme eintritt.

## L

**Laktose:** Ein Disaccharid, bestehend aus Glukose und Galaktose; bekannter unter der Bezeichnung Milchzucker.
**LDL (Lipoprotein niedriger Dichte):** LDL ist ein Trägermolekül, das Cholesterin und Triglyzeride im Blut von der Leber zu den Körperzellen transportiert. Ein hoher LDL-Wert ist mit einem hohen Herzinfarktrisiko assoziiert, weil er anzeigt, dass

zu viel die Arterien verstopfendes Cholesterin im Blut ist. Es wurde lange als »schlechtes« Cholesterin betrachtet, neuere Forschungsergebnisse deuten jedoch darauf hin, dass einige Subfraktionen des LDL sogar eine schützende Wirkung für das Herz haben könnten.

**Lebenslange Erhaltung** oder **Phase 4:** Im Rahmen der Atkins-Ernährungsweise (Atkins Nutritional Approach™) stellt die lebenslange Erhaltung die letzte Phase dar, in der das angestrebte Zielgewicht bereits erreicht wurde. Durch Ermittlung des individuellen Atkins Kohlenhydratgleichgewichts (ACE) wird dieses Gewicht nun gehalten.

**Leber:** Eine große Drüse in der oberen Bauchhöhle, die Galle produziert und sehr wichtige Aufgaben für den Stoffwechsel hat.

**Lipide:** Eine Gruppe von organischen Verbindungen, zu denen Fette und Öle gehören. Beispiele für fettige Substanzen im Blut sind Cholesterin, freie Fettsäuren und Triglyzeride.

**Lipolyse:** Der natürliche Abbau von Fetten, wobei Glyzerin und freie Fettsäuren entstehen. Das Fett kann aus der Nahrung oder aus den körpereigenen Fettspeichern (bei gesteigerter Lipolyse) stammen.

## M

**Maltitol:** Ein Zuckeralkohol, der von Nahrungsmittelherstellern als Ersatz für Kohlenhydrate wie Saccharose eingesetzt wird. Er liefert nur 2,1 Kilokalorien pro Gramm, Saccharose vier Kilokalorien pro Gramm; außerdem wirkt er sich nicht so stark auf den Blutzucker aus wie Saccharose.

**Mehrfach ungesättigtes Fett:** Chemisch eine Fettsäure mit mehr als einer Doppel- oder Dreifachbindung pro Molekül. Mehrfach ungesättigte Fettsäuren sind in Fisch, Mais, Walnüssen, Sonnenblumenkernen, Sojabohnen sowie in Baumwollsaat- und Distelöl enthalten.

**Mineralstoff:** In der Ernährungslehre ein Nährstoff, der eine anorganische Substanz enthält, etwa ein Metall oder ein anderes Spurenelement aus der Erdkruste. So ist beispielsweise Natriumchlorid (Kochsalz) eine Verbindung aus Natrium und Chlor. Mineralstoffe spielen eine wichtige Rolle bei der Steuerung vieler Körperfunktionen.

## N

**Nährstoffdichte:** Ein Maß für die Nährstoffe, die ein Nahrungsmittel im Verhältnis zu den Kalorien liefert. Je mehr Nährstoffe und je weniger Kalorien, desto höher ist die Nährstoffdichte.

**Nahrungscholesterin:** Chemisch eine Verbindung aus Kohlenstoff-, Wasserstoff- und Sauerstoffatomen, die ringförmig angeordnet sind. Es findet sich nur in tierischen Nahrungsmitteln, wie Fleisch, Ei und Milchprodukten, sowie in Schalentieren. Im Körper dient das Nahrungscholesterin dem Aufbau von Zellmembranen und anderen Funktionen. Es ist in Verruf geraten, weil es im Verdacht stand, hohe Cholesterinwerte im Blut zu verursachen, bis die Wissenschaft herausfand, dass die Leber wesentlich mehr Cholesterin herstellt, als mit der Nahrung aufgenommen wird.

**Nahrungsmittelallergie:** Siehe *Allergische Reaktion*

**Nahrungsmittelunverträglichkeit:** Eine Reaktion auf Nahrungsmittel, an der das Immunsystem nicht beteiligt ist, daher ist sie nicht so schwerwiegend wie eine Nahrungsmittelallergie. Ein häufiges Beispiel ist die Laktoseintoleranz, die sich bemerkbar macht, wenn jemand die Laktose (Milchzucker) in Milchprodukten nicht verdauen kann.

**Nettokohlenhydrate:** Jene Kohlenhydrate, die der Körper verdauen und verarbeiten kann und die sich daher unmittelbar auf den Blutzucker auswirken. Der Nettokohlenhydratewert ergibt sich aus der Gesamtzahl der Kohlenhydrate in

Gramm abzüglich Ballaststoffe, Glyzerin und Zuckeralkohole. Bei Atkins müssen Sie nur die Nettokohlenhydrate berechnen.

**Neurodermitis** oder **Ekzem, endogenes (Ekzema atopicum):** Auch als atopische Dermatitis bezeichnet, eine chronische Hauterkrankung, deren Ursache unbekannt ist. Beschrieben wird sie als anlagebedingte »konstitutionelle« Überempfindlichkeit (Atopie).

**Niedriger Blutzucker:** Siehe *Hypoglykämie*

**Nieren:** Die beiden Nieren regeln die Blutchemie und holen Wasser und Stoffwechselabfälle aus dem Blut.

## O

**Osteoporose:** Eine Erkrankung des Stützapparates, die mit einem erhöhten Risiko für Knochenbrüche verbunden ist. Normale, kräftige Knochen bestehen aus Eiweiß, Kollagen und Kalzium. Die Osteoporose zeichnet sich durch eine Abnahme des Kalzium- und des Eiweißanteils aus und führt schließlich zu brüchigen Knochen mit geringer Dichte.

**Östrogene:** Eine Klasse von weiblichen Geschlechtshormonen, die von den Eierstöcken produziert werden, im Laufe der Pubertät die Geschlechtsreife herbeiführen und die Fortpflanzungsfähigkeit erhalten.

## P

**Plateau:** Bei der Gewichtsabnahme ein Punkt, an dem sie zeitweilig nachlässt, obwohl das Programm weiter genau eingehalten wird. So ein Innehalten kann mehrere Ursachen haben. Bei einem kohlenhydratarmen Programm könnten das etwa neue Medikamente, eine Erkrankung, Stress oder reduzierte körperliche Bewegung sein. Wird das Programm weiterhin konsequent eingehalten, wird die Gewichtsabnahme letztlich wieder einsetzen.

**Polyzystisches Ovarialsyndrom:** Kurz als PCOS bezeichnet. PCOS ist eine der häufigsten Ursachen für Unfruchtbarkeit bei Frauen, eine komplexe endokrine Störung, bei der der Hormonhaushalt aus dem Gleichgewicht gerät und der Eisprung über lange Zeit ausbleibt. Beim PCOS bilden sich in den Eierstöcken Zysten, weil darin kein Ei heranreifen kann. In den meisten Fällen vergrößern sich die Eierstöcke. Die Störung betrifft bis zu 22 Prozent aller Frauen im gebärfähigen Alter, wenngleich nur zehn Prozent der Betroffenen Symptome entwickeln.

**Protein,** auch **Eiweiß:** Einer der drei Grundnahrungsstoffe, die Energie (Kalorien) liefern (siehe Kohlenhydrat und Kalorie). Protein wird für das Wachstum und die Reparatur aller Körpergewebe benötigt. Es besteht aus etwa 20 Aminosäuren. Zehn davon kann der Körper selbst herstellen; die anderen zehn, die so genannten essenziellen Aminosäuren, müssen mit der Nahrung zugeführt werden. Protein liefert dem Körper Energie und Wärme, wird für die Synthese von Hormonen, Antikörpern und Enzymen benötigt. Es ist auch für die Erhaltung des Säure-Basen-Gleichgewichts zuständig.

## R

**Raffinierte Kohlenhydrate:** Pflanzliche Nahrungsmittel, bei denen bei der Verarbeitung die gröberen Teile entfernt wurden. Wird beispielsweise aus Weizen Mehl hergestellt, werden Kleie, Keim und Schale, alles gesunde Bestandteile, die reich an Vitaminen und Ballaststoffen sind, entfernt.

**Resorption:** Aufnahme von Stoffen, z. B. von Nahrungsmitteln, Medikamenten, über die Haut oder Schleimhaut (Magen-Darm-Trakt) oder aus Geweben in die Blut- oder Lymphbahn.

## S

**Saccharose:** Siehe *Zucker*
**Schlaganfall:** Eine Gruppe von Schädigungen des Gehirns, die dort eintreten, wo die Durchblutung des Gehirns gestört ist (in den Versorgungsgebieten der betroffenen Arterien) oder eintreten, wenn Bereiche des Gehirns durch eine Hirnblutung geschädigt werden. Das Gehirn benötigt etwa 20 Prozent der im Körper zirkulierenden Blutmenge. Auch eine kurze Unterbrechung des Blutflusses kann zu einer Verminderung der Hirnfunktion führen. Die Symptome hängen davon ab, welcher Bereich des Gehirns (Gefäßbereich) betroffen ist. Häufig sind Störungen des Sehens, der Sprache, eingeschränkte Bewegungsfähigkeit bis Lähmung oder gestörte Sensibilität eines Körperteils oder Bewusstseinsstörungen. Wird die Blutversorgung für mehr als wenige Sekunden unterbrochen, gehen die Gehirnzellen im betroffenen Bereich unter, es entstehen dauerhafte Schäden, die sogar zum Tod führen können.
**Sekundäre Pflanzenstoffe:** Chemische Verbindungen, die im sekundären Stoffwechsel der Pflanzen entstehen und für den Menschen gesundheitsfördernde, teilweise auch -schädigende (z. B. Blausäure in der rohen grünen Bohne) Wirkungen haben. Ein großer Vorteil der gesundheitsfördernden sekundären Pflanzenstoffe ist ihre Fähigkeit, zur Vorbeugung von Krebs (Carotinoide in grünem Blattgemüse) und anderen Krankheiten beizutragen. So die (antithrombotisch wirkenden) Sulfide in Knoblauch, Zwiebel und Schnittlauch, die (antioxidativ wirkenden) Flavonoide in fast allen Pflanzen oder das (durchblutungssteigernde) Capsaicin in Chillis (Cayennepfeffer). Sekundäre Pflanzenstoffe sind in den Pflanzen gewöhnlich in weit geringeren Mengen enthalten als Vitamine und Mineralstoffe.
**Stärke:** Im Pflanzenbereich weit verbreitetes Kohlenhydrat. Ein pflanzliches Polysaccharid (Mehrfachzucker), das aus tausenden kleinen Zuckermolekülen (Glukose) besteht. Stärkelieferanten sind Getreide, Hülsenfrüchte und Gemüse, wie Kartof-

feln und Rüben. Stärke findet sich auch in Brot, Kuchen und Nudeln sowie als Verdickungsmittel in Fertigsaucen, Saucenpulvern und Ähnlichem.
**Stoffwechsel:** Gesamtheit aller biochemischen Vorgänge, bei denen die aufgenommene Nahrung in ihre Grundbestandteile zerlegt und chemisch verändert wird, dass der Körper sie zur Energie und für Wachstum verwerten kann; die Summe aller chemischen Reaktionen, die in lebenden Zellen ablaufen. Der Stoffwechsel umfasst alle Reaktionen, durch die der Körper alle Kalorien (Energie) aus der Nahrung erhält und verbraucht.
**Stoffwechselvorteil:** Der Vorteil, der sich durch die Umstellung des Stoffwechsels von einem Glukose- auf einen Fettstoffwechsel ergibt; dadurch ist der Konsum von mehr Kalorien als bei fettarmen Reduktionsdiäten möglich.
**Stoffwechselwiderstand:** Ein Zustand, in dem eine Gewichtsabnahme extrem schwierig ist, auch wenn die Nahrungsaufnahme eingeschränkt wird.
**Sucralose:** Ein künstlicher Süßstoff, der aus Zucker hergestellt wird und 600-mal süßer ist als Zucker. Er hat keine Kalorien.

## T

**Teilweise gehärtete Fette:** Siehe *Gehärtete Pflanzenöle*
**Thermogenese:** Der Vorgang der Wärmeerzeugung, besonders im Körper.
**Transfettsäuren:** Auch Transfette. Fette, die verändert wurden und in dieser Form vom Körper nicht verdaut werden können. Transfette entstehen beispielsweise bei der Härtung und Teilhärtung von Pflanzenölen sowie durch hohes Erhitzen von Fett beim Garvorgang (siehe auch gehärtete Pflanzenöle).
**Triglyzeride** oder **Neutralfette:** Der Hauptanteil der täglichen Fettaufnahme und Energielieferant. Bilden im menschlichen Körper das Depot- bzw. Speicherfett. Der Triglyzeridspiegel im Blut zeigt an, wie viel Fett im Blut zirkuliert oder die Arterien

verstopft. Als gesund gilt ein Wert unter 150 Milligramm pro Deziliter (mg/dl).

**Typ-1-Diabetes:** Insulinpflichtiger Diabetes, bei dem zu wenig oder gar kein Insulin produziert werden kann, ist wesentlich seltener als Typ-2-Diabetes. Hier sind tägliche Insulinspritzen erforderlich. Bei Diabetes, der bereits im Kindes- oder Jugendalter einsetzt, handelt es sich meist um Typ-1-Diabetes, eine Autoimmunerkrankung, die die lebenslange Verabreichung von Insulin erfordert.

**Typ-2-Diabetes:** Nicht insulinpflichtiger Diabetes. Dies ist die häufigere Form des Diabetes. Hier sind die Fettzellen des Körpers unempfindlich gegen das Insulin, der Blutzucker (aus den Kohlenhydraten in der Nahrung) kann nicht mehr verbraucht werden und sammelt sich im Blut an (siehe *Hyperinsulinämie*).

## V

**Verdauung:** Der Vorgang, durch den die Nahrungsteile in Moleküle zerlegt werden, die von den Zellen aufgenommen werden können.

**Verstopfung:** Schwieriger oder seltener Stuhlgang.

**Vitamin:** Ein organischer Nährstoff (im Gegensatz zu den anorganischen Mineralstoffen), der für normale physiologische Funktionen und den Stoffwechsel unerlässlich ist. Die meisten Vitamine kann der Körper nicht selbst herstellen, sie müssen mit der Nahrung oder mit Ergänzungspräparaten zugeführt werden.

**Vor-Erhaltung** oder **Phase 3:** Die dritte Phase der Atkins-Ernährungsweise (Atkins Nutritional Approach™), in der Sie noch höchstens vier Kilo abzunehmen haben. In dieser Phase wird der Kohlenhydratverzehr so weit erhöht, dass die Gewichtsabnahme nur mehr ganz langsam erfolgt. Wenn das Zielgewicht schließlich mindestens einen Monat gehalten wurde, kann der Betreffende zur lebenslangen Erhaltung (Phase 4) übergehen.

## W

**Weißer Zucker:** Reine Saccharose oder Haushaltszucker, wird durch Auflösen und Kristallisation aus Zuckerrüben oder Zuckerrohr erzeugt.
**Weißmehl:** Der fein gemahlene Mehlkörper des Weizenkorns ergibt feinstes, weißes Mehl. Die ballaststoffhaltige Kleie und der Keim werden dabei entfernt.

## Z

**Zucker:** Ein Disaccharid (Zweifachzucker), bestehend aus Glukose und Fruktose. Wird mitunter als Haushaltszucker, Rübenzucker oder Rohrzucker bezeichnet. Zucker kommt auch in vielen Früchten, einigen Gemüsen und Getreiden vor.
**Zuckeralkohole,** auch **Polyole:** Es handelt sich um Zuckermoleküle mit einer Hydroxylgruppe (OH-Gruppe, Alkoholgruppe). Zuckeralkohole weisen viele Charakteristika von Kohlenhydraten auf, sie süßen und halten Wasser im Darm, liefern aber weniger Kalorien und wirken sich nicht wie Zucker auf den Blutzucker aus.

# Atkins' wissenschaftliche Grundlagen

*Forschungsergebnisse, die das Atkins-Konzept von der kohlenhydratarmen Ernährung zur Gewichtsabnahme bestätigen*

Kohlenhydratarme Ernährungsformen werden heute mehr als je zuvor auf ihre Wirksamkeit und langfristige Unbedenklichkeit geprüft, auch was eine ganze Reihe von gesundheitlichen Faktoren und Erkrankungen angeht. Manche Studien konzentrieren sich dabei speziell auf die Ergebnisse, die mit der Atkins-Ernährungsweise (Atkins Nutritional Approach™, ANA) zu erzielen sind; andere beziehen sich auf ähnliche kohlenhydratarme Protokolle. Die folgenden fünfzehn Studien gehörten zum Zeitpunkt der Drucklegung dieses Buches zu den neuesten. Eine komplette Aufstellung aller dahingehenden veröffentlichten Studien finden Sie auf der Web-Site *atkins.com* in der Sektion The Science Behind Atkins.


Brehm, B. J., Seeley, R. J., Daniels, S. R., et al., »A Randomized Trial Comparing a Very Low Carbohydrate Diet and a Calorie-Restricted Low Fat Diet on Body Weight and Cardiovascular Risk Factors in Healthy Women«, in: *The Journal of Clinical Endocrinology and Metabolism*, 88(4), 2003, S. 1617–1623.

Foster, G. D., Wyatt, H. R., Hill, J. O., et al., »A Randomized Trial of a Low-Carbohydrate Diet for Obesity«, in: *The New England Journal of Medicine*, 348(21), 2003, S. 2082–2090.

Greene, P., Willett, W., Devecis, J., et al., »Pilot 12-Week Feeding

Weight-Loss Comparison: Low-Fat vs. Low-Carbohydrate (Ketogenic) Diets.« Bei der Jahrestagung 2003 von The North American Association for the Study of Obesity präsentiertes Abstract, in: *Obesity Research,* 11S, 2003, S. 950R.

Hays, J. H., Gorman, R. T., Shakir, K. M., »Results of Use of Metformin and Replacement of Starch With Saturated Fat in Diets of Patients With Type 2 Diabetes«, in: *Endocrinology Practice,* 8(3), 2002, S. 177–183.

Hickey, J., Hickey, L., Heritage Medical Center Partners, Hilton Head, S. C.; Hepburn, J., Yancy, W., Westman, E. C., Duke University, Durham, N. C., »Treating the Metabolic Syndrome with Carbohydrate Restriction.« Bei der Ernährungswoche 2003 der American Society of Parenteral and Enteral Nutrition vorgestelltes Abstract.

O'Brien, K. D., Brehm, B. J., Seeley, R. J., »Greater Reduction in Inflammatory Markers with a Low Carbohydrate Diet than with a Calorically Matched Low Fat Diet.« Vorgestellt am Dienstag, dem 19. November 2002, bei den Scientific Sessions der American Heart Association, Abstract Nr. 117597.

Samaha, F. F., Iqbal, N., Seshadri, P., et al., »A Low-Carbohydrate as Compared with a Low-Fat Diet in Severe Obesity«, in: *The New England Journal of Medicine,* 348(21), 2003, S. 2074–2081.

Sharman, M. J., Kraemer, W. J., Love, D. M., et al., »A Ketogenic Diet Favorably Affects Serum Biomarkers for Cardiovascular Disease in Normal-Weight Men«, in: *The Journal of Nutrition,* 132(7), 2002, S. 1879–1885.

Sondike, S. B., Copperman, N., Jacobson, M. S., »Effects of a Low-Carbohydrate Diet on Weight Loss and Cardiovascular Risk Factor in Overweight Adolescents«, in: *The Journal of Pediatrics,* 142(3), 2003, S. 253–258.

Stadler, D. D., Burden, V., Connor, W., et al., »Impact of 42-Day Atkins Diet and Energy-Matched Low-Fat Diet on Weight and Anthropometric Indices«, in: *FASEB Journal,* 17(4–5). Vorgestellt bei der 12. FASEB-Jahrestagung für experimentelle

Biologie »Translating the Genome«; Abstract Nr. 453.3, San Diego, CA, 11.–15. April 2003.

Volek, J. S., Gómez, A. L., Kraemer, W. J., »Fasting Lipoprotein and Postprandial Triacylglycerol Responses to a Low-Carbohydrate Diet Supplemented With N-3 Fatty Acids«, in: *Journal of the American College of Nutrition*, 19(3), 2000, S. 383–391.

Volek, J. S., Sharman, M. J., Gómez, A. L., et al., »An Isoenergetic Very Low Carbohydrate Diet Improves Serum HDL Cholesterol and Triacylglycerol Concentrations, the Total Cholesterol to HDL Cholesterol Ratio and Postprandial Lipemic Responses Compared with Low Fat Diet in Normal Weight, Normolipidemic Women«, in: *The Journal of Nutrition*, 133(9), 2003, S. 2756–2761.

Volek, J. S., Sharman, M. J., Love, D. M., et al., »Body Composition and Hormonal Responses to a Carbohydrate Restricted Diet«, in: *Metabolism*, 51(7), 2002, S. 846–870.

Volck, J. S., Westman, E. C., »Very-Low-Carbohydrate Weight-Loss Diet Revisited«, in: *Cleveland Clinic Journal of Medicine*, 69(11), 2002, S. 849–862.

Westman, E. C., Yancy, W. S., Edman, J. S., et al., »Effect of 6-Month Adherence to a Very Low Carbohydrate Diet Program«, in: *The American Journal of Medicine*, 113(1), 2002, S. 30–36.

# Dank

Dieses Buch ist das erste, das nach dem Tod von Dr. Atkins veröffentlicht wird, und es wurde vom Team der Atkins Health & Medical Information Services verfasst in der Tradition von Dr. Atkins, der stets bestrebt war, die Gesundheit der Menschen durch praktische Informationen über gesunde Ernährung zu verbessern. Wenn Dr. Atkins die Veröffentlichung dieses Buches auch nicht mehr erleben durfte, sind wir dennoch überzeugt, dass er stolz darauf gewesen wäre – weil hier versucht wird, die Atkins-Ernährungsweise (Atkins Nutritional Approach™) jedermann zugänglich zu machen.

Michael Bernstein, Senior Vice-President von Atkins Health & Medical Information Services, ist für die Informationspolitik des Unternehmens zuständig, die bestrebt ist, die Öffentlichkeit laufend mit Hintergrundwissen zu versorgen, in der Hoffnung, dass durch Aufklärung über die wahre Natur des Atkins-Programms immer mehr Menschen ihr Gewicht in den Griff bekommen und damit ihre Gesundheit verbessern können. Das Buch entstand unter der Ägide von Olivia Bell Buehl, die dabei wie immer von einem hochkarätigen Team ausgebildeter Fachleute unterstützt wurde. Die geschäftsführende Redakteurin Christine Senft, selbst Ernährungsberaterin, widmete dem Projekt wie immer ihre ganze Sorgfalt. Die Lebensmittel-Redakteurin Stephanie Nathanson war unermüdlich bestrebt, die Abschnitte über die Lebensmittel auch für Atkins-Neulinge leicht verständlich zu gestalten, und erstellte auch die Menüpläne, wobei ihr die Rezeptentwicklerinnen Wendy Kalen und Cynthia DePersio halfen.

Die Ernährungswissenschaftlerin Colette Heimowitz, M.S., Leiterin der Abteilung Fortbildung und Forschung bei Atkins Health & Medical Information Services, verfasste die Einleitung und war für das Projekt verantwortlich. Jacqueline Eberstein, R.N., Leiterin der Fortbildung – sie hatte beinahe 30 Jahre mit Dr. Atkins zusammengearbeitet und mit ihm tausenden Patienten geholfen, Gewicht abzunehmen und ihre Gesundheit zu verbessern –, überprüfte das Manuskript auf seine Exaktheit und machte viele hilfreiche Vorschläge. Die Ernährungswissenschaftlerin Eva Katz, M.P.H., R.D., trug die wissenschaftlichen Studien zusammen, die die Wirksamkeit des Atkins-Programms nachweisen.

Es waren jene drei Autorinnen, die auch regelmäßig Beiträge für die Web-Site *atkins.com* und für andere Atkins-Publikationen verfassen, die aus dem Konzept für Atkins-Basics das Buch machten, das Sie nun in Händen halten. Die Gesundheitsexpertin Lynn Prowitt-Smith lieferte den größten Teil des Manuskripts, Sheila Buff, die Medizinfachfrau, und Martha Schuenemann, die Ernährungsfachfrau, unterstützten Sie mit wertvollen Beiträgen.

Das Team beim Verlag Morrow/Avon zog alle Register, um dieses Buch in Rekordzeit fertig zu stellen. Die Lektorin Sarah Durand formulierte die grundlegende Idee für das Buch und wandte dann ihr ganzes Können auf, um das Buch so klar verständlich und hilfreich wie möglich werden zu lassen. Ein besonderes Dankeschön geht an Michael Morrison, Libby Jordan, Kristen Green, Anne Marie Spagnuolo, Elizabeth Glover, Juliette Shapland, Jeremy Cesarec und alle anderen Mitarbeiter von Morrow/Avon.

# Register

## Rezepte